全国医学教育发展中心医学教育译丛

丛书翻译委员会顾问　韩启德　林蕙青

丛书翻译委员会主任　詹启敏

面向未来的医学教育
身份、权力与场所

Medical Education for the Future
Identity，Power and Location

原　著　Alan Bleakley　John Bligh　Julie Browne

主　译　马建辉

副主译　唐旭日　向　明　舒晓刚

译　者（以姓氏笔画为序）

马建辉　王　舟　王军明　卞　毅　叶　琳

向　明　刘晨曦　李　蕾　宋　优　陈　瑜

胡少勃　袁　萍　席姣娅　唐旭日　舒晓刚

秘　书　张家宇

人民卫生出版社

·北京·

版权所有，侵权必究！

First published in English under the title
Medical Education for the Future: Identity, Power and Location
by Alan Bleakley, John Bligh and Julie Browne
Copyright © Springer Science+Business media B.V., 2011
This edition has been translated and published under licence from
Springer Nature B.V.

图书在版编目（CIP）数据

面向未来的医学教育：身份、权力与场所 /（英）
艾伦·布莱克利（Alan Bleakley）原著；马建辉主译
. —北京：人民卫生出版社，2023. 1
ISBN 978-7-117-33830-1

Ⅰ.①面… Ⅱ.①艾… ②马… Ⅲ.①医学教育 - 研
究 Ⅳ.①R-4

中国版本图书馆 CIP 数据核字（2022）第 210328 号

| 人卫智网 | www.ipmph.com | 医学教育、学术、考试、健康，购书智慧智能综合服务平台 |
| 人卫官网 | www.pmph.com | 人卫官方资讯发布平台 |

图字：01-2021-1345 号

面向未来的医学教育：身份、权力与场所
Mianxiang Weilai de Yixue Jiaoyu：Shenfen、Quanli yu Changsuo

主　　译：马建辉
出版发行：人民卫生出版社（中继线 010-59780011）
地　　址：北京市朝阳区潘家园南里 19 号
邮　　编：100021
E - mail：pmph @ pmph.com
购书热线：010-59787592　010-59787584　010-65264830
印　　刷：北京华联印刷有限公司
经　　销：新华书店
开　　本：710 × 1000　1/16　印张：20
字　　数：327 千字
版　　次：2023 年 1 月第 1 版
印　　次：2023 年 2 月第 1 次印刷
标准书号：ISBN 978-7-117-33830-1
定　　价：96.00 元

打击盗版举报电话：010-59787491　E-mail：WQ @ pmph.com
质量问题联系电话：010-59787234　E-mail：zhiliang @ pmph.com
数字融合服务电话：4001118166　　E-mail：zengzhi @ pmph.com

以医学教育科学研究推进医学教育改革与发展。

本套译丛的出版对于我国医学教育研究的科学化和

专业化具有重要作用。

林智佳

医学教育研究要研究真问题，密切联系实际；

要努力发现规律，促进医学教育高质量发展。

林蕙青

译丛序言

医学教育是卫生健康事业发展的重要基石,也是我国建设高质量教育体系的重要组成部分。2020年9月,国务院办公厅印发《关于加快医学教育创新发展的指导意见》,明确指出要把医学教育摆在关系教育和卫生健康事业优先发展的重要地位,要全面提高人才培养质量,为推进健康中国建设、保障人民健康提供强有力的人才保障。医学教育科学研究是医学教育改革与发展的重要支撑,发挥着引领作用。当前,我国已经建立起全球最大的医学教育体系,但在医学教育科学研究上还较为薄弱,在医学教育的最新理念和医学教育模式创新上还相对落后。引进和翻译国际权威、经典的医学教育专业书籍有助于拓宽我们的视野,是提升医学教育科学研究水平和掌握国际医学教育新理念行之有效的方法,对我国医学教育事业改革发展有重要的意义。

北京大学全国医学教育发展中心自2018年5月成立以来,始终以推动我国医学教育改革与发展为己任,以医学教育学科建设为核心推进医学教育科学研究。2019年5月,中心联合全国20所知名高等医学院校联合发起成立全国高等院校医学教育研究联盟,旨在凝聚各高等院校医学教育研究力量,推动中国医学教育研究的专业化、科学化和可持续发展,促进医学教育研究成果的生成、转化和实践推广,引领和推动医学教育发展。2020年7~10月全国医学教育发展中心携手人民卫生出版社,依托全国高等院校医学教育研究联盟,牵头组织研究联盟中的国内知名院校和知名医学教育专家,组织开展了国际经典或前沿的医学教育著作的甄选工作,共同建设"全国医学教育发展中心医学教育译丛",期望出版一套高质量、高水平、可读性和指导性强的医学教育译作丛书,为国内医学教育工作者和医学教育研究人员提供参考借鉴。2020年11月,"全国医学教育发展中心医学教育译丛"启动仪式在中国高等教育学会医学教育专业委员会、全国医学教育发展中心和人民卫生出版社共同主办的"全国高等医药教材建设与医学教育研究暨人民卫生出版社专家咨询 2020 年年会"上隆重举行。

"全国医学教育发展中心医学教育译丛"最终共甄选 11 本医学教育著作，包括国际医学教育研究协会（Association for the Study of Medical Education，ASME）最新组织全球知名医学教育专家编写的 *Understanding Medical Education：Evidence，Theory and Practice*；既有医学教育中教与学的理论性著作，如 *ABC of Learning and Teaching in Medicine*、*Comprehensive Healthcare Simulation*；*Mastery Learning in Health Professions Education*，又有医学教育教与学中的实践指南，如 *Principles and Practice of Case-based Clinical Reasoning Education*、*Developing Reflective Practice*。译丛还围绕特定专题，如教师发展、临床教育、叙事医学、外科教育等选择了相关代表性著作。*Medical Education for the Future：Identity，Power and Location* 和 *Professional Responsibility：the Fundamental Issue in Education and Health Care Reform* 则帮助读者从社会学、政治学、哲学等多学科视角理解医学职业和医学教育。

这些医学教育著作在甄选时充分注意学术性与实践性的统一，注意著作对我国医学教育实施和研究的针对性和引领性。为充分开展"全国医学教育发展中心医学教育译丛"工作，全国医学教育发展中心专门组织成立丛书翻译委员会，并邀请第十届及第十一届全国人民代表大会常务委员会副委员长，中国人民政治协商会议第十二届全国委员会副主席，中国科学技术协会名誉主席、中国科学院院士韩启德与教育部原副部长、教育部医学教育专家委员会主任委员、中国高等教育学会副会长、全国医学教育发展中心名誉主任林蕙青担任顾问。邀请国内 11 位医学教育知名专家担任委员，11 所知名医学院校分别担任各书主译单位，秘书处设立在全国医学教育发展中心，具体工作由全国高等院校医学教育研究联盟工作组推进实施。

"全国医学教育发展中心医学教育译丛"是一项大工程，在我国医学教育史上实属首次。译丛的整体完成会历时相对较长，但我们坚信，这套译丛中的各著作的陆续出版将会形成我国医学教育中的一道亮丽风景线，对我国医学教育事业具有重要作用，也必将对我国医学教育学科和医学教育的科学化研究的推进提供强大助力。

感谢北京大学全国医学教育发展中心和全国高等院校医学教育研究联盟为此付出辛勤努力的各位老师,感谢人民卫生出版社的大力支持!

詹启敏

中国工程院院士

北京大学全国医学教育发展中心主任

全国高等院校医学教育研究联盟理事长

2021 年 10 月

全国医学教育发展中心医学教育译丛
丛书翻译委员会

顾　问　韩启德　林蕙青

主　任　詹启敏

委　员　（以姓氏笔画为序）

马建辉　王维民　肖海鹏

沈洪兵　张　林　陈　翔

闻德亮　唐其柱　黄　钢

曹德品　黎孟枫

秘书处　北京大学全国医学教育发展中心

全国高等院校医学教育研究联盟工作组

译者前言

为落实立德树人的根本任务，推动医学教育创新发展，受全国医学教育发展中心委托，华中科技大学承担了医学教育译丛《面向未来的医学教育：身份、权力与场所》一书的翻译工作。在建党百年之际完成译稿，倍感光荣。

在健康中国战略目标引导下，我国医学教育已形成了适应我国国情的"3+2""5+3"及8年制医学教育人才培养体系，院校教育与毕业后教育相衔接的医学教育制度和医学教育质量保障制度为培养卫生事业所需的"好医生"提供了有效供给，能基本满足人民群众的医疗卫生需求，但我国医学教育的发展与世界先进医学教育相比还存在一定差距，主要体现在医学教育的理念和观念、医学教育的规律认识和医学教育研究体系等方面。

面对医学教育范式转变的新变局、新挑战，培养一支对医学教育理论有深刻理解并具备精湛教学与研究技能的医学教育工作者和临床教师队伍至关重要。《面向未来的医学教育：身份、权力与场所》一书从身份、权力和场所等角度解读医学教育现状，提出"以病人为中心"的医学教育未来发展趋势，不仅关注教育及其研究方法，还聚焦临床思维方式的转变，为医学教育践行者提供了一个理论厚重且视野开阔的读本。

医学教育的目的是培养促进全民健康的医生，并通过改善医生的工作使病人受益。本书观点的独到之处是从将医学教育置于人类社会的宏大背景之下，采用跨学科研究方式，引入政治、哲学、文化以及文学等领域的理论框架，基于复杂系统理论探讨现代社会医学模式下的医生身份构建，基于政治理论探讨医学教育中教师、学习者和病人的权力分配，倡导学生、教师和病人相互学习的民主化医学教育，基于话语分析理论探讨以病人为中心的疾病诊断模式教育，基于后现代思想分析当前盛行的虚拟医学教育场景。全新的理论视角给医学教育研究带来了新的分析方法、新的研究话题和新的学科生长点。

本书翻译团队由来自华中科技大学同济医学院、华中科技大学同济医学院附属协和医院、华中科技大学同济医学院附属同济医院及华中科技大学外国语学院等单位的有丰富英语翻译、医学教学工作经验的医生、教师组成。感谢原著的三位主编 Alan Bleakley、John Bligh 和 Julie Browne，他们的专业知识和卓越工作为我们带来了这部著作，为我们打开了未来医学教育殿堂的大门。我们还要向在此译著出版过程中付出辛勤努力的工作人员舒涛、柳柏枝等及研究生们表示感谢。

译文中所引用的数据、观点等均遵照、忠实于原著，但由于译者翻译水平和时间有限，译文中出现错误和不当之处在所难免，恳请广大读者批评指正。

马建辉

2022 年 4 月

原著前言

医学教育正处于一个十字路口。与医学教育相关的卫生保健和教育系统正在发生深刻变化，医疗保健专业人员所扮演的角色正在转变，政府、机构和公众的期望值也在不断提升。一些研究人员在研究这一充满变数的领域后，悲观地认为一场灾难即将来临：职业地位丧失、价值观被侵蚀、病人被边缘化、医疗保健与教育行业愈加以产出为导向。多种因素汇集会对医疗领域造成破坏性影响。

Bleakley、Bligh 和 Browne 设想了一个与上述描述截然不同的景象，一个发生彻底改变但绝对充满希望的景象。在这三位学者眼中，医学教育必须重新面向未来，秉承以病人为中心的宗旨，并建立民主化组织架构。根据这一愿景，医生不再坚持以个人主义的英雄为理想形象。医学教育则旨在培养医学专业人员，使他们能够参与建立并革新分散式的社会医疗网络，以实现界定清晰的医疗目标。而代表教室和诊室的现代主义风格——无菌的"白色立方体"，应改造为灵活且人性化的场所，与真实世界中复杂混乱的医疗情境融为一体。至关重要的是，当下教室与诊室严重割裂、模拟情境严重脱离真实情境、理论与实践严重背离，这样的局面将在未来彻底消除。

一般认为，当前医学教育模式在很大程度上受到 Abraham Flexner 在 1910年发布的有关加拿大和美国医学教育状况报告以及他后续对欧洲医学教育状况分析的影响，这种看法可能有夸张的成分。Flexner 时代的改革关心如何强化医学在科学界的基础，相比之下，Bleakley、Bligh 和 Browne 呼吁的医学教育改革，是在深入理解身份塑造的基础上，扎实地开展医学教育，深度反思职业权力的性质和影响，并从概念和形态上改造医学教育场所。

在医学界，长期以来都有关于医生身份所伴随的"正确与错误""真实与非真实"的讨论，当代医学教育实践也大都是这些论述的历史产物。这些论述和实践逐渐变得高度规范化,以至于我们习以为常,再也觉察不出其"怪异之处"。回顾早期医疗实践(放血、尿液嗅探)和医学教育实践("实习医生"以"管家"的身份住在带教医生家中,在无数个不眠之夜值班,随时待命,那是一种不体面的教学方式),不免对这些过时的不当行为付之一笑。类似地,这本"鸿篇巨制"也可以帮助读者识别当前实践中存在的问题,从而避免机械性延续过去的惯例。读者循序渐进地阅读本书的后续内容,便能清楚认识到,当前的实践和设想竟与 19 世纪和 20 世纪初期的怪异状况如出一辙,令人感到不可思议。

尽管 20 世纪早期结构性的改革(例如在大学设立医学院,推出基础科学与临床科学二元制课程)巩固了医学的科学基础,但是为了适应现今社会的文化情境,医学教育仍需促进范式转变。促进这一转变的核心在于培养一支对理论有深刻理解,并具备精湛教学与研究技能的医学教育者和临床教师队伍。《面向未来的医学教育:身份、权力与场所》不仅关注教学或研究方法,还聚焦思维方式的转变。因此,本书可列为临床教师和医学教育者的重要参考书目。

若您作为医学界人士,全心全意致力于医护病人与教育学生,但对当前的健康职业教育状况心存疑虑,那么您手中的这本书便能为您答疑解惑。本书将为您精心描绘医学教育的景象,在您砥砺前行的道路上提供有益的引导、贴心的陪伴和积极的鼓励。

Brian D Hodges　教授

MD. PhD. FRCPC

Wilson 教育研究中心

多伦多总医院

多伦多大学

200 Elizabeth Street Suite 1ES565

Toronto, ON M5G 2C4

Canada

brian.hodges@utoronto.ca

(马建辉　译)

目录

导言

医学教育的目的是通过提高医生的医疗服务使病人受益。如果医生没有认真倾听，也没有将病人放在医疗实践的中心位置，医生就无法帮助到病人。围绕"以病人为中心"的医学教育，本书提供了蕴含丰富理论的框架，是一本涵盖新知识的初级实用读本。

"以病人为中心"是一个已经存在了几个世纪的概念。在 19 世纪，加拿大医生兼医学教育工作者 William Osler 就强调医生应该从病人身上学习。后来，特别是 20 世纪 80 年代以来，"以病人为中心"作为议题多次被拾起并重新审视。但我们认为医学教育还有很长的路要走。在本科教育阶段，确保病人处于医学教育的中心是一大挑战。

请你设想一下以下情形，这在世界各地的医学教育中已经上演了成千上万次：一位老师和一位学生坐在一位病人的床边。老师和病人交谈，然后向学生解释其中关键的医学问题。学生会提出问题，老师用病人可能听不懂的医学用语解答。在这种情况下，病人和学生之间几乎没有机会相互了解，也很少用日常语言讨论病人的需求。那么学生们学到了什么呢？学到的也许大多都是医生的想法和行为，但这与身为个体和同胞的病人不甚相关。在这种情形下，学生缺少与病人一起学习、从病人身上学习和围绕病人学习的机会。学生很快就会拥有作为医学界一员的归属感，但从长远来看，这会导致学生很难成为一个有爱心的、真正以病人为中心的医生。

医学教育者该如何应对这样的挑战呢？研究人员试图探索我们所面临的"建立真正的以病人为中心"的难题，但他们通常都从心理学、社会学和人类学角度对此进行解释。社会科学学科对我们了解医院、诊室和社区的情况至关重要，可以为研究人与人之间的交流、医学文化和身份建构或人们的日常经验如何"医学化"等问题提供宝贵的方法。

本书中，我们想从身份、权力和场所这些更为基础的角度分析这个问题。我们的研究方法将采用令人意外的理论框架，这些框架在政治、哲学、文化和文学研究中普遍使用，而却从未有人将其应用于医学教育领域。例如，强权政治与医疗和教育实践中的权力问题密切相关，并有望进一步揭示如何使用这种权力、权力又如何被滥用医生是专业人士，这使得他们在医疗咨询中的作用举足轻重。然而，如果他们不谨言慎行，他们会发现自己的语言、态度和行为在以一种压倒性的方式支配着病人。病人必须学习医生的语言，服从医生的引导，听从医生的建议，甚至需要思考如何在医生的世界里与他们协商。病人可能会抵抗和反抗，极力排斥"这是为了他们好"的观念。医学生在这种不平衡的权力结构中进行专业学习，很容易养成不好的习惯。

医学教育面临的挑战是试图使病人、医生和学生同心协力而不是相互对抗，医学教育的目的是改善个体和群体的医疗保健。换句话说，医学教育需要在临床环境中界定和形成一种更加民主的工作和学习方式，使得医生、学生和病人之间的权力能够在临床环境中实现更为均衡的共享。这说明，政治理论也可以启发人们应对"将病人置于医学教育中心"这一挑战。

本书中，我们将展示如何从实证研究中收集证据并进行理论推导——临床医生兼教育工作者应该会特别感兴趣。医学教育不仅需要思考，也必须采取行动。在医学教育中，需要明确做一件事的原因，还需要考虑如何改进，然后再做一次，就会做得更好。

文学理论是另一个有助于我们进行医学教育研究的丰富灵感源泉。当然，最好的医生都会非常仔细地倾听，并在各个层面（包括专业、道德和人性）对病人做出认真的回应。好的医生通过一种被称为"细读病人"的做法来解读和回应病人。实际上，医生经常谈到"解读"病人有意或无意传达出来的症状、体征和适应证。我们认为可以将体察力和感知力这两种相近的行为视作一种文学意识。

文学提供了一种极其丰富的、具有文化特色的方式，使得读者可以通过故事和人物体验他人的经历。文学有意让我们跳出那些固有的、显而易见的思维定式。重要的是，文学有助于我们思考不可思议的事，想象难以想象的物。有经验的医生知道这些思维方式在帮助他们处理医学上至关重要的不确定性方面有多么重要。就像诗人或作家一样，他们知道你在表面上看到的只是故事的一部分，而那些隐藏于表面之下的部分也很重要，尽管我们看不见、说不出、感觉不到它们的存在。这似乎是自相矛盾的——如果某样东西不存在，我们怎么能了解它呢？我们所说的"不存在"并不是指那些永远不可知的事物，而是那些隐藏在表面之下，不在我们听力所及范围内的事情。病人所说的话并非总是他们心中所想，一次咨询也很少能够收集到所有的信息。医生在做出诊断时，常常要做一些探查性工作。

我们需要重新陈述"不存在"和"存在"之间的关系：当病人在回答医生的一系列诊断问题时，他表达的意思并不总是"存在"于话语表面或是显而易见的，因此医生需要仔细解读和理解。这在儿童、"糊涂的"老年人、有学习需要或沟通障碍的病人身上尤为明显。但是，病人没有说或没有做的事情，可能恰恰就是做出正确诊断的关键。有时，正是那些"不存在"的、没有显现出来的信息，如社会想象力、社会互动、关键话语、沟通技能，或者关键的发育阶段，才能帮助医生诊断出某种潜在病症，如自闭症。在其他情况下，一些东西可能是存在但隐藏起来的。例如，对于准妈妈来说，她体内的婴儿通常是真实存在的，当孕妇与婴儿进行想象中的交流或感觉到婴儿在她体内移动时，她的内心可能会十分专注，但对其他人来说婴儿是"不存在"的，只有通过医学成像或是分娩才能发现其"存在"。

这些新的思维方式使病人成为医学教育的核心，对于世界各地的医学教育工作者或者整个医学教育界来说，都是一个激动人心的挑战。传统学术观点将医学教育视为学习理论转化为临床实践的跳板，这个观点已不足以帮助我们应对变革的文化和未来医生从业时面临的不确定性。为了应对医学教育和实践在未来面临的挑战，医学教育工作者需要采取一个系统的、有规划的方法进行领域研究，明确研究内容、研究目的以及希望实现的目标。包括研究人员、教师和临床医生在内的医学教育者都需要再次审视他们在做什么、为什么要做以及如何做得更好。在本书中，我们认为所有问题的答案都可以并且应当在对病人的护理工作中找到。

需要重申的是，虽然我们的重点是推动医学教育的发展，使学生、教师和病人能够更舒适高效地一起学习、相互学习和彼此了解，但重要的是我们应当确保这一过程在概念和理论上是合理的，并以坚实的经验证据为基础，这需要高质量的医学教育研究。通过引入一种循证实践和公开辩论的文化，医学教育研究在揭示医学教育旧传统方面起了重要作用，研究表明，过去的"医学训练"通过特殊的、直觉的方式（传授知识），导致"排斥"和"疏远"病人的权力失衡得以延续。简而言之，医学教育研究使医学教育更加民主；如果医学教育更加民主，医疗实践也会变得更加以病人为中心，更为民主。

本书分为四个部分。在第一部分，我们首先审视当代医学教育领域，以探究我们是如何走到现在这一步，以及为什么今天的医学教育常被视为处于危机之中。我们着眼于这场"危机"的症状，并采取历史诊断方法追溯其原因。我们提出的"治疗"方法应该可以提高医学教育领域的整体健康状况，并将其设为一门具有显著特性的成熟的学科。第一章着眼于当代条件，指出医学教育正不可避免地向更民主的方向过渡。第二章审视了当前认为医疗实践不是分析型知识，而是由实践得出真知的观点。传统上，分析型知识是在大学里获得的。人们相信，为了提高临床推理技能，理论必须先于实践。实践知识最好在临床环境中学习，以鼓励学生提早地、持续不断地与病人接触。但是，对于那些将医学视为实践知识的教育工作者来说，面临的挑战是如何设计基于工作的学习方法，使学生在接受挑战的同时不会感到沮丧。这并不意味着回到旧式的学徒模式。学徒模式下的学习往往是无条理和随意的。我们需要一种符合伦理的、先进的、新的综合性教育，可让学生通过医学科学与病人护理相结合的方式转变为医生。第三章更详细地探讨了基于工作的学习，以及支撑基于工作的实践的三种社会性与协作性的学习模式：活动理论、实践社区和行为者网络理论。在第四章中，我们将学习理论放在一个历史背景下，以说明政治和意识形态假设是如何给予某些学习方法特别的优待，而其他方法则由于不符合当时的流行文化而略显黯淡。

第五章到第十二章是本书的第二部分，也是主要部分。在这些章节中，我们通过详细分析医学生和医生如何在基于工作的环境中学习，讨论了医学教育中的身份、权力和场所问题。其中一个关键的问题是如何通过教育过程来构建职业身份，这个问题也受权力和场所问题的制约。为什么一种培养未来医生的方法可接受，而另一种方法则被认为是不重要的，甚至是如烫手山芋般被唾弃？学习的场所重要吗？我们进一步研究了社会学习理论，并展示它们如何有力解释学习发生的过程，以及如何在现代临床环境中，尤其是在以病人护理为基础的情况下强化学习。

众所周知，医生、临床教师和医学教育者是后天培养的，而不是天生的，但是他们如何学习专业知识？他们如何成为专业人士？他们的身份是如何构建的？我们如何阐明和概念化医生、临床教师和医学教育者的角色？既然如今的医学教育更加正规和专业,医学教育作为一种职业的发展前景将会如何?

在这一核心部分,我们着眼于医生如何向公众讲述他们的工作,讲述医生的工作和身份在诸如书籍、新闻和电视等各种媒体上是如何呈现的。第八章展示了这些文字写作实践如何对人们看待医疗实践的方式产生重大影响,并为医生和公众提供一个设法解决道德问题的契机,尤其是为医生解释其在公共场合的行为提供了机会。这种新的写作风格是一种文化发展,它警告我们医学教育是具有意识形态的而非中立的。事实上,医学教育是高度政治化的,充斥着仍需质疑和研究的文化假设和价值观。第九章就这个话题进行延伸,深入探讨了医学教育中的权力问题——各种形式的权力如何影响医学教育的实施和体验。我们特别讨论了"毛细管"权力(微小但广泛的权力),并以此为例,说明了这种伪装为治理和专业主义的权力如何影响学生和教师的学习和教学经历。

第十章至第十二章讨论场所问题。医学教育在多种场所进行:如教室、模拟病房、病床边、医院病房和病人家中。可能发生在独处的场所:在书桌前,在书房、图书馆或办公室里;也可能是以小组成对合作,以团队形式或学生群体为单位进行。它还可能在一系列机构环境中进行:如大学讲堂、研究生中心、教学医院或学术会议。如此多样的场所对医学教育产生了什么影响? 将模拟病房作为个案研究,我们在第十一章深入研究了这种新的、通常不可避免的学习环境如何影响学生学习的内容和方式,以及它对学生后续以医生身份进行的实践所能产生的影响。第十二章中,我们将目光从研究者所在地医学教育转移到全球医学教育。我们提出这样的疑问:西方医学教育是否无意中犯下这些过错:以牺牲发展中国家的学习传统为代价,推崇西方特定文化假设,以及进行新型垄断输出?

第三部分着眼于医学教育研究,并提供了一些实际的例子,阐述在研究设计中,良好的概念建模如何帮助我们在坚实的证据基础上更有效地进行医学教育实践。在本部分,尤其是在第十三章和第十四章中,我们认为以病人为中心是良好的临床护理的必要条件,因此也应该是医学教育的中心,但是在我们能够真正地将病人作为治疗中心前,我们必须明晰我们所提到的"以病人为中心"这个术语的概念,并证明这是一个理论上严谨的方法。我们认为,医学教育对"以病人为中心"已有些"倦怠",而且此描述符号的含义并不清晰,值得我们重新审视。我们还提出了一些引自文学和文化理论的实践理念，以帮助我们更具批判性地思考当某些医学教育者声称他们的注意力集中在病人身上时都在做什么。我们展示了医学生和医生如何以新的方式与作为源文本的病人进行互动，从而提高他们的临床洞察力。第十五章和第十六章中，在我们的讨论接近尾声时，我们正式回顾了当前医学教育研究中的问题，并对这些关键问题如何变得显著进行了历史梳理。我们提出了针对发展中的医学教育研究的五点议程建议，这需要借助有纲领性的、系统化的方法，以及基于医学教育研究者身份建构的研究文化（实践社区）的建立。在本部分的最后几章中，我们主张采用一种更广泛的、混合的方法研究该领域，这种方法考虑了三个关键问题。这三个问题此前曾被提及，但有时却会被低估，在我们看来，这对医学教育的理论和实践发展都是不利的。这三个问题是：文化、环境背景和概念。

研究应该具有明确的概念，对当地环境敏感，并有反省相关历史文化的意识。在研究文化（例如某项研究能对医学教育做出什么贡献？）、研究环境（针对不同性别患者的就医环境）和概念（是否有温和的外科手术？）之间产生的富有成效的对话中，我们可以讨论这个问题并寻找其研究范围，而不必对特定方法的价值做出过早的假设。

在本书的第四部分，我们总结了主要论点并得出结论（第十七章），然后在第十八章，我们认真思考了医学教育的未来。在这里，我们关注的焦点由教育学转向当前的政策问题。医学教育学院是为促进医学教育成为实践社区而设立的组织，我们认为，在医学教育学院这一"肥沃的"中间地带内，教育学和政策方针可以进行兼具批判性和创造性的对话。我们提出，旨在规范医学教育条例的政策框架可能会无意中使此类条例同质化，挫伤医学教育对"差异"的"兴趣"，正是"差异"使得医学成为一种具有挑战性和人道主义的实践，因为医生承诺平等对待所有病人并尊重他们的差异。

我们关心的是，医学教育及其相关的研究文化始终把病人作为优先考虑的对象，然而，我们担心"以病人为中心"对一些人来说已经成为一个空洞的口号，而不具备可以改进实践的积极引导价值。"病人的利益"不应成为空话，而应该让病人成为"以病人为中心"的护理质量的评判者，从而达成圆满结果。我们希望你能享受阅读《面向未来的医学教育：身份、权力与场所》这本书所带来的乐趣，就像我们享受编写的过程一样。这本书的构想、讨论和写作过程植根于具有前瞻性的英国的医学院,对我们的工作生涯具有深刻的指导意义。文章的写作(和修订)与作者间长达 3 年的友好辩论和讨论交织在一起,他们汲取了在该领域广泛的个人经验,并与国内外的乐于助人的同事保持广泛的联系。

（叶琳　译）

第一部分
医学教育 —医学民主化的力量

第一章
作为"病人"的医学教育

前进的方向，不在前方，而在四周，这也是矛盾所在。

John Seely Brown 和 Paul Duguid

《信息的社会生活》，2000

不是预言未来，而是发现趋势

Eva（2008）认为，预测医学教育的未来是一件"愚蠢的事"，最有可能的结果就是预言失败。我们认同 Eva 的观点，对于医学教育，我们最好将用于预言的水晶球束之高阁。在这本书中，我们不会做出任何预言，相反，我们对 Michel Foucault 提出的"当前史"（ahistory of the present）这一观点更感兴趣，因为该观点描绘了出现特定观念或者特定实践能够涌现出的可能性条件。正如 Foucault（2005）所言：

"在我看来，对于思想发展的任一历史阶段而言，如何延续、如何转折，关键问题和挑战在于把握一定规模的文化现象何时……从量变到质变迎来关键颠覆性时刻。"

换言之，不同阶段历史趋势应该如何组合以达到临界强度，进而创造出一个"决定性时刻"？这一问题对于当代医学教育的发展具有重要意义。采取这一方式是必要的，正如 Gunderman（2006）提醒我们的那样，"大多数医学教育所采用的方式在很大程度上还是一种非历史的方式"。

让我们用另一种方式理解 Foucault 分析"当前史"的范式。在历史上某些要素可能会联合起来形成一个历史的"转折点"(Gladwell, 2002），并从中涌现出新的重要思维方式和实践行为。这个转折点可能只需要环境中的一个微弱推动力就能产生极大不同，但在此之前，都会有一个长期的历史环境积累过程。这种变化可能因为非常重要而被称为"范式转变"，这一术语由科学历史学家 Kuhn(1970）提出，并用于描述科学史上的重大突变（如哥白尼革命和达尔文革命）。Kuhn 在描述"范式转变"如何出现时所使用的核心概念是"危机"。这既是一场技术危机，因为现有模型不再能解释现有的数据，也是一场信任危机，因为一种模型的探索能力暴露出局限性时，另一种模型却正在发展进化。

一种范式，或者一个庞大的思维框架，也可看作是由特定价值观支撑的话语或者一系列相互关联的话语集合。话语可以描述为一组由实践和相关知识结构构成的集合，这个集合在历史上的某一特定时刻被认为是合法的，即公认的"真理"(Mills, 1997）。一旦这种话语成为主导，其他观点就会被边缘化（受权力的影响），主导的观点就会被尊为不言自明的、显而易见的"真理"。

在本章中，我们追踪医学教育的趋势(Regehr, 2004）以揭示一种持续存在且令人焦虑的问题：医学教育正处于危机状态。这提醒我们，该领域中一种潜在的范式转变正在发生。然而，医学教育根植于更广泛的文化背景中，其中所发生的范式转变可能会辐射到医学教育之中。正如 Negri(2008）所言："我们所处的时代不是'现代后期'，而是'后现代'，划时代的突破已经发生"，"划时代的突破"意味着文化观念的重大转变。然而我们并不关心我们所处的时代或者不久的将来会被贴上怎样的标签，且关于标签的定义也是众说纷纭："后现代时期""另类现代时期""现代后期""风险社会阶段""流动社会阶段"和"后人文主义时期"都被用以描述我们生活的时代。我们所关注的，是当我们走出现代之时所具备的变化条件的本质，因为这些决定了我们未来发展的方向。

在这些转变之中，有一种转变是戏剧性并显而易见的，即以计算机和互联网的使用为中心的信息革命。另一种变化不太明显，但与第一种变化密切相关——沟通方式从传统的垂直结构（如控制层级）转变为横向结构（如"协商"和"网络"），即协调、合作和协作的具体表现(Engeström, 2008）。这反映了知识和实践（或活动）的民主化趋势，这种趋势有时还比较激进(Keane, 2009）。临床环境已经证明，这种民主化趋势为医生和医生之间、医生与病人之间开展更有效的沟通创造了条件，从而增加了病人的安全性(Kuhn et al.,

1999；Berwick，2004）。

　　医学教育当然也应根植于更广泛的教育学科之中。正如 Sullivan 和 Rosin（2008）指出的那样："当前世界，教育的议程需与更大的文化塑造运动之间产生共鸣"。这些冲击着医学教育理论和实践的"文化塑造运动"，都在本书中得到了批判性的、深入的思考。这些文化塑造运动在教育方面引发的共鸣主要集中在身份、场所和权力等方面，这些将在第五章至第十二章详细讨论。

　　我们之前提出，医学教育领域正在发生范式转变，但这符合事实吗？证据在哪里？哲学家 MacIntyre（1977）的研究进一步明晰了文化的根本性转变，提出文化中价值观、理论以及实践的重大转变是通过故事或叙事形态出现的。高层次的元叙事可以被认为是范式转变的本质，但这由一个较低层次的、解释性的网络或平台所支撑，用以论证（和探索）为什么新兴的范式优于它所取代的范式。这也正是这本书的写作目的。总体看来，当我们尽可能为我们提出的主张提供研究证据，或者我们展现支持我们主张的研究证据时，我们就提供了一个合理的说法，即医学教育正在经历一个深刻而必要的转变。然而，正如读者会发现的那样，我们提醒自己，事物的变化，形式上越是千变万化，本质上越是一成不变，万变不离其宗。我们将剔除掉那些我们认为这一转换所造成的表面因素，那些反复出现的医学教育焦虑症，即那些认为事物应该不断变化，否则就不会有重要事情发生的观点，进而聚焦于那些真正重要的、新的发展轨迹。

　　我们通过对重大变化的元叙述，阐明了医学教育的主要趋势，其中所谓的"趋势"并不是指医学教育的"潮流"（Campbell et al.，1999）。我们所采用的方法不是简单的描述，而是类似于医学诊断中的规定性方法，把当代医学教育作为"病人"，描述其症状，并提供诊断结果和治疗建议。我们认为，当代医学教育的"症状"是透明的，但补救办法却有待商榷。重要的是，我们得出的结论既不是唯一正确的诊断结果，也不是唯一正确的治疗方案，而是一种经过深思熟虑后得出的观点。我们也认识到，还存在其他的、与之相互竞争的观点和叙述。

　　将医学教育描述为"病人"仅仅是一种委婉的比喻吗？我们不这么认为——这个类比从文学批评和哲学领域中获得灵感，并提供了一个严肃的视角。弗里德里希·尼采将哲学家、作家和艺术家称为"文化医生"（Smith，2005），并且所有文化现象都可以被解读为反映文化"健康状况"的症状。对尼采来说,哲学家、艺术家或作家自己可能就是(字面意义上)"不健康的"(就像尼采自己),但他们在为自己的使命履职的过程中所做的工作是增加一种文化的整体活力或健康程度,尼采称之为"大健康"(Smith,2005)。与医生的工作类似,他们对病态文化的症状进行解读,并提出有关如何恢复"大健康"的建议。在这本书中,我们从文学、哲学和历史等人文学科中吸取教训,担任了医学教育文化的"医生"。如前所述,我们试图诊断医学教育存在的"症状",并提出应对这些"症状"的建议;更重要的是,我们还试图提高医学教育的"大健康",提升它的活力和想象力,提升吸引力、激情和创造潜力。

Smith(2005)对法国哲学家 Gilles Deleuze 去世前的最后一本书(1993 年出版的《批判与临床》)进行了阐述,他采用尼采提出的方法,把艺术家和作家视作文化的临床医生,把临床(医学意义上的)和批判(文学意义上的)看作是相互对话,艺术家和作家被看作是"症状学家",或者文化健康的诊断学家。

虽然有很多医生都会撰稿,但他们不一定写医学方面的文章。然而最近出现了一种流派,优秀的作家医生会充当症状学家或诊断学家,反思医学和外科手术的"健康状况"。例如 Gawande(2007,2008)就讨论了一些外科医生的"症状",他们无法向病人,甚至是自己承认这一职业的不确定性;又如 Verghese(1998,2009)和 Huyler(2010)讨论了医生不仅在工作中面临伦理道德困境,并且试图在日常生活和医疗工作之间保持平衡;Patterson(2007)叙述了加拿大医生在加拿大北部少数民族聚居地工作的故事。我们也认为,有洞察力的医学教育家,即使不具有临床背景,只要通过在医学教育方面与临床社区密切合作,也能有资格担任医学领域的诊断专家(Ludmerer,1999;Cooke et al.,2006;Riesenberg et al.,2009)。

历史关键时期的医学教育

在描述当前历史并发现主要趋势的过程中,我们提出了一个论点:"权力"形式在发挥作用时,会使得某些行为方式合法化并被采用,同时使其他可能的行为方式非法化,从而被排除在外。为什么我们以一种方式而不是另一种方式来实践医学教育?这个问题可以从历史角度进行研究,以合理地对这种教育实践的近期前景进行预测。例如,在第三章讨论医学教育的学习理论时,我们认为个体学习的这类特定理论通常被统称为"成人学习理论",该理论强调"自主学习者""自我导向学习"和"自我评估"这三个要素。这些理论并不是最好的学习方式，而是意识形态的产物，本身就是一种实现权力的条件（Mills, 1997; Hawkes, 1996）。

意识形态是一个连贯的、具备渗透能力的思想体系。当意识形态成为主导，一种思想体系就可以取代另一种思想体系或使之边缘化，但随之而来的也是一场权力斗争。以上面提到的"成人学习理论"为例，在某种文化中，个人主义——实际上是个人英雄主义是被推崇的（Bellah et al., 2007），自主学习模式将优先于其他学习模式，如集体模式或社会模式（Bleakley, 2006a）。在医学教育中，特别是北美医学教育中，具有美化自助和个人英雄主义的历史传统，这些传统在学徒制教育策略中具有强大的角色塑造力量（Ludmerer, 1999）。

这里的问题并不是决定哪一种学习模式"最好"，比如哪一种模式对特定的情境最具有解释力，而是发现哪种力量使得特定情境下某些学习方法得以合法化。学习在本质上是具有政治性的，但是，除了权力之外，学习和教育还与另外两个领域密切相关：身份和场所。

身份

医学教育不仅仅让我们学习和应用知识技能，也让我们获得作为医学教育工作者和临床教师的身份。Montgomery（2006）认为"医学生需要经历一个自我改变的过程"，这种说法认识到了医学与身份构建的关系。在本书的第五章至第八章，除了医生的身份，我们也将会讨论医学教育家和临床教师的身份。他们的身份更为复杂，因为医学教育者也有医学以外的学术背景，可能没有临床经验，但可能有与医学相关的学术经验，如辅助医学、手术科室的实践、护理学、物理治疗学、职业疗法、实验室生物医学、口腔科学、社会工作、药学、临床心理学、心理治疗，等等。

成为一名医生或者其他健康卫生领域相关的专业人士，需要承担一种或多种身份。医学身份的变迁与权力密切相关。法律与伦理要求医学生必须在体外学习某些侵入性的临床技能，而不是直接在人体上操作。某些曾经必须在监管下才能进行的临床程序现在已经处于一种无监管、自主的行为。从这一点上来看，当一种身份被假定时，医生会获得某种形式的权力。

场所

我们以模拟学习为例,讨论场所问题。根据定义,一个模拟环境尽管是一个真正的学习场所,但并不是一个"真正的"临床场所,例如医学生在一个"高科技"模型或人体模型上学习心肺复苏,或在一个专门建立的"沟通学习环节"中使用演员扮演病人,或者通过录像模拟学习临床沟通的技能。因此,必须考虑医学教育场所的影响,这些场景包括社区、诊室、病房、手术室、模拟和虚拟环境、教室等。

如果医学教育被简化成一个公式,它可能是:医学教育=身份+场所+权力。然而,由于这些领域存在争议和不确定性,医学教育必然比这更复杂,因此公式可详细扩展为:医学教育=身份 × 场所 × 权力 × 不确定性。这为本书的展开提供了一个基本框架。我们不会对医学教育的未来进行预测,就像Eva(2008)所说的,这一行为不仅愚蠢,也十分傲慢,我们将尝试对当前情况进行总体描绘,从而确定和讨论趋势。当病人处于核心地位时,未来的医学教育模型如图 1-1 所示。

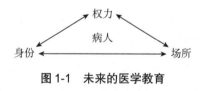

图 1-1 未来的医学教育

交叉路口与危机:病人情况如何?

展望未来,医学教育的前景如何? 关键的隐喻是什么? 关键语句的基调和修辞的本质是什么? 趋势又是什么? Towle(1998)在《千年医学教育》(Jolly et al., 1998)中问道:"在这瞬息万变的世界里,我们如何为年轻医生做好未来的打算?"正如 Jolly 和 Rees(1998)自己所建议的那样,阐明医学和医学教育的发展趋势很重要,但这种趋势只有在它们处于更广泛的文化背景下才能被更好地理解,如果脱离这种文化背景讨论医学教育,就很难理解其可能的发展趋势。

Towle(1998)呼吁"有必要改变医学教育的特性,使其充分满足其所处社会的明确需求。"首先,有趣的是,医学教育具有一种"特性",这个特性由历史和文化力量塑造而成,并且存在被重塑的可能。其次,社会的"明确需求"是什么? 是医生对病人进行病情询问的过程吗? 或者正如我们在这里所提倡的,更多的是医生和病人之间的合作实践,即真正的以病人为中心的医学教育? 我们还必须讨论谁定义了"社会需求",这是一个具有高度争议性的权力相关的话题。我们当然认同 Towle(1998)的观点,即在医学教育中已经出现了需要满足变革必要性的新认识,这也表明医学教育存在的主要"症状"不是情感淡漠或是保守主义。无论是哪一种情况,价值的"硬化"触发了一个"结晶"过程,这种硬化过程同时也产生了一种对于变化的易损性,这也是一个十分矛盾的过程。

其他评论家认为,从历史角度看,医学教育并没有陷入情感淡漠的"症状",相反,由于医生的教学结构性变化不被允许也不被支持,医学学术作为一个整体已经受到阻碍,甚至被扼杀;研究活动也凌驾于教学和教学研究之上,教学发展受到阻碍;资金被转移到了医药的其他领域,从而限制了教育工作者的发展。学术医学就像是其他专业一样,在为了自己的生计苦苦挣扎。以上是 Ludmerer(1999)在他对北美医学教育史的综合描述中所提出的观点,他将近代医学学术史描述为在一系列持续危机后的生存历史。

这让我们想起哲学家 Alisdair MacIntyre 的观点,顶层的范式变化需要得到较低层次的解释性叙述话语的支持。Ludmerer 在《治愈的时间》(1999)中展现了一系列反映美国边境开放过程的当代医学教育的故事,故事中充满了无休止的斗争和冲突,这也是导致我们步入新千年危机顶峰的主要原因。该书是《治愈的学习:美国医学教育的发展》(Ludmerer,1985)的续篇,其中标题的变化反映了 20 世纪末美国医学教育地位的下降。对 Ludmerer 来说,现在是时候修复失败的泛美医学教育了,或者让时间来治愈医学教育。无论如何,医学教育作为病人表现出了症状并且需要相应的治疗,Ludmerer 在他的第二本书《治愈的时间》标题中包含了双重含义,暗示医学教育的康复可能需要一段时间。Ludmerer 指出,在"管理式医疗"时代,市场对医生的学习和实践方式施加了过度的压力,且由于缺乏可以支持临床教育的教学和研究的临床收入,医学生和初级医生的学习环境受到了侵蚀。

Gunderman(2006)回应了 Ludmerer 的悲观主义观点(同时为他的观点提供了一个出色的总结),他强调了一个常识性观点,即从医学教育中撤出资源将对未来的医学实践造成永久性损害,这预示着人们要去接受一个"足够好"的教育体系,而不是自己开发一个"卓越"的教育体系。

并不只有北美医学界认为学术医学正处于危机之中。2003年《英国医学杂志》《柳叶刀》和其他作为伙伴关系的40个机构发起了振兴学术医学的国际运动(ICRAM),以发展学术医学的新愿景(促进和振兴学术医学国际工作组2008)。学术医学被视为既未能"实现其潜力"(情感淡漠),也未能履行其"全球社会责任"(保守主义)。这场运动的结论很明确:学术医学已经过时了(这意味着它与变化中的世界脱节),而且学术医学对作为医学教育潜在伙伴的病人没有足够的响应。

"危机"这个用于描述学术医学和医学教育现状的修辞语言已经与更多的治疗性语言并用,特别是一些紧急和选择的修辞(例如通过"十字路口"比喻做出选择)。《柳叶刀》2006年的一篇社论(Davis et al., 2006)概述了医学教育研究需要新方法,这表明,与临床和卫生服务研究相比,这类研究不仅状况不理想,而且从未真正起步(见第十五章和第十六章)。《英国医学杂志》在总结这篇社论时指出,"医学教育研究正处于十字路口",它就像一个大池塘里的一条小鱼,在临床和卫生服务研究的主要参与者中争夺资源并努力获得认可。

医学教育研究的特点是不够严谨,即使在最基本的水平上,研究者也未能进行良好的文献综述。"十字路口"的隐喻也出现在《医学职业现代化研究》(John Tooke, 2007)一书中关于英国研究生教育的未来形态的引言中,其中写道"英国研究生的医学教育和培训"处于"十字路口"。这表明,尽管处于危机状态,我们在这个问题上还是有选择的。Molly Cooke、David Irby 和 Bridget O'Brien(Cooke et al., 2010)在其开创性的卡内基报告《医生教育》里说:

"美国的医学教育正处于一个十字路口:那些给医学生和住院医生进行教学的人,必须选择是继续行走在100多年前确立的课程方向上,还是选择一个完全不同的,以当代创新和对人们如何学习的新理解为指导的课程方向。"

这段参考文献被认为是如此重要,以至于出版商在封面上重复印刷了它。这个"建立在100多年前的方向"指的是1910年里程碑式的 Flexner 报告。在《医生教育》(Cooke et al.)中,在向 Flexner 的历史价值致敬的同时,彻底背离他的传统(Irby et al., 2010)。我们认为《面向未来的医学教育:身份、权力与场所》这本书和卡内基报告互为补充,能够共同为医学教育提供一个振奋人心的新视野。

Bligh 和 Brice（2008）并不是一直在犹豫不决而做不出选择，而是警告医学教育研究人员，"作为紧急事件"，我们必须"研究、评估并清楚地证明我们所做的，对改善病人护理十分重要。"Fish 和 Coles（2005）用同样的语言（和修辞）阐述了英国研究生医学教育的现状，"该计划迫切需要一个更连贯、更清晰的课程框架"（我们也强调这一点）。

症状可能在于医学教育的"教育过程"，治疗方法可能是新的教育方式

正如我们写的这本书和上面所介绍的相关内容，现代医学教育即将在后现代世界中，庆祝它的百年诞辰。1910 年，现代医学教育之父 Abraham Flexner 提出了"2×2"本科教育结构（医学或外科研究生入学项目体系，设置两年在大学、教室或实验室学习基础科学和两年学习临床经验和应用临床科学）（Flexner，1910），这种临床前教育（理论教育）加临床教育的模式仍然是世界范围内医学教学的基本模式。虽然 Flexner 革命导致了医学教育结构的彻底性变化，但矛盾的是，由于 Flexner 提出的教育革命受到当时进步的、以学生为中心的思想和 John Dewey 的影响，其革命未完全实现，因此，医学教育工作者的身份也没有得到充分的认识。巧合的是，Dewey 的第一部教育论文集出版于 1910 年，和 Flexner 报告（Dewey，1910）同年出版。

有学者指出（Cooke et al.，2006）指出，Flexner 将自然科学的核心——形式分析推理，视为"医生智力训练"的重要平台。目前对职业教育（Sullivan et al.，2008），特别是对医学教育的看法（Fish et al.，2005），认为这种强调是错误的。临床前教育和临床教育之间的明显区别主要在于智力上的转变——从批判性、分析性推理到实践推理的转变。实践推理能力对于临床应用科学是必要的，但是如果实践推理不成体系，分析推理又被赋予特权，那么这种临床应用会变得十分的困难。

然而，在堪称现代医学教育的第一部专著中，Flexner（1925）确实吸收了Dewey"做中学与寓思于行"的思想，一种结合了"做得到"实用主义和认知适应性的独特的北美模式，以便独立思考。这是经过个人英雄主义以及自助这两个美德筛选后所产生的。Flexner（1925）以其一贯坚持的风格说过一句著

名的话:"医学是可以学习的,但不能教授。"这种矛盾的要求主要强调学习的"自我导向"性(这个矛盾又在概念上不合理,因为我们从来没有脱离社会环境,而且必须首先决定我们所说的"自我"是什么意思,事实上,Dewey认为自我是社会性的,实践则是一种协作的、社群的努力行为)。

　　在第十二章,我们讨论了北美临床教育工作者对当代日本教育体系的批评,呼吁更广泛地使用当代学习的方法,如基于问题的学习方法。这样的批判为日本的医学教育发展绘制了一个新的蓝图,但我们也有问题,是依照什么绘制的蓝图?这样的教育思想可以被看作是一种潜在的价值观强制输出,作者认为医学教育应解决的医生最重要的特质是独立思考和自主学习,这种特质是北美个人英雄主义的支柱,在男性外科文化中表现得最为强烈(Cassell, 1991; Katz, 1999),其特点是对不确定性的零容忍态度(Paget, 2004)。不难看出Flexner的持续影响,其英雄价值观仍然十分明显。

　　Dewey仍然对美国教育产生着强大的影响,很大程度上是因为他的实践方法,即把思想付诸实践。尽管在2008年卡内基基金会(Carnegie Foundation)的《高等教育新议程》(Sullivan et al., 2008)的标题中使用了"新"一词,预示着有望掀起教育理论和理论家的新浪潮,但Dewey仍旧是被引用最多的教育家。在英国,Dewey的继承人Schön(1983, 1990)可以说是医学教育和保健教育中最有影响力的教育家(Ghaye, 2005),他的职业反思实践模型被广泛滥用和误解,但既没有得到很好的评价,也没有得到实质进展(Bleakley, 1999)。正如我们下面所讨论的,Dewey-Schön传统医学教育思想会继续影响当代医学教育(Fish et al., 2005)和外科教育(de Cossart et al., 2005)的思想。

　　矛盾的是,为了完全实施Dewey的想法,Flexner自己建立了一个结构性障碍,他把在教室和实验室获得的临床前实习经验与临床工作经验分开,从而限制了医学生早期接触病人的体验。虽然没有办法解释Dewey的"渐进式"教育实践为什么会被排除在临床前阶段以外(如独立学习、在小组中解决问题和自主知识的生产),这种情况不太可能发生在缺乏临床实践,以及只能通过分析而不是结合实践的推理学习的环境中。

　　Ludmerer(1999)认为,正是科学与实践的分离,为医学教育中建立真正的以学生为中心的课程提供了"主要障碍",其中临床前医学课程是以科学为中心,而不是以学生为中心或以病人为中心。如果学生在临床前阶段不被允许与病人接触，或者他们唯一能够接触的病人只有他们解剖的尸体，他们该如何获得以病人为中心的思维方式？此外，由于临床前时期的影响，学生倾向于将实验室科学家的心态带入临床医学，而不是发展形成早期作为临床医生的身份。

再次，如果我们把医学教育当作病人对待，那么通过这些描述，如果病人感到不适，那么就需要治疗，医学教育出现了"不适"，同样也需要"治疗"。我们的建议是目前医学教育的不适症状是教育理论问题导致的，也是医学教育结构问题导致的，因此，正如 Flexner 为自己的时代所考虑的那样，补救措施也许取决于新一代的教育思想浪潮。事实上，这股新浪潮的一部分是对 Flexner 的理想以及他作为医学教育家的身份的重新概念化（重申一遍，Flexner 不是临床医生，而是教育家，尽管他的兄弟是医生）。

Hodges（2005）认为，在崇拜 Flexner（再次，将英雄的个体作为榜样）时，我们忽略了一个事实，他的"改革"可能在无意中关闭了多年来为妇女和少数民族提供医学研究的大门。这是因为妇女和少数民族的群体只被规模较小且声望较低的机构所接受，虽然这些机构也可能对"机会平等"观点持有激进态度。而 Flexner 建议废除的正是这些医学院，因为它们标准低且资源贫乏。在加拿大，专门关注女性健康的女性专科医学院在 Flexner 报告（1910）发布之后被关闭，该报告也有被认为是一种用于压迫而不是解放的工具。（Brian·Hodges 的报告还指出，医学教育史的"主体叙事"是权力和合法性的结果，相互竞争的叙事被边缘化，这与本章前面提出的基本观点相呼应）。

一个世纪以来，医学教育界可能还没有人能够超越 Flexner，这听起来令人震惊。事实上，有人可能会说 Flexner 革命从未真正发生过，因为 Dewey 式的合作教育方法从未被完全引入本科或研究生教育中。Ludmerer（1999）对19 世纪晚期的医学院表示赞扬，如巴尔的摩约翰斯·霍普金斯大学，他们"拒绝医学教育通过死记硬背灌输事实的传统观念"，认为"医学教育的新目标是培养能够解决问题和具有批判性思维的人"，这些具有批判性思维的人会拒绝"自学和实践中学习"的教条式教学方法。对于新千年一代，在这个非线性复杂科学的时代，我们可能会问，为什么除了基于问题的学习之外，医学教育没有积极采用新的教育模式？为什么医学教育不再是教育实践的前沿？我们首先会对其以前不加批判地接受所谓的"成人学习"理论和实践进行批判性的质疑（Norman，1999；Bleakley，2006a）。

在随后的章节中我们将讨论教育的前沿模式，这里我们将简单地列出一些教育探究新浪潮中更紧迫的方面以作为引入。在医学领域，女学生明显多于男学生（Nelson，1999；Letherby，2007）。在开展病人安全性研究时，高效团队模型揭示了一个鲜明的现象，即绝大多数医疗错误是基于系统的沟通错误，其中的基本系统是临床团队（Kuhn et al.，1999）。高效团队模型还促进了临床推理的协作性（Higgs et al.，2008）和目前占主体地位的个体认知模型（Gruppen et al.，2002）。

这样的模型将医生的思维与医学以外的学科，以及病人的潜在参与模式隔离开来（Groopman，2007）。非线性、自适应动态系统的学习方法，如活动理论（Danials et al.，2009）和复杂性理论（Pauli et al.，2000a，b；Sweeney，2006；Bleakley，2010a），将医学教育思想带到了生物医学领域，进而理解在本质上不稳定运行的系统中的变量之间的关系。随着医学教育中对模拟学习兴趣的爆发，有必要对这一领域进行更深入的理论研究，其文化和文学研究多年来也开发出了复杂的表现和模拟模型（Bradley，2006；Bligh et al.，2006）（见第十一章）。

通过理解"创造性知识环境"等组织理论中的新模型，可以更好地理解和实施医学教育研究（Hemlin et al.，2004）（见第十五章与第十六章）。我们需要根据医患沟通的最新研究，开发更好的以病人为中心的模型（Roter et al.，2006）。最后，当代课程理论几乎没有涉及医学教育，无论是将"生态"课程（学术研究生活世界）视为学习的"气候"（Genn，2001），还是将课程作为不同种类的"文本"（如工具、伦理、美学或历史文本），作为课程重新概念化的基础来准确地回顾课程作为"过程"所做的事，而不仅仅是内容或教学大纲（Pinar et al.，1992b；Bleakley et al.，2006b）。

如果医学教育要从根本上进行实践改革，就必须从根本上接受理论指导。令人困惑的是，课程重新概念化运动已经处于其"第二波"（第一波发生在20世纪70—80年代），它提供了如此丰富的思想来源（Bleakley，2010c），却完全被医学教育者忽视。这可能是因为这一运动植根于学校教育而不是高等教育，但是这些原则，比如把课程当作不同的文本，很容易从一种文化背景转移到另一种文化背景当中。

随着整合课程在当代内科和外科的本科课程中占比越来越高，临床前与临床的分界得以打破。医学教育若要为医学生提供最佳的学习和评价条件，则需借助工作中学习的大量文献和相关经验（Engeström，2008）。这种文献最初在苏联发展起来，直到最近才在全球教育研究中传播，其中有充分的意识形态原因。不可思议的是，战后美国或欧洲的医学教育（以其个人主义为特色）在冷战还在进行的时候就已经借鉴了苏联的学习理论（凭借其现成的模型，说明如何在团队中最好地实现基于工作的学习）。关于学习的想法并不脱离意识形态的利益。

从这一系列复杂的因素来看，当代医学教育中普遍承认的"危机"的特征是什么？我们提出了一种诊断，这一诊断超越了 Ludmerer（1999）强调的工具和结构因素，如缺乏教育资源。这些因素非常重要，但我们将把重点放在描述医学教育危机性质的六个其他领域。

为工作设计学习模式

第一，我们同意 Cooke 等人（2010）的观点，即基于工作的经验，包括早期和有意义的病人接触，构建一个本科生教育框架，并且在这种新型学徒制结构中，实践推理将优于分析推理。我们将在后续章节中探讨如何最好地配置这种以病人为中心的临床学习，例如通过设计病人 - 学生 - 临床教师三位一体的模式来实现这种临床学习。

工作中的协作学习模式

第二，我们挑战了过于强调学习者个体的观点（我们认为这是文化偏见），思考社会文化、协作学习以及共享型或分布式认知的新思维的价值。这种共享活动不仅仅发生在具有不同专业知识的医生之间，或者医生和其他卫生保健专业人员之间，而且也发生在集中有病人参与的过程中。这种新的学习方法要求医学教育者批判性地审视其实践活动的历史和文化基础，以防范在全球医学教育中出现的新强权扩张（比如说一刀切行为，或者一些权力较大的参与者决定资源如何分配），并做好在学习中获得新思想的准备。

工作中的沟通

第三,医学教育者必须承认,大量证据表明,尽管在本科和研究生医学教育中为培养沟通技巧和团队合作付出了所有努力,但仍有一些地方存在缺陷。如上所述,病人安全研究表明,由于临床实践中团队内部和团队间的沟通持续不良,病人正处于危险之中(Gawande, 2009; Pronovost et al., 2010)。家庭或全科医疗背景下累积的研究(Roter et al., 2006)表明,医生对密切倾听病人有长期抗拒的情况,其中,关键的表现是医生喜欢独白而不是与病人对话。这两个领域的研究展现了一条贯穿于医学教育的断层线——医生没有为病人的利益而进行协作和沟通的意识。我们认为(同样是我们的第四个观点),长期存在的基于技术专长结构性、纵向等级制度在某种程度上仍然主导着医疗实践,阻碍了以民主、横向结构著称的"非技术"共享实践(例如沟通)的采纳(我们认为,"非技术"虽然是一个既定的术语,但在这里并不合适——沟通也许是一种"共享"能力,但在复杂的应用中,它具有高度的技术含量)。

工作中的民主

第四点涉及本章前面介绍的安全实践和有效沟通的民主结构。我们感兴趣的是为什么公民身份和基本礼仪在临床环境中得不到明确的表述,而在我们日常生活中这些理应成为工作的规范。民主有三个层次:会议(多人参与)、代表和监督(Keane, 2009)。人们开始越来越多地受制于一些民主监督程序,比如质量控制保证和病人安全措施等。这是一把双刃剑——我们欢迎同行评审和质量控制保证,但我们反对不必要的官僚监督。医疗行业从自治模式向公共问责制的转变是近代民主监督的主要成果之一。

医生和其他医疗保健从业人员对于选举代表代替他们诉求的程序已经十分熟悉,但他们对这一程序越来越怀疑,在这种管理范畴下,曾经值得信任的临床医生同行们似乎受到了负面影响,有种说法认为他们被引向了"阴暗面"。因此,一场更多关注合作的运动已经兴起,并可能在临床团队的层面上开辟出会议民主的可能性。监督式民主结构(如正式的简报会和汇报会)可以促进这种民主会议,或者直接参与式的民主,并鼓励那些传统上处于技术等级较低的人积极发言。但是,这种情境的成功当然取决于营造一种氛围,在这种氛围中,独白会被参与和对话的沟通方式所取代。

通过这本书,我们认为对病人的护理和安全十分必要的医疗实践的民主化可以通过发展良好的医学教育来实现。医学教育通过给具有不同专业水平的对象包括专家、初级医生和病人提供有意义的参与环境,以实现医学民主,这可以看作是会议民主的一种形式。反过来,医学教育也必须对此负责,它不能继续作为一种直觉的实践,甚至是一种爱好,这曾经是医学教育的一个显著特征,但现在却阻碍着医学教育的发展。医学教育通过研究变得更有依据,原则上,研究证据会为实践提供理论依据。医学教育研究使医学教育民主化成为一种监督式的民主——通过可靠有效的证据和严格发展的理论来保证。这种双重民主化是一个很重要的论断,我们将在整本书中证明这一论断。

工作中的身份构建

第五,我们同意 Montgomery(2006)的观点,医学教育是一种"自我改变的学习过程"。医学是一种行业,也是身份建构的一种形式。但我们在这本书中关注的是医学教育。从兼职的临床教师到执着的医学教育者,是什么力量构建了这种身份认同的转变? 医生作为医学教育者的身份建构与非医生的临床人员(如护士或临床心理学家)的身份建构有何种意义上的不同(Riesenberg et al., 2009)? 这些身处临床的医学教育者与非临床医学教育者(如解剖学家、生物医学科学家、社会科学家和其他学者)在身份上有何不同? 我们在第五章至第八章中对这些问题进行了深入的讨论。病人和"其他"医疗保健专业人员和学者被视为镜子,能够反映出医生作为专业人员和教育者的身份认同的差异,但是,如果医生与这些"他者"不能保持有效沟通,那么身份认同从何而来? 学习过程又将如何发生呢?

工作中的反身性

最后一点,新的协作工作模式中的民主化力量与新身份的出现相结合,可以概括为从反思实践到新反身性过程的文化转变。反思性实践作为一种反馈循环,可以让实践活动保持在正确的轨道上运行,反身性过程则是一个更深层次的过程,它探究的是什么价值观最先驱动实践和活动,以及活动是如何通过身份、权力和场所的相互作用被构思出来，然后合法化并得到执行的。反身性过程作为一个监控的过程，它不仅为实践提供了一种持续的质量保证，还提出批判性的疑问，如："为什么我们要这样做，而不是采用另一种方式?"以及"这对谁有好处?"这些都是具有价值的伦理问题，要通过问题来试图理解医学教育中的复杂活动。

（王军明 译）

第二章
超越实践理性

从批判性思维到实践理性：医学教育变革依然任重道远

什么是"医学教育"？医学教育这一术语是否适用于描述一般的医学教育、学习和实践？据 Ludmerer(1999)的讨论，美国医学院协会在 1988 年"摈斥了以学习者为中心的教学观，进而转向了以职员为中心的教学观"，并重新确定了医学教育的使命，认为医学教育的使命不是"促进医学教育和国家医疗教育事业的发展"，而是"促进医学学术和国家医疗教育事业的发展"。1989 年，《医学教育杂志》更名为《学术医学》，而在此之前，医学教育涵盖的范围更为广泛，包含以学术研究为中心的教学实践和教学研究，囊括了与教育问题相关的各个方面，门诊及其各种实践教学也都包含在大学教学及学术活动之中。

为重塑业界对职业教育及其构成要素的兴趣和信心，美国卡内基基金会正在其内部机构"职业项目准备和教学促进分会"展开一系列调查，包括了对律师、工程师以及护士等职业教育的调查研究。其中面向医生职业教育的项目已经完成，并计划在"Flexner 报告"诞生百年纪念会上发布（ Cooke et al., 2010 ）。

这些由卡内基基金会赞助的系列研究提出了一个职业教育的一般模式，其中由 Sullivan 和 Rosin 发表的《高等教育的新征程：为实践重塑智力生涯》首开先河。这一研究重新审视了在高等教育中盛行的"批判性思维"教育模式，认为这一模式需要进行彻底的改革，尤其是在医学领域，一直以来都有观点认为，原本倡导的手把手传授的师徒传承变得过于学究化。

在一个专家讨论会上，来自多个学科领域和行业的重要代表汇聚一堂，他们研讨的主题并不是各自学科的知识结构，而是如何教授学科的知识及其相关实践。

与会者被邀请参与和体验其他专业领域（有时是完全不同领域）的教育结构和教学实践。这些跨领域、跨学科的交流经过提炼，形成了核心的指导性原则。回顾这些学科的历史可以看出，在 20 世纪，不仅抽象理论以及对形式、行为的批判占据了主导地位，各专业领域的条块分割也非常明显（Sullivan et al.，2008）。这些回顾也显示，职业高等教育应重新考虑当前"批判性思维"的主流地位，并将其替换为"实践理性"，同时，应鼓励跨学科。亚里士多德的"实践理性"是 Dewey 教育模型的核心，对于 Flexner 的教育理念影响很深。事实上，在高等教育中采用"实践理性"框架替换"批判性思维"计划，能够彻底贯彻 Flexner 教育变革的理念，虽然这个变革已经迟到了一个世纪。

在 Sullivan 和 Rosin 开展的高等教育研究中，涌现出四个主题。这些主题对于全面描述"为实践重塑智力生涯"至关重要。这四个主题分别为：知识体系、身份、社区和责任。未来将要进入某一职业的学生需要学习和建立知识体系，以帮助他们组织实践活动。这些学习帮助他们初步形成身份认知，并在实践社区中最终完成身份认同。而传统高等教育的目的是发展批判性思维，以便于与抽象知识打交道。然而批判性思维与实践知识、身份认同、社区以及与特定情境驱动的伦理责任（而不是基于先验原则的伦理责任）大相径庭。这种方法与亚里士多德提出的"实践理性""实践智慧"（phronesis）的观念是一致的，与基于实例的伦理推理在一定程度上也基本一致（Arras，1999）。在医疗和医学教育中，分析思维是必需的，但仅只有分析思维还不够。医生还需要具有一种整体的、综合性的思维能力。病人的病情诊断行为与抽象的阅读活动不是同一种类型的行为，而是一种与另一个体的生命世界息息相关的实践活动（Mishler，1985；Barry et al.，2001）。而且，护理病人是一种受情境驱使的伦理实践活动，这种活动必然是一种社会活动，需要与病人的家庭成员以及其他为病人服务的临床团队密切协作。按照 Schön（1990）的说法，与病人相处是一种"行动的反思"——操作、思维、感觉和直觉综合起来，并存于这一具体的伦理实践之中。

Sullivan 和 Rosin（2008）认为，医学是实践理性教育中最复杂、最高级的实例。在这一实例中，分析和陈述这两种教育方法以最显性的方式融合在具体的伦理实践活动之中。这种实践活动的伦理以具体实例为基础,具有诡辩性、不确定性和歧义性,常常难以推而广之。也正是因为这一行为所包含的不确定性,医学生和初级医生特别希望能够回到 Schön(1990)称之为有技术支撑的具有确定性的"高地"上去。随着采用陈述方式进行判断的能力不断发展,逐渐积累的形式化的科学知识作为意会认知(tacit knowing)内嵌其中,并逐渐构成临床判断的知识框架(Boshuizen et al., 2008),使得这些专业人士能够更加容忍歧义。Schön(1990)将这种在日常专业实践中存在的不确定性称为"沼泽洼地"。以基于案例的推理(这也是"基于问题的学习方式"的核心)作为教学工具,"医学教育的最大成就在于鼓励在陈述和分析之间开展一种即时交互式的对话"(Sullivan et al., 2008)。

　　Montgomery(2006)对这一对话的分析最为简洁明了。她认为,"经过优化设计的临床教育能够鼓励临床诊断能力的渐进式发展,以应对其不确定性。"Montgomery(2006)所描述的实践智慧(phronesis)与卡内基基金会提出的"心智习惯"发展理念,以及医学等职业中所使用的概念**专业技能发展**具有相同的内涵。Montgomery(2006)认为,实践智慧已被解读为"智力"和"谨慎"(prudence),而"谨慎"又因为与"不善言辞""谨言慎微"相关联,不应在教育过程中鼓励,但是她也提到,有部分医学伦理学家正积极提倡将"谨慎"作为医生的一种重要品质,他们认为应该重新审视这一个被"错误对待"的概念。事实上,《牛津英语大辞典》将"prudence"(谨慎)定义为"discretion"(慎重)、"wisdom"(智慧)和"sound judgement in practical affairs"(实践活动中的合理决策),这个定义为"prudence"增添了可信度。一个谨慎的人总是表现得明智而又世俗,这种表现甚至超过了他的年龄。

　　实践智慧,即"医生如何思考",是临床推理的核心。医学既不仅是艺术,也不仅是科学,而是一门基于多种学科的"实践活动","是一种基于理智、临床经验和科学信息对病人进行治疗的活动"(Montgomery, 2006),这一观点毋庸置疑。然而,世界卫生组织对"健康"的定义方式在改变,过去定义健康时采用负面特征进行描述,如"没有病痛",现在则采用积极的特征,如"生理、心理、社会经济以及精神上的良好状态",这种定义方式的改变也是对上述假设的质疑。那么,医学一定是以谨慎预防疾病为出发点吗? Montgomery(2006)进一步认为,医学的本质优势是临床判断能力,即能够帮助医务工作者将他们的知识和经验应用于每一个病人的特定情境之中的实践理性或实践智慧。

这样的实用性观点也是无法反驳的。除了人与人、医生与病人之间的话语之外，医学中还有另外一种与之并行的话语类型，即存在于流行病学或者基于人口总体的统计分析之中的话语（Millenson，1999）。医学中有一个格言，即"关注病人，而不是只看诊断数据"，然而这一观点遭到 Millenson（1999）的反驳，Millenson（1999）呼吁重视"群体"，重视统计数据在诊断中的作用，统计数据是基于证据的医疗诊断的基础，这也是医学中存在的最大的似非而是。从这一角度看来，单个病例的诊断应遵循基于统计研究所得出的规律，然而 Montgomery（2006）认为，基于群体研究治疗个体，并不能消除不确定性，"从预后角度看，所获取的数字也仅仅是一种量化的不确定性"。

然而，Millenson（1999）认为，医生往往未能了解来自群体研究的证据，因而未能为病人提供最佳治疗，这种现象似乎匪夷所思。他认为这种传统已经长期存在，是一种自我强加的无知的传统。Flexner 报告（1910）的原文是"在目前的医学状况下，病人很少……（因此而）能得到最佳援助。"Millenson 强调，在循证医学时代，医生在选择治疗方法时应承担责任，这与 Montgomery 所描述的以实例为基础的方法形成鲜明对比。事实上，前者的观点颠覆了 Montgomery 的论点，因为在 Millenson 的论述中，医生并不是在防范不确定性，而是为了抗衡数据的强大影响而容忍个别病例的不确定性（基于数据的方法认为，使用贝叶斯定理等算法时可以大幅减少不确定性）。然而，同样矛盾的是，这些医生也声称他们的工作是分析性的，而非叙述性的。我们可以很容易地将 Millenson 循证医学的观点应用于医学教育。倘若缺少循证知识，如何有效地实践医学教育？也许更为重要的问题是，如果缺少严谨的医学教育研究机构，如何通过横向监督来保证医学教育质量或民主化呢？这些问题将在本书第十五章和第十六章详细讨论。

Montgomery（2006）认为医学被错误地描述为一种科学追求。相反，它是一种"运用科学的实践活动"（science-using practical activity），伦理困境贯穿其中。"实践智慧"不仅要求"医术高超"，还要求"道德高尚"。因此，Montgomery 提出了一个激进的观点，即"医学教育必然是一种道德教育"。作为一种"实践智慧学"（phronesiology），医学是一门关于个体的科学——这种说法也是一个矛盾修辞法。然而，如上文所讨论的，这种"基于实例"（case based）的方法如今在医学伦理学中占主导地位，被描述为"生物伦理学中决疑论的复兴"（Arras，1999）。Stephen 和 Toulmin（1990）等哲学家借鉴中世纪早期的决疑论方法,强调了个体的、情境化的、背景复杂的伦理决策的价值,这些伦理决策通过普遍或超验的原则突破传统的伦理学方法。这也符合亚里士多德的观点,即对伦理和健康的探究是特殊的、间接性的和不确定的。

Fish 和 Coles(2005)关注英国的研究生医学教育,也将"实践智慧"作为医学教育(Fish et al.,2005)和外科培训(de Cossart et al.,2005)的核心原则。在他们的研究中,Dewey 的影响最为显著,这体现在 Schön 的反思性实践模型之中。Fish 和 Coles(2005)认为,医学教育是"在更宽泛的临床思维过程中"不断积累"专业性判断"的过程。在制订诊断和治疗计划时,"实践智慧……帮助医生关注和理解病人个体的特定伦理维度和道德状况"(这也是本书重点)。

按照亚里士多德的说法,对伦理敏感(ethically sensitive)的临床实践,可被称为"实践"(praxis),是一种实践中的理论(与 Schön 的"行动中反思"相类似)。Fish 和 Coles 将职业化描述为在实践社区中形成的身份认同,回应了 Sullivan 和 Rosin(2008)提出的为有效职业化提供平台的相关原则。de Cossart(外科医生和教育家)和 Fish(教育家)都受过外科教育,他们引用了美国外科医生、教育家、医学作家和记者 AtulGawande 的观点,认为这种实践智慧是一种伦理实践,体现了对模糊性的高度容忍:"专业人员经常面临着需要决定诊断方式和描述病人病症的诊断话语,选择最令人信服、在道义上最有力的方式,"因此,"虽然我们做事的方式是科学的,但也包含习惯、直觉,甚至一般意义上的猜测。我们的知识与我们的目标之间的差距仍然未能消除。这一差距使得我们做任何一件事情时都需要采取复杂的方式"(de Cossart et al.,2005)。

这一"差距"应通过循证医学和循证手术来填补。但毋庸置疑,一些个别案例仍然在不断造成困扰,使得这些证据模糊不清。一方面,一些医生无视证据,习惯性地坚持依赖于直觉进行判断(Millenson,1999);另一方面,一些医生熟悉一般性的病理依据,然而当前的病人与群体特征完全不一致。Groopman(2007)称这一过程称为"血肉之躯的决策"(flesh-and-blood decision making)——这种决策在本质上是不确定的。

Groopman(2007)是一位公认的诊断专家,他也讨论了"医生如何思考"的问题。他认为,医生在诊断过程中,思维在症状知识库和特定病例之间来回移动。然而,现在他更强调从交流中所获得的证据,这是医疗实践中"非技术"的方面,而不是临床科学技术性的方面。他举了一个乳糜泻病例,这一病例令人困惑,病人出现过小麦蛋白过敏、自身免疫混乱等症状,最初被误诊为心理上的"饮食失调"。如果医生一开始就采用对话形式,向病人提出开放式问题,而不是采用常规的方法,即采用封闭式的问题和陈述来结束问诊,那么就很有可能做出准确的诊断。Roter 和 Hall(2006)认为独白式的问诊方式是当代医疗咨询的一种不良倾向。

回过来继续讨论 Montgomery(2006)对"医生如何思考"的看法。她提出警示,认为把医学教育当作科学教育是一种误导。实际上,把医学称为科学是一种修辞策略:"医学通过将其自身的道德和智力目标称为'科学'而日益繁荣,并通过解释、叙述和话语的方式隐蔽地完成这些目标。"因此,"放弃科学的称号"(Montgomery,2006)更有利于医学教育。科学是一种合法性的标志,关乎权力,但它并非医生行为的准确描述。在 Montgomery(2006)看来,医学是"科学学徒"(scientific apprenticeship)的说法引发了两个问题。首先,医生被社会化,以掩饰他们工作所具有的不确定性,因为承认不确定性会失去病人的信任;其次,邀请医生参与"科学家"的身份建构会产生误导,"医学生致力于课程学习,改变自我",并在最后形成的自我身份中,除了朋友、顾问及和律师之外,还多了一个科学家——刻板、冷漠而又高高在上。

Bligh 和 Brice(2008)指出了医学教育研究出版中存在的现实状况——医学教育在学科上更多地归属于自然科学而不是社会科学。主要的医学教育期刊都列在科学目录(Thomson ISI 引文索引)中,而非社会科学索引中。对这些作者而言,"我们的首要关注点,必然是按照一定的方式向编委会和使用我们研究成果的人展示医学教育研究的价值,以便于他们理解"(Bligh et al.,2008)。这里所关注的要点不是如何确定医学教育的学科门类,确定其是否归属于科学、艺术、社会科学、科学应用或道德实践等,而是如何应用我们的知识来服务于病人。

这一观点对"医学教育"这一专门学科(跨学科)的正当性产生了冲击,甚至对亚里士多德的"实践智慧"理念形成挑战,因为当前我们对这种"实践"提出了新的要求——我们怎么知道医学教育有利于护理病人呢? 医学教育研究已着手解决这一难题(见第十五章和第十六章)。并且,为了说服苛刻严厉的科学界和卫生服务研究人员,医学教育研究不仅需要开展病人满意度(感知度)调查(Fitzpatrick et al.,2001),还需采用量化方式考查民众的健康状况与复杂的医学教育干预之间的关联性。

　　Bligh 和 Brice（2008）继续回应我们在第一章中提到的危机或疏漏，认为"当务之急是研究、评估并清楚地证实我们所做的工作对改善病人护理具有重要意义。"没有这些证据，我们的工作就像是在真空中进行一样，缺乏基础。总之，证据不足是当前医学教育在新世纪面临的巨大挑战。正如 Norman（2008）所指出的，在临床推理等研究相当充分的领域，我们未能找到医学语境下"解决问题"（problem solving）等概念的可操作性方法。这种采用模糊、宽泛的"特殊用语"来解释现实中存在的行为，在"沟通技巧"（communication skills）等领域显得更为糟糕。

　　例如，阐明"临床沟通技巧"的含义或许比论述医学如何通过"实践智慧"取得进步更为紧迫。我们需要实践智慧在复杂的医疗环境中具体实施的实例，以阐明实践智慧区别于"不切实际"（impractical）或"不明智"（unwise）。在医学教育中，除了"临床沟通技巧"之外，其他还需要更深入地阐述和研究的特殊用语包括："职业化"（professionalism）、"反思性实践"（reflective practice）和"身份"（identity）。医学教育文献中充斥着类似的术语，这些术语在还没有获得清晰界定之前就被使用。需要开展一些实证研究，以探讨和明确如"临床沟通技巧"之类的概念，但在这些概念尚未得到充分阐释和界定之前，此类研究在定义上仍然是无效的。

　　让我们举两个例子来说明这一点。首先，当前医疗保健领域有一种发展"团队合作"的趋势。团队被定义为由两个或两个以上的个体组成的共同体，他们有特定的角色，执行的任务相互依赖，具有适应能力并拥有共同的目标（Xyrichis et al., 2008）。然而，这样的定义给出了很多信息，同时也隐藏了诸多信息。实际上，医生们的工作就是沟通（无论沟通得好或是不好），并通过相互之间的合作协同，为病人提供护理和安全。不同职业之间的合作、跨界的深层次协作都是一项艰巨的任务。但有证据表明，在合作不力的地方，病人护理就会受到影响（Borrill et al., 2000）。医疗卫生专业人员的介入可描述为一个围绕所商定的共同对象（病人、设备、轮班）开展工作的行为系统，但"团队"（team）并不足以涵盖此类行为的动态性，一些基于意象和隐喻的词汇如"群集"（teeming）、"流式"（streaming）、"网状式工作"（mesh working）、"协商结式工作"（negotiated knot working）、"群涌"（swarming）、"聚集"（clustering）及"意向性协作"（intentional collaboration），等等，可以更好地描述这种动态性(Bleakley, 2006a; Engestrom, 2008)。

除"团队"学习之外,其他领域也正在经历彻底的概念革新,如前面提到的"课程大纲"——可定义为各种不同文本(如性别、伦理、政治或机构文本)的集合体(Pinar et al., 1995),我们认为这是一场巨变,将会形成一种新的医学教育体系。本书的目的是为这一体系提供基础。

第二个例子是医学教育所面临的危险的强制或强权趋势。Naranchimeg(2008)报告了蒙古国在医学教育中引入"职业化"(professionalism)概念的情况。他们将职业化定义为"沟通技巧、医患关系、团队合作和程序性技能"。这定义初看起来没有问题,但让我们审视一下这个概念,看看发生了什么:这是一个完全西化的与医生伦理相关的定义,它在被引入另一文化之前,没有对跨文化翻译所存在的困难做出任何解释 [关于此难题在虚构世界中的论述,可参见 Patterson(2007)的小说《消费》]。我们在第十二章详细讨论了这个问题,认为全球化现象和西方医学教育的输出是一种新的潜在的强势垄断。"实践智慧"(phronesis)最先由亚里士多德提出,然后在西方形而上学体系中发展起来的,是一种文化专有概念。

Ludmerer(1999)同意 Montgomery(2006)的观点,认为"整个 20 世纪医学教育的最大缺陷……是未能对学习者进行恰当的有关临床不确定性的教育和培训。"不确定性教育,或者对不确定性的容忍,是与科学推动的基于理性的确定性背道而驰的。但 Ludmerer 和 Montgomery 都在谈论"实证主义科学"(positivist science)(Montgomery, 2006),或者更确切地说是将实证主义作为医学实践的框架。实证主义描述了一种基于经验观察和实验的认知方法,它提出的简化的、还原主义的和线性的因果模式在科学中早已被多因素的因果模式所补充(Cornwell, 2004)。21 世纪涌现的科学不再隶属于线性科学的时代,而与非线性复杂科学息息相关,这些科学研究的目标是探索而非控制不确定性和模糊性(Sweeney, 2006; Bleakley, 2010a)。

将新医学贴上"实证主义"的标签是不恰当的。正如我们在第十五章中所论证的那样,医学教育研究,即便不是实证主义,也可以是"科学的",因为 21 世纪的实证主义已被新的复杂性科学所补充,例如系统方法(Jencks, 2007)。在《英国医学杂志》(British Medical Journal)上的一系列文章中,Trish Greenhalgh 和她的同事将这种医学方法称为"复杂科学"(complexity science)。这种非线性、非机械性和整体性的科学,挑战了 20 世纪"实证主义"医学的刻板思想，认为"不可预知性和悖论始终存在"。只要我们把所有"科学"都视为同一种类型（即实证主义的、机械的、线性的和没有想象力的），我们就可能忽略了这样一个事实，即科学其实也是"一门基于想象的学科"（Pinar，2004），是一个有争议的"话语世界"（universe of discourse）（Oakeshott，1959）。科学需要叙事解释，容忍竞合的论据，使用隐喻，并包容各种"解释风格"（styles of explanation）（Cornwell，2004）。

我们将在本书中使用不同的解释风格，因为我们也利用跨学科模型，以反驳对理论的刻板解读。当采用"实践推理"模式取代目前高等职业教育中占主导地位的"批判性思维"模式时，理论不需要被边缘化。在医学教育中，基于本书所采用的新的基于工作的学习理论，如活动理论（Engeström，2008），可以有效地对实践（如工作）进行理论化。医学教育的理论建设本身可以成为有效且有趣的工作，与 Wallace Stevens（1923）的诗歌《形而上学家的窗帘》中的慵懒飘荡相去甚远：

> 原来这些窗帘的飘动
>
> 充满了漫长的动作；如沉闷的
>
> 距离紧缩；或如云
>
> 和它们的下午形影不离；
>
> 或是光线的变换，寂静的
>
> 消逝，酣睡和夜晚的
>
> 孤寂，一切都在其中运动
>
> 在我们之上，如同苍穹，
>
> 起起落落，显露出
>
> 最后的辽阔，勇敢去看。
>
> （Stevens，1954）

虽然"最后的辽阔"这个宏伟的理论，或者说最终的形而上，听起来既美丽又迷人，但它不是这本书的重点。本书关注的是"实践"的理论，以理解临床过程中病人与医生之间、病人与临床团队之间的互动为目标。

卡内基报告提出的"本科教学新模式"（Sullivan et al.，2008）也是前一章所讨论的医学教育的新兴趋势之一。这些趋势的首要观点是医学教育正面临危机，我们必须采取紧急、果断的行动，从停滞的十字路口继续前进。卡内基报告对职业危机的回应是重构从职业中学习的本质。总之，我们已经提到过的，一些批判性的、分析性的话语将这一现象描述为一种转变，可能成为Wallace Steven 的诗中所说的抽象且抽离的形而上学者的窗帘。这一危机所触发的转变，将促使医学教育更加合乎伦理，更加有利于与病人协作，从而促进医学或临床教育者们特性的形成。我们将进一步阐明这一观点。

医学教育思维的新浪潮

有学者（Cooke et al., 2010）特地翻译了卡内基高等教育研究中有关医学教育的内容——《为实践重塑智力生涯》。这份卡内基基金会的研究交叉比较了医学教育、律师、工程师、护士和医生的职业教育模式中的新思维。它包括14 个现场访问、184 个访谈、104 个小组焦点讨论和 100 多个小组观察，研究团队的成员还阅读了大量科学文献，以寻找最佳证据和原则。这份报告着重关注了临床学习的相关内容，报告的初衷是培养知识型、技术型和致力于推动行业发展的医务工作者。

卡内基报告表明，虽然北美医学教育在许多方面仍然与 1910 年的Flexner 报告一致，但许多医学院已经形成了集探索、发现与主动学习于一体的知识创造氛围。自 Flexner 报告以来，出现了一些新现象，包括：

1. 生物医学知识的激增导致核心课程知识的增加。
2. 跨学科或综合课程和课题研究的兴起。
3. 在教育活动中被边缘化的教学医院发生了改革。
4. 实行国家执照考试。

如上文所述，卡内基的《高等教育新征程》为医学教育提供了一个基本框架：从批判性思维转向实践理性（发展临床推理），培养"思维习惯"。这一框架基于形成性模式（formative model），通过增强从业者的兴趣、敬业心与责任心来塑造他们的职业认同感，形成"心灵的习性"（Bellah et al., 2007）。"新征程" 在医学教育中的实现借助于四大设想：①整合实践知识和经验（整合性）；②在促进学习过程个性化（个体性）的同时对学习结果进行标准化（竞争性）；③发展探究和追求卓越的习惯（卓越性）；④注重构建医生的职业认同感（认同感的形成）（Irby et al., 2010）。

整合性是指要将各种形式的知识、学问和服务病人的不同角色关联起来。

在实践过程中，会涉及三个要素：第一，在发展临床推理专业技能的过程中，要将形式性知识与实践的、情境化的、经验的知识联系起来；第二，鼓励多种知识实践形式，包括分析推理和实践推理、自动模式识别以及创造性的、充满想象力的、适应性的思维和推理形式；第三，整合医务工作者的多重角色。

这个设想对本科课程具有重要启示。第一，必须在本科阶段综合教授临床（应用）和专业知识，从形式上摒弃 Flexner 报告中严重割裂临床前阶段和临床阶段的思路。第二，应当建立综合的、以病人为中心的、贯彻始终的见习医生制，使学生关注一组病人，而不是采用轮班或团队依附的形式。第三，评估应考查临床推理和实践**综合能力**，而不是孤立的知识和技能。由此，专业知识得以融入临床专业技能。而临床专业技能也嵌入到探索、发现和创新的氛围之中。这种氛围的形成得益于始终接触真实病人的活动，即关注真实生活中的真实病人以及相关的临床设置，而非书本上的内容或者标准化的病人。

个性化包括围绕医务工作者的个体特征和专业差异有侧重地发展专业技能，涉及对个体差异的关注；尊重学习和推理的各种途径，同时需要注意，在不同的情境（体现为实践群体中不同的参与形式）中掌握技能存在不同的路径和速度，这也是值得庆幸的情境，它提供了一种学习资源和机遇，而不是一种障碍。这一类重点突出的专业性知识可以通过基于工作场所的学习或者参与性学习获得。在这个过程中，必须仔细规划学习过程，考虑任务与活动的选择、职责、顺序、学习的持续性以及学习记录。此外，学术界必须建立与实践社团的联结，制订实践社团人员参与的活动规划和导师制度。最后，实践活动本身必须适应学习者现场参与所导致的影响，仔细考虑和应对诸如时间压力、工作组织等问题。

个性化课程大纲的实施所带来的影响是巨大的。这需要从根本上改变思维方式，从基于专业的、条块分割的思维方式转变为一体化的思维方式。需要减少核心课程的数量，以便更好地关注基于工作实践的经验积累，包括对病人小组进行长期的观察。需要围绕病人制订清晰的、长期的个人学习活动计划。评估必须关注对实践推理的掌握（表现）。选修课程的设置可以集中在专业领域，以满足个人需求。

不过，内嵌于标准化之中的学习过程的个性化，可以通过明确规定学习目标和学习效果来实现。借助于评估规定领域的学习成效来实现多领域的标准化，意味着理论上学生和医生可以在医学教育的整个轨道上以自己的节奏前行。当明确规定的学习成效成为目标时，教育和培训的周期将可以缩短。那些已经掌握了医学教育所规定的核心知识的人，可以通过拓展课程进行拓展性学习。在这些课程中，学习者个体的经验、需求和天赋得到承认、发掘和鼓励。有学者（Irby et al., 2010）给课程大纲规划者提出了一个艰巨的挑战："使不同层次的学习过程个性化，允许学生采取灵活的学习方法，为那些达到目标能力的学生提供升级的机会"，并在公共卫生和宣传、全球卫生、医学教育、临床和转化研究以及分子医学等领域制订"选修课程"。

坚持卓越是指培养不断探索的习惯，发展优秀的、具有适应性的专长。这包括追求终身学习，追求领域不断进步，提高持续学习新知识的能力，能够有意识地通过练习形成适应性专长和常规性专长，在实践社区中不只是做一个被动的学习者，更要怀揣促进领域专业技能发展的长远目光和理想。由此，资深的医学教育家必须重新定义医生身份的框架，这一框架应超越简单的临床能力，将"创新者""开路者"等角色纳入其中。学习者要进入在知识、技能和价值观等具有挑战性和争议性的领域，并积极探索。"卓越"，也许是医学教育词汇中使用最多（也经常被滥用）的词，也是我们医学教育的新兴趋势之一。然而，正如我们接下来要探讨的那样，"卓越"有一个重要特征，使得它能够替换医学教育词汇中另一个使用最多、滥用最多的词语——"胜任"（competence）。

最后，身份建构涉及医生职业认同文化的塑造。这包括给予病人最高水平护理的道德承诺，对高标准实践社区和实践角色的承诺。在工作场景中的实施问题包括临床团队互动的质量、教学质量、学习辅导和评估以及一些非正式课程如何塑造职业精神和身份认同等问题。身份建构领域对课程的影响包括：专业指导，例如通过讲故事的方式、宣誓以及白大褂授袍仪式等象征性事物或事件进行道德和非正式社交方面的指导；教师榜样（实践社区的既定价值观）；明确评估学生和教师的职业精神的方法（包括给予形成性反馈中心地位地带）。这些活动可以贯彻在教育指导的全过程之中。

在这时介绍卡内基基金会雄心勃勃的方法，是为了继续明确和探索医学教育的趋势，并验证其累积的变化效应是否典型，是否正如我们所说的那样。卡内基医学教育计划承诺要对医学教育方法进行一次根本的、精心设计且焕然一新的改革。它强化了现在常见的"卓越"言论，如 Tooke（2007）的《渴望卓越》（这一研究的目的是解决英国研究生教育所面临的危机，其体系已很大程度上偏离了平衡，变得混乱和贫瘠，不再富于创造性，也不再多产）和Gunderman（2006）的《在医学教育里追求卓越》，后者的背景是北美的本科教育和继续教育。通常，人们总是谨慎地使用这类词汇，因为它们很快就会变成陈词滥调。正如上面提到的，医学教育中"卓越"观念已经开始服务于另一个重要的职能。人们经常用它来批判和回击"胜任"运动，这是我们接下来讨论的话题。作为一种修辞手段，"卓越"经常被我们用来抵制，对抗和克服"胜任"一词的支配地位（或霸权）。

"足够好"还不够好

在 20 世纪 90 年代，北美和欧洲的高等教育受到了"学习目标"运动的影响。这一运动是 21 世纪第二次世界大战后行为主义在心理学中占据主导地位的延续。从 20 世纪 50 年代开始，在认知（思维）、精神运动（行为）和情感（价值）领域的学习目标是采用分类学方法描述的（即描述为从简单到复杂的层次结构）。这些目标清单清楚地列出了对学生的期望，可以当作评估标准的有力工具。但这些学习目标可以通过各种方法实现，因此目标的标准化并不能转化为教学的标准化。事实上，情况恰恰相反——学习是一个可以个性化的过程。

用行为主义的话来说，结果也起到了强化期望行为的作用。然而，教育自由主义者和创新者总是对学习结果的简化本质持批评态度，因为它们是预先规定的，限制了学习者和教师创造新知识的可能性。这本身是相互矛盾的，期望的行为是教育者想要的，而不一定是学习者想要的。换句话说，学习将永远是再生产而不是生产。事实上，这甚至还划分了"目标"（教师希望学生学习的内容）和"结果"（学生通过课程所需学习的内容）的界限。随着后者的发展，学习者的学习动机越来越强，他们意识到自己只需要学习那些被评估的东西，因此就有了评估驱动学习的趋势。与这种教育结果不同，Bereiter 和 Scardamalia（1993）把在职业中获得专业技能的过程描述为"超越自我"，强调才能和卓越，而不是能力。

高等教育开始借用继续教育的话语。继续教育重点培养的是行业技能而非职业技能，它们注重分散化的技能和个体的表现，将宽泛的"教育"简化为"培训"。20 世纪 80 年代，当高等教育中的这种简化运动受到了批评和修正时,医学教育急切地采用了新的培训思路,将结果列为"能力",把它看作一种可以被观察的离散学习。这是可以理解的,因为医学的传统是以实践为基础的学徒制,但也因为没有清楚地列出规定以阐明合格医学院毕业生的标准,这样的结果保证了医学院之间的平等。然而,由于"能力运动"已经牢牢地控制了本科和研究生医学教育,它导致了内在的自我抵抗——呼吁关注未来的才能(现在已经演变为卓越),而不是只关注原来的"能力"。

"培训"(training)一词源自拉丁文"trahere",字面意思是"跟在后面"(如裙子的后摆)。尽管在医学教育的背景下,"培训"很容易脱口而出(类似地,这是基于技能的学徒制传统的后续发展),但任何医学**教育**都不应该鼓励"跟在后面",而应该接受卡内基基金会倡议提出的挑战,去开拓、输出知识、创新和领导。此外,"能力"一词的含义是"足够好",这在实践中引起了医学教育工作者的担忧。学生和初级医生如果展示了一个"足够好"的方法,通常是可以容忍的,但他们会被认为是潜在的平庸的从业者。因此,他们需要一些比基本"能力"更具有挑战性的目标。然而,重要的是,"能力"提供了一个回顾性的账本,记录了一个人积累或沉淀的知识和技能资本,帮助他达到足够好的专业知识水平。与之相反,"才能"则需要一个前瞻性的观点,跟踪——然后预测——学习者的**潜力**。这是亚里士多德所说的"人类繁荣"的观点,即承认潜能才能提示教师如何支持学生的进一步学习,如何发挥学生的潜能。

那么,我们如何指导医学教育和临床教学的实践呢?首先,我们必须有理论上连贯的、可检验的"学习"模型。如果没有现代学习方法的基础,本书的其余部分及其关于病人主导学习的中心论点也将不太明晰。下一章将介绍学习理论的入门性内容。

（唐旭日　译）

第三章
从学习理论中获得灵感

世界自然存在,外力难以动摇。

Wallace Stevens,《圣人约翰和背痛》

事物的本质

如果观察一位正在工作的熟练工匠或技师(如屠夫),你就会发现他们的技能具有明显的内在一致性。整个过程经济省力、优雅流畅,而且也是最为重要的一个特征——相互克制,这一点尤其出人意料。他的工作没有什么华丽的装饰,刀刃似乎轻松地直接"落"进了肉里。最好的工匠或技师往往能够将使用的工具和使出的力量合二为一。他们的动作并不需要费很大的气力。在这一过程中,手的干预程度达到最小,给人一种"超然的感觉"。工具本身的品质十分重要,比如重型切肉刀的重量和锋利度。令人意外的是,虽然"握"似乎是控制工具的关键,但"放"才是区分熟手和新手的关键。新手握得太紧,太害怕失误,不能放松,也缺乏自信。正如 Sennett 教授所指出的那样(Sennett, 2008),"握"和"放"的比喻也可用于道德关系。优秀的教师从不严格控制学生,而是给学生提供指导并鼓励他们自主学习。他们相信"放开手脚"或"避免控制"的好处,不向学生施压,这一点为安全的实践和创新营造了积极的空间。总之,他们不压迫学生,而是给学生一个支持无所不在的氛围,而不是压力。

中国哲学家庄子说过:"一个好的屠夫一年才换一次刀,因为他是从肌肉筋骨的缝隙处下刀的;一个普通的屠夫每月都要换一次刀,因为他用刀在骨头上乱斫乱砍"(良庖岁更刀,割也;族庖月更刀,折也。)(Jullien,2007)。François Jullien 教授也提到,优秀的屠夫会在动态环境中将三个对象放在一起,并将它们关联为一个完整的活动。首先,屠夫能够"透视"动物的内部结构,动物的内部结构中,没有他不了解的地方。专业的屠夫了解剖解动物的方式,是与外科医生学习他们的职业一样的方式——通过反复观察身体和学习身体的结构:组织层、构成骨骼的关节以及相对应嵌入的肌肉、血管分布和神经分布。当然,外科医生是从尸体上解剖学习,但却是在活人身上做手术。

在《临床医学的诞生》(*The Birth of The Clinic*)一书中,Foucault(1989)将医学教育中提到的"望"描述为对病人身体进行一种诊断性的"扫描"。用一种比喻式的方法来说,就是一种对身体内部的"观察"(关于 Foucault 论证的评价,请参阅 Bleakley 和 Bligh 2009)。Verghese(1992,2007)所称的"检查"——包括听诊、触诊和叩诊,从 X 线开始的各种复杂的成像设备支持诊断来看,进一步证实了其可行性。医学生从解剖学课程(包括解剖和/或表面以及活体解剖学)中学习各种心像图,并通过各种表示方式(包括解剖学文本)增强所学到的知识。他们所学的技能都在临床技能学习、临床环境接触病人过程中得到强化。这些结合了意象和比喻的心理映射都是为通过感官感知做准备的,它们使得感知时更为感性化、更为敏锐,更为集中。在此使用"望"这一术语不太贴切,因为它不仅描述视觉,还描述了身体感官、大脑与关注对象之间的动态协同活动。

再回到对屠夫工作的观察和讨论上来。屠夫的行为中有两个值得关注的对象:屠夫的身体部位(特别是姿势、手臂、手和肩膀)以及工具,也就是刀。这些对象在空间和时间上都被整合在一起。更重要的是,大师级屠夫的技能与他所具有的预知能力相关,他已经学会了动态地理解任务,在时间和空间中协同工作。对于一个跟着屠夫学习的学徒来说,从这样的活动中抽象出行为要素(就像我们正在进行的一样),并不是一种好的学习方式。学徒应该在实际工作中动态地开展学习——在一次又一次的循环练习中将肢体动作、工具和宰杀的动物结合在一起。具有高超技能水平的屠夫在繁忙的工作中表现出一种自相矛盾的"轻松和自得"(Jullien,2007),这是在任何行业或专业领域,每一个新手都渴望达到的专业水平。我们并不是直接将医生与屠夫进行比较,而是在利用大师级屠夫的职业来解释医学学习的过程。尽管这一过程是多种多样的,但都可以通过一种"动态行为"的心态来理解。医学教育是一种高水平的学徒制，其特点是理念必须体现在实践之中，正如我们在最后一章中提到的，Sullivan 和 Rosin（2008）将其描述为"实践推理"，以取代"批判性思维"作为高等教育的最高目标。我们认为，医学的"实践推理"必须成为一种艺术。合格的医生和卓越的医生之间是存在区别的，医学教育应该集中精力阐明这种区别，以关注学习者可发展的潜能及其实现，而不是一味强调自省能力。

　　但是，正如在第一章中提醒的那样，个人主义在传统上是医学教育的核心，但在健康护理合作（包括与病人合作）时代来说可能是一种不利因素。在任何情况下，在每一个技能领域中，把学习者孤立为一个个独立的个体来描述他的心理学习过程，就已经忽略了学习过程一半的内容。到目前为止，我们所描述的学习类型是需要由工具介导的。这些工具都有一定的历史，是文化的产物，且融入了整个实践社区（Lave et al., 1991；Wenger, 1998）。重要的是，这种文化（和历史）社区有长期存在的惯例、习惯或规则，这些能够在工作中习得。当一个人进入某一个实践社区（或几个社区）时，学习者也相应地获得一个或一系列角色，并基于这些角色获得一个或一系列的身份（Wenger, 1998；Bleakley, 2001a, 2001b, 2002），这些我们将在第五章、第六章以及第七章中深入讨论。

　　学习与社会背景（主要由社会学家研究）和文化（主要由人类学家研究）密切相关，两者都有着悠久的历史（主要由社会历史学家研究）。将学习与这些情境分离，会减少经验学习的复杂性，但也会造成对学习复杂性的误解。"工作"社区（例如医院病房）也不能脱离"学习"社区（Bleakley, 2002）。这种错误的做法一直困扰着职业教育。但是在"终身学习"的时代，这种做法是可以避免的。

　　通过工具、器材、代码和语言来学习是一个很复杂的过程。这个复杂过程不是个体认知的延伸，相反，个体认知是在这个延伸出来的文化复杂性中进行的。事实上，个人认知只是"分布式认知"的一部分，它不仅包括其他人的想法（例如，一起工作的临床团队中的同事或病人）、共有的语言和符号系统，还包括各种文字载体，例如，病人的纸质或电子记录、在线的临床案例、同时从多位医生借鉴到的专业知识、在血液学和肿瘤学研究中运用计算机处方工具包（computer prescribing package）等。这是当代媒介工具（特别是计算机）的力量。如果把学习与认知的延伸之间的关联割裂开来，就会又一次失去了解学习过程一半内容的机会。的确,整个人类学和社会学研究,即行动者网络理论(actor-network theory, ANT)(下一章将讨论),将材料或"客体"制品,如计算机和其他关键性工具,当作工作关系过程中的共同参与者(Latour, 2007)。

主要从 Lev Vygotsky 的作品演变而来的共享的、分布式的、精心设计或扩展的认知传统(Daniels, 2005),有一个较弱版本和一个较强版本。较弱的版本是从个体认知开始,并从个体大脑研究中得出结论,认为认知是具身性的(基于物理实体,例如"心智"不仅是中枢神经系统,还包括情感心智或自主神经系统),也是嵌入式的(在文化和人工制造方面)。Clark(2008)称之为"超大思维"或"认知延伸"。关于这个强有力的观点,行为者网络理论(ANT)(Law et al., 1999; Latour, 2007)从环境到个体认知方面的研究都有阐述,说明个体是完全嵌入在语言、符号、信息和文化产物组成的自然、社会和文化网络之中,个体认知也由这一网络塑造。这种强有力的、"过分强调形式"的观点变得越来越重要,因为我们越来越深入地嵌入并依赖于计算机网络。

在本章的开头部分,我们构建的是一幅以技能为基础的学习图景,而没有讨论在实验心理学实验室中进行的认知研究,也不打算讨论其他不是以探索实际实践为中心的研究类型。我们关注的是医生在复杂的社会学习环境中的在做什么以及他们如何进行深层次思考(无论是作为临床医生还是教学者),比如初级医生(实习生)了解医院病房护理的整个流程,以教授和指导最后一年学习的医学生。在这里,学习是一种混乱而微妙的因素关联,人们(病人、病房工作人员)的活动再次受到工具的调节(和影响),这些工具包括:纸质记录、图表、掌上电脑和台式电脑、时刻表、注射器、药片、听诊器、中央线路、处方以及电话。因此,我们需要一种学习理论来解释这种动态性(学习的跨时空特性)、因素的互动及其关联关系(复杂性)、集体性、不确定性,和由个人代理、社会背景、人工制品中介学习、实践规则以及角色和身份的发展之间的系统关联性。文化历史活动理论(Engeström, 1987; Engeström, 2008)为我们提供了理论框架,我们将在下一章以及有关身份构建的章节中进一步讨论这种方法。

在动态的、复杂的环境中所开展的学习活动不能简化为个人心理活动。最好的理解方式是借助 Helmreich 和 Merritt(1998)给出的双重意义。这本书比较了航空工业和手术室的安全实践,即:"工作中的文化"。在以工作为基础的学习中存在一种文化成分，而正是学习活动创造了这种文化。人类文化与其他动物文化的区别，在于人类能够使用越来越复杂的工具作为身体和心灵的延伸，因此对医学学习的评价可以建立在学习者的身体与工具的关系之上。让我们再一次从技术入手，再次回到屠夫和外科医生的学习问题上来，他们都在不同的风险和专业知识水平上学习、考虑各自的手艺，现在可以将其视为专业知识学习过程中的文化和历史问题、与学习者和学习者之间的关系，以及借助工具进行学习密切相关。

正如 Sennett（2008）所指出的那样，外科手术等复杂技能的发展与医疗器械的文化发展密切相关。"中世纪的医生使用烹饪刀进行解剖"。外科手术曾经被视为一种屠杀的形式，不仅是因为受到所使用的钝铁器械的局限，而且还因为磨锐这些器械的手段是皮带而不是各种复合石（通常需要润滑材料，如油），后者开始使用的时间更晚。在追溯手术刀使用历史的过程中，Sennett（2008）注意到，在 17 世纪的欧洲，经过三代人的努力，直到进入到 18 世纪，手术刀才开始在解剖和手术中有效使用。冶金技术和复合磨具从根本上改善和保持了刀片的锋利性。更重要的是，出于不同的使用目的，人们发明了各种各样的手术刀，比如尖端锋利的手术刀，可以用来切开脆弱的膜，或是钩状的手术刀，可以用来挑起组织。整套手术刀是分布式认知在工作中的一个具体例子——从业者社区进行实验、分享知识、深化专业知识和扩大应用范围。不可避免地是，作为学徒制最主要特征的墨守成规做法——通过传播和接收传递价值观、知识和技能都在被重构，学徒制在专业领域变得越来越复杂，已经涉及高层次的认知工作。在这种重构中，知识生产与信息再生产变得可能，因为实践社区开始"反省"，他们开展调查，并自我反省，试图解释他们自己的目的、历史、传统和未来（Engeström，2008）。这些社区的成员会反思自己的工作（我的工作做得有多好？），反思工作的意义（我应该承担更多风险吗？我的同事在做什么？），在社交生活中表现得更加谨慎。从业者不是简单地聚集在一起，还要继续完成他们的技术任务。良好的合作、沟通和协作现在已被证明是提供"安全氛围"的核心，因为健康的、参与性的工作氛围可以减少潜在的医疗错误（Borrill et al.，2000）。

随着手术刀变得越来越轻、越来越锋利，它们也变得越来越难以掌握。首要的问题是要忘掉那些过度学习过的、习惯性的技巧，如通过臂膀协作操控那些笨重粗糙的器械。为掌握手术刀，需要转向精细的手部控制——尤其是示指和拇指的协调，以及指尖控制，因为笨拙或粗略的动作无法掌控新型、更为轻盈的手术刀。例如，在使用手术刀的平坦表面提起组织时，第四指和第五指的肌肉必须收缩以保持对拇指、示指和中指的运动的平衡。此外，需要"举起"手术刀并施加带有约束的轻微的力量。对于专家来说，手术刀，或者任何工具，都会教会手如何最好地使用它。技能的本质特征，就是使用者与器械之间的对话（Wenger，1998）。重要的是，学习总是具有"关联性"（Sennett，2008），可能是与工具、器械、语言和代码之间形成关联，或者是与人形成关联。

医学教育的意义——对实践知识的再思考

以上我们讨论了常常被低估的技能的习得，以便将学习理论应用于医学教育的实践、活动或工作之中。在医学教育实践中，价值、知识、意愿和感知都得以同时应用。当代的许多医学教育者都在努力避免将医学看作是一种学徒见习过程，他们将学徒见习这个词与过去的"见一个、做一个、教一个"的陈旧意象联系在一起。他们说，我们已经通过结构化的方法超越了这种一成不变的做法，包括：通过精心设计的、基于实验室的人体试验，为良好的临床教育实践建立了系统的实证基础；应用于临床的课堂教学原则；在临床技能中心通过仿真设置和仿真活动等安全地开展学习。在这里，学习过程是在受控环境中发现规则、原则或方法，并将其应用到真实、混乱的环境之中。

还有另外一种教育方式，那就是直接进入杂乱的工作环境，积极研究专业从业者所做的事情，然后通过阐明和批判性的审问跳出其中，再获得"支架式"的、基于工作的、并具有反馈、反思和整合能力的学习经验（Bereiter et al.，1993）。"学徒制"本身已经转变为一个研究领域，我们现在拥有理解和转变"基于工作的学习"的连贯框架，它们统称为"社会学习理论"。"新学徒制"运动（Ainley et al.，1999）不限于技能学习，还包括对所有高等教育中常见的"思维"或认知学徒制的系统研究，如学习元认知（Quirk，2006）或"思想是如何思考的"。医学教育将高层次的、基于问题的思考和实践与复杂的伦理与美学融合在一起，发展出一种特定的认知架构——"临床"推理能力。认知学徒制（Guile et al.，2001）描述了学习者如何在活动领域（例如临床推理或判断）从新手到专业人士的过渡中获得应用推理的技能。临床推理超越了单纯的技能习得和个体元认知（Eraut，2009），而是文化学习和实践，包括专业领域内的模式识别（Bleakley et al.，2003a，2003b）。临床推理也不是个体认知事件，而是一种以文化和历史观察方式为基础的社会活动（Daston et al.，2007），并构建起一种实践身份认同。

对学习和推理这一思路感兴趣的医学教育家将医学视为一种复杂的专业实践。在这种实践活动中，认知（思维）、意念（意志）、情感（感觉）和技能（行为）不是相互分离的，也无须分离，因为个体认知相对于分布式认知等社会效应而言，是第二位的。个体认知是医学教育的结果，这种教育也必然会发展出一种职业认同感。在 Lave 和 Wenger（1991）对助产士、裁缝、军需官、屠夫和戒酒者的跨文化学徒制所做的开创性人类学研究中，学习的重点从个体知识和技能积累转向新手如何以身份构建的方式合法地进入实践社区。这强调了情境在学习中的重要性。事实上，对于这些作者来说，学习总是"发生"在特定的环境之中，而规律性知识很难从这种环境中抽象出来，这就是为什么这种方法经常声称自己所研究的是"真实的"学习（这也许是一种修辞的说法）。一种更积极的看法是，这种方法是在鼓励真正的实质性的学习。它有时也被称为"生态"学习方法（Bleakley，2006a），其中的"情境"学习描述了当地的生态，对此类栖息地的研究称为"生态效度"。

在 Lave 和 Wenger（1991）的情境学习模型中，能动性、活动和文化相辅相成。一个元素（如个体认知）如果没有与其他元素相关联，就无法被理解。这对基于课堂的学习模式提出了挑战，因为这些模式侧重学习可转移的内容和能应用于活动的原则。而在情境学习模式中，知识是嵌入在拥有此类知识的群体活动之中的，这类活动也越来越集中，"知识性知识"的获取不能与"程序性知识"的获取相分离，也不能与一个个体以一个合法成员的身份进入实践社区相分离。正如 Rogoff（1990）所暗示的那样，思想是"在"文化中的。

医学学徒制正在进入一个新时代。现在看来，传统的学徒制思想存在许多问题：进入实践社区的途径充斥着黑色幽默；学习过程中闲逛观察，不能获得实际的操作经验；睡眠不足被看作是锻炼身体的一种方式；从来没有得到反馈；被人使唤，做一些琐碎的工作，不能承担有意义的工作。具有讽刺意味的是，Lave 和 Wenger（1991）对屠宰场学徒制度的研究表明，"现代"学徒制度与传统的"车间"学习大相径庭。在贸易已经工业化的地方，现代屠夫主要在超市的肉类柜台工作，从事一些琐碎的工作，例如包装肉类。而更复杂的任务是一些具有社会性的工作,如为顾客提供建议。

这些现代屠夫在大学里学习,而不是在工作场所学习。例如,他们在大学学习从来没有在超市中使用过的切肉方法。在获得工作经验的实习中,学徒制是廉价劳动力的来源,而且通常会受到剥削,"教学"是说教的、正式的、简单的"展示",而不是"支架式"的。在这里,学习者会被给予越来越困难的任务,但老师会提供支持,建立起弥补"差距"的桥梁,而不会让学习者因任务太简单或者太复杂而停滞不前、伤心沮丧。一旦开始工作,学徒就会发现他在学习切肉方面的发展受到限制,因为他的主要工作是包肉、跑腿或打扫卫生。屠夫师傅在生产线上忙得没时间教授。其中的一些问题对医学教育家者来说是很熟悉的。从临床实习回来的学生抱怨缺乏参与、缺乏责任感和实践经验,因为医院和社区实践是"现代化的"——按照工厂生产线方式设计以获得经济、高效的批量生产模式。

我们所给出的例子主要集中在切肉刀的使用和手术刀的技巧方面。相对而言,虽然很少有医学生会成为外科医生,但我们再次强调,医学作为一种文化、一个职业,能够吸引到聪明且讲究实用的人才。非专业医学教育家不能忽视实践知识教育传统在医学中的重要性,这一点至关重要。我们在第二章讨论了许多医学教育家为寻求以一种简洁的方式来描述当代医学所面临的挑战,试图采用亚里士多德的"实践智慧"(phronesis)概念或"实践推理"来描述医学生和初级医生的学习过程。概括地说,医学最好的学习方式是"实践"。这个观点可以扩展到更抽象的学习任务,例如,理解基础科学最好的方式是在应用中感受它。

现代医学教育采用实用性的、知识性的思维模式,例如我们在前一章所讨论的 Sullivan 和 Rosin(2008)对"实践理性"的描述,可以追溯到教育学家Flexner 对 Dewey 实用主义的兴趣。重新回到手术刀和外科医生之间的结合讨论中来,手术刀的专业性使用需要与阻止力协同工作,而不是对抗,后者是运用蛮力来使用手术刀,而不是尊重客观现实。Dewey 的教育哲学是基于"客观现实"而非"强制",基于如何利用学习中不利因素,而不是试图消除它们(这是精神分析学家所熟悉的技术)。换句话说,如果一个孩子表现出对学习的抗拒,这应该得到理解并作为一种资源加以利用,而不能将其视为一种障碍。

Dewey 的教育理念就是通过经验或实践应用来学习。1896 年,他在芝加哥开办了一所他称之为"实验学校"的学校,在那里,学生们接受的教育方法体现出渐进式医学院课程的特点。Dewey 抛弃了讲座、被动学习、灌输式教育的方法。这些机械式学习方法(信息的沉淀)将知识技能和价值观分离,这种分离导致学生在成年后工作与生活现实脱节。他在实践经验的基础上尝试了小型互动课程,然后进行讨论和反思,或整合。这使学生能够在学习学术内容的同时习得社交技能和民主习惯。学习是个性化的而非大众化的,是社会性的而非个体性的。Dewey 扮演的是一个促进者、一个榜样,而不是专制的教师。

由于学生尽可能获得实践经验,这种方式被称为边做边学、主动学习或体验式学习。实际上,Dewey 同时在研究三个层次的经验——帮助孩子们在活动中学习,通过反思从活动中获取经验;在学习活动中体验创造性的美学和伦理;为孩子们接受道德教育提供可能性。重要的是,Dewey 将儿童积极参与民主进程作为教育的底线,鼓励对学习任务的讨论和反思,鼓励"从另一个角度看问题"或容忍其他值得持有的观点,将学习看作是与知识进行协商的社会活动,通过交流和争论而不是采用强制手段实现知识的获取。小组讨论方法的引入,使传统的教育传播了民主的形式化方法。学校被视为与生命共存的个体,而不是一个孤立的、以"个体"形式存在的机构(Goffman,1991)。当时的课程是"共生的",生活经验不是与教学法分开的,而是由教学法提供的。

重要的是,Dewey 认为他的教育方法不仅仅是知识、技能和价值观的传播,而是对教育的探究和反思。当孩子们学会如何探究他们的学习、元学习或"反思"时,也具备了产生新知识的可能性。这个著名的想法是由 Schön(1983,1990)提出的,他的博士论文从实践学习角度进行了批判性评价,它是对 Dewey 的探究性教育模型作为实践知识的批判性评价,这一模式在后来发展成为"反思性实践"模型。在这一模型中,学习的表达变成了一种"艺术",这也暗示了反思实践的美学维度,然而 Schön 并没有在这一方面进一步扩展(Bleakley,1999)。他的复杂思想的简化版本经常被归类为一种"成人学习理论"。在本书中,他的多个观点都受到批判,这大大降低了 Schön 作为哲学家和教育家的历史地位。

1892 年,Flexner 比 Dewey 早 4 年开办了自己的学校。这是一个相当不寻常的机构,也许可以与英国的达丁顿学校相媲美,因为它吸引了来自富裕家庭的困难学生,这些学生被其他学校开除,不适应社交或心理状态不稳定。Flexner 采用了与 Dewey 完全相同的方法:密集的个人接触、涉及社交技能的小班授课、通过活动进行实践学习、不断反思如何改进学习的空间等。学校开办时只有几个学生,到 1905 年他关闭这所实验性私立学校时,已经有数百名学生。然而,Dewey 和 Flexner 之间有一个本质区别。在 Dewey 鼓励自由和选择的地方,Flexner 为他那些难缠的学生提供了更大的结构。他不是独裁者,但他相信通过清晰的结构可以发展性格的力量。他的方法表面上与 Dewey 的方法相似,但目的并不相同(Wheatley, 1989; McClellan et al., 2008)。

在 Dewey 鼓励创新的地方,Flexner 却被迫接受付费的家长的要求,使那些困难学生"正常化"。虽然他通过关心和关注做到了这一点,但仍然可以看出他的方法与 Foucault 所描述的典型的"现代"话语完美契合。他的观点是监狱、精神病院和特殊学校等矫正和康复机构的惩罚制度不会发挥作用。最有效的是教育和治疗制度,旨在让那些误入歧途的人回归常态。因此,纪律不是公开的惩罚,但它仍然隐蔽地存在于秩序和控制的制度中,其目的是建立自律。迷途者不仅受到特别关注,可以通过科学研究揭示他们的行为错误的原因,并将其归类为有趣的案例。教育成为了一种"治理"形式。

奇怪的是,Flexner 在他的自传(Flexner, 1940)中没有提到 Dewey,但对 Dewey 的工作印象深刻,并于 1902 年在芝加哥拜访了他。在北美医学教育中,可以找到一条明晰的影响轨迹。影响从 Dewey 开始,经由 Flexner 传播到另外一些有影响力的人,例如 George Miller(他在纽约布法罗建立了第一个医学教育中心,被视为医学教育研究之父)、Cooke、Irby 和 O'Brien(他目前与卡内基基金会合作绘制 21 世纪 Flexner 百年医学教育图)(Cooke, 2006; Cooke et al., 2010; Irby et al., 2010)。

重新回到有关 Donald Schön 工作的讨论之中——这在英国的医疗保健实践中尤其具有影响力(Fish et al., 1998; Ghaye, 2005),而且在医学教育(Fish et al., 2005; de Cossart et al., 2005)中也有影响,其中,正如我们在上一章中提到的,他的作品被视为"实践智慧"学派的典范,将实践纳入到行为理论框架之中。

以美国实用主义为基础的同一调查路线影响了叙事生物伦理学家和基于叙事医学的支持者,他们的关键人物是 Kathryn Montgomery(Hunter, 1991;

Montgomery，2006）。正如我们已经描述过的，对于 Montgomery 来说，医学是一项"使用科学"的实践活动，医学生在其中学习成为专家样的"实践学家"——明智的从业者。

　　所有这些，再一次给出了结论：医学首先是一种实践——一种"与手相关的思维模式"。正如我们在第五章和第六章中所研究的那样，这是症状学家或诊断学家的实践，他们的工作不仅需要"动手"，还需要"敏锐的感官"。这种"感官‐实践"的复合体使我们重新认识到技能的重要性，并将引导我们问为什么，在处理如何最好地教育面向实践的诊断学家这一问题时，某些学习理论在医学教育中享有特权，而其他学习理论却被边缘化。这将引导我们讨论权力和合法性问题。

（唐旭日　译）

第四章
社会文化学习理论

从历史中学习

在 L. P. Hartley 的小说《信使》(*The GO-Between*)中有一句令人惊叹的开场白:"过去是一个陌生的国度。"这句话至少有三个不同的解读:首先,不要为历史烦恼,因为它是已存在的陌生领域;其次,人总是会从自己的视角观察历史;最后,与历史打交道时,需将自己置于其中,细细体味。读者们现在可能意识到,我们赞同与历史对话,以历史为上宾,并通过给它提供无条件的款待("医院"的原意)来了解它。医学教育需不忘初心,方可不断前行。正如我们在第一章开头提到的,对于医学教育而言,阐明其主要方法如何产生,其主要观点面临哪些合理挑战,从而允许我们追踪权力的影响,这些都是非常重要的。

在医学教育中选择和应用学习理论时,往往会力求价值最大化。正如我们在开篇几章中所概述的,以 Dewey 为代表的经验主义传统主导了医学生应该如何学习的辩论,这在北美非常明显。我们认为这不是一件坏事,因为这会让人们关注学生作为医生时会做什么(他们的工作或活动),并帮助我们为未来的医学教育修订现有学徒制传统。其次,我们注意到个人主义在医学中普遍存在,并经常被描述为一种"自主"文化,反映在"个性化"学习中。这就导致了一个悖论,即在协作式(跨专业)临床团队实践的新时代,医学生如何才能有效地学习到工作方法?对个人认知过程的研究(这些研究主要基于实验心理学,重点在于描述学习可转移的抽象原则)已经主导医学教育 30 年了,现在必须接受挑战。

实用主义和个人主义这两个流派，相遇在独特、重要但又相互矛盾的医学学习方法之中。医学学习超越了基于学习实验的研究，直接转向通过研究"杰出教师"（Irby, 1994; Pinsky et al., 1998）以决定他们该如何工作。尽管学生们和同行们一致认为这样的老师是优秀的，然而在一个基于证据的时代，这种方法是荒谬的，因为它忽略了以证据为基础的方法，更注重专家的意见。然而，对于胸怀壮志的医学教育者来说，心理学家（对学习理论感兴趣）建立的对照研究的证据，可能不如扩展后的优秀临床教师的知行经验和"技巧"实用，后一种方法尝试让隐形信息清楚呈现。毕竟，实验心理学关注的是个体及其学习原理，获得的证据可能基于良好的实验设计，而与实际的医学及医学教育的相关性不大，因为医学是一种协作实践（既做又想），医学教育则是一种社会性的学习过程。

矛盾的是，许多医学教育专家实际上是通过"看一看，做一做，教一教"的老式学徒制获得专业知识的。我们后续在讨论"医生"以及"医学教育工作者"和"临床教师"的身份建构时，我们建议谨慎对待通过传统临床学徒制进行医学教育的可信度。当前我们采取各种措施实现教育实践的资格化，包括遵循循证实践、获取学历、寻求同行评议以及获得受认可的学会会员资格等，不是简单地相信基于个人魅力的学生满意程度，而是基于学习评价的教育智慧和经过论证的教学效果。这些有关优秀临床教师培养的研究，使得人们倾向于采用资格考试的形式，而不再依赖于机构授权。这些研究也对我们如何构建医学教育中的学习产生了明显的影响，但它往往会加强对个人或者如 Calman（2006）统称的"有吸引力的人物"的崇拜。而注重个性特征和教学风格可能会以牺牲学习原则和方法为代价。例如，仅仅因为某些有魅力的人会用极具魅力的演讲吸引学生，并不能说明这种讲课模式是一种吸引人的教育方式。

三种学习方法

从专家那里提取观点并作为一种实际的学习方法，既有优点也有局限性。我们仍然需要从另一个角度思考：学习理论如何帮助我们教育医学生？这里考虑的，不是学习理论有什么用（这是另一个面向实践的问题），而是学习理论有什么价值？这是一个价值论的问题（价值论是价值的研究，有别于研究知识的认识论和研究存在的本体论）。对于首先考虑应用或使用理论的人来说，如果我们将学习方法当作为工作精心开发的工具，那么类似于"成人学习理论"等流行模型，就会像后文所讨论的那样手感笨重、应用生硬。回到前一章中有关屠夫及手术刀历史的类比，这样的学习理论对应的是在骨头上乱斫乱砍，而不是切肉，对应的是理发师的剃刀而不是现代手术刀。

"学习"自然是医学教育最关注的。在本书中，我们关注与权力（哪些是合理的学习内容和学习过程）、身份（学习如何导致自我意识）和场所（如何确定医学学习各个方面之间的关系）有关的学习问题。医学教育中的学习评论倾向于历史性地回顾主要的学习理论（例如行为主义、认知主义、建构主义、社会学习理论或社会建构论），然后讨论每种理论在应用方面的相对优点（Regehr et al., 2000；Custers et al., 2002；Gunderman, 2006）。我们注意到在文献中学习理论包含了一些修辞目的，因此我们将学习理论分为三大类：

1. 旨在阐明个人认知作为学习基础的价值和作为理解医学专业知识发展基础的抽象、可转移的学习原则。

2. 感兴趣的是学到什么而不是如何学习，关注作为学习专业知识基础的元认知或思维框架的重要性。在 Bereiter 和 Scardamalia（1993）的经典之作《超越自我》（*Surpassing Ourselves*）中，针对获取专业知识的学习设计是这一类的范例。

3. 对个人如何学习的实验研究（教室或实验室为基础）不太感兴趣，关注更多的是在真实的工作背景中学习理论如何应用于实际发生的事情，这种方法认为，背景是非常重要的，并将学习和认知描述为"情境"、社会和文化或"分布式"等性质。

前两类学习理论与学习者有关，其中第二类描述了作为学习基础的理解规则。前两类学习理论的立场也经常发生冲突，而第一类（个体学习者的实验研究日积月累，描述可迁移的学习原则）被认为是影响医学教育领域的主要学习理论。Custers 和 Boshuizen（2002）是这一类理论的支持者，他们在学术写作中采用了典型的修辞策略，他们"建议"："改进教学的尝试至少应与已知的学习原则保持一致"。他们的意思是"与我们定义的学习原则一致。""原则"是一个模棱两可的词，这是他们方法的重点，即从一系列精心控制的心理学实验中挑选出可迁移至医学教育实践中的原则。这种方法的局限性在于，学习的真实背景被忽略，学习再次侧重于个人（而不是社会和文化）认知（这种方法同样忽略了人们在实践社区中如何学习的历史影响），尽管在真实背景中，原则源于个人的集合。原则的可迁移性常常是一种为论证的假设。正如作者自己指出的那样（Custers et al.，2002）："源于心理学学习理论的学习原则总是很难直接应用于像医学教育这样复杂的教学领域。"

可迁移性的假设能够成立，是因为 Custers 和 Boshuizen（2002）相信基于问题的学习（PBL）是弥合抽象科学和它应用于临床背景的"杰出"方法，其中"基础科学是一个有很多抽象例子的领域，而临床医学则更加具体。"PBL 要求先精心计划策略，然后呈现临床问题背景中的基础科学知识，从而掌握那些可迁移至类似问题的一般性原则或概念。这是学习转移路线 1（"高速公路"）的一个例子。

两位作者对情境或"真实"学习方法持批评态度。他们警告说，在这种方法中，学习可能与具体的背景紧密关联，从而限制了原则迁移的机会。他们对社会学习的一个方面做出妥协，建议"学生应该是实践社区的一员"并且"应该被给予角色和责任"（Custers et al.，2002）。然而，他们对"一些情境认知法的拥护者"所主张的"情境认知法最近已经重组甚至取代了心理学中的认知革命"持怀疑态度（Custers et al.，2002）。

美国心理学家 Michael Cole 曾经受福特基金会奖学金资助，于 1962—1963 年在莫斯科跟随 Alexander Luria 学习。在这期间他对学习的看法发生了转变（或如 Cole 所描述的那样，是一种启示）。Luria 的导师兼同事是 Lev Vygotsky。Cole 将后来被称为"活动理论"的思想带回了美国教育界。正如我们已经提出的，学习理论既有历史基础也有文化基础。1917 年后由 Vygotsky 创立的苏联学习理论必然是关注社会的。从集体主义的角度来看，学习是个人可以获取、保留和利用以获取私利的观点几乎是不可想象的。出于同样的原因，美国心理学家们认为，共享学习是错误的，因为学习事关竞争和自助，其目标是比别人表现得更好，积累知识作为个人资本以兑换升职机会。Mike Cole 看到了社会文化学习理论在所有的文化背景下的价值，但他的思想的种子结出果实要花很多年，毕竟他早期对 Vygotsky 在美国教育界和心理学界的工作几乎没有兴趣。

现在来看，他的这种拒绝是可以解释的，因为这是一个理论模型的政治价值问题，而不是它的内在价值或解释力问题。然而，医学教育似乎已经具备应用社会文化学习理论的条件，它对基于工作的学徒制感兴趣，也参与实践社区中从新手到专家的转变，并在医生、医学教育者或临床教师的身份形成的不同阶段(和不同程度)发挥作用。Custers 和 Boshuizen(代表医学教育主流文化)的观点是"个体认知"和"学习原则"迁移,与上述观点形成鲜明对比的是 Lave 和 Wenger(1991)的观点,即学习与其说是一种心理过程,不如说是"一种关系,在社会生活中形成,并以学习者交互作为形成的条件和存在的前提条件。"学习与工作和身份之间相互转化相关,与本体论相关,关注存在和关系等问题,例如"是"和"成为"(Bleakley,2010b)。

上述第二类学习理论(关注学习的认识论或知识理论)似乎自然而然地对齐于第一类学习理论(关注学习及其原则的应用)。然而,元认知或学会学习(包括反思等过程)包含了文化的因素。例如,我们看到的高等教育学习中的文化兴趣转变。正如我们所见,Sullivan 和 Rosin(2008)主张用专业中的"实践理性"取代"批判性思维"传统。并不是说"实践理性"已经被实验证明比"批判性思维"更好,而是实践理性更好地契合了实用主义的文化问题,批判性思维在实用主义看来过于抽象。

Miller 的精简版?

我们在本书中多次提到 Miller(1999,1956)的文章《教育学中的冒险》。它是医学教育史上的一个里程碑。事实上,Miller 当时认为医学教育已经回到原点,意味着现代医学教育形势已经凸显,即在 Flexner 革命中寻根并估量所取得的成就。回想起来,纽约布法罗的 Miller 小组已经彻底突破了学习理论的正统观念。第二次世界大战后,美国心理学被学习心理学主导,而该领域又被 B. F. Skinner 的行为主义主导。

行为主义将可观察的行为置于认知的"黑匣子"之前。这一流派认为,一个人的行为通过强化学习(即由环境所提供的奖励)塑造而成,因此学习与诸如"意义"或"洞察力"等不可观察的认知无关。对于 Skinner 来说,重要的是可以看到的东西,即外在行为(因此是"行为主义")。虽然这是西方哲学传统的坚定体现,注重"存在"而不是"不存在"(或存在的形而上学),但 Skinner 的观点也没有强调个人自由的西方传统。事实上,行为主义厌恶选择的"自由",因为并不存在"选择",它只是环境强化的历史产物。

20 世纪 60 年代末至 70 年代初,认知主义取代行为主义,成为理解学习的主要方式。认知主义更接近人们如何学习这个合乎常理的观点,试图绘制个体思维过程并解决行为主义无法解决的难题,例如,如何产生独到的或有创新性的思想。在医学教育中,认知主义对大多数临床推理范例的影响显而易见。然而,行为主义并没有消失。事实上,可以看到行为主义正在能力与学习效果的运动(仅聚焦于可观察之行为)中蓬勃发展。

Miller 的文章没有描述一种环境塑造行为的学习文化。事实上,这个由十几名男性医学教员组成的专家组的主要结论是:"教师可能是学习的主要障碍"。Miller 的研究描述的是一种学习方法而不是主动的行为塑造(从教职员工的角度),这类似于我们在上一章开篇所讲的技能习得的矛盾解释,即帮助个体学习是一种"释放",将某人的脚从踏板上移开,挑战强制性干预,以便学生能够在温和地引导或支持下发现他自己的资源。实际上,现在看 Miller 小组所描述的医学教育中的理想学习方法和典型的美式做法很相似:真正的学习需要自由(参考 Carl Rogers 有影响力的作品《80 年代的学习自由》,1981 年首次出版);人们学习他们想学的东西(自我导向);教师可能成为学习的障碍。Miller 小组增加了第四个条件(由于他们对行为主义传统深恶痛绝),即学习在很大程度上是一种情感体验。"个性化"学习与这个传统一脉相承。"个性化"学习得到鼓励,是因为在同一个课程项目中,所有的学习者都能够最终达到相同的学习效果(这通常被设定为评价标准),使得教育公正性得以保证。

Miller(1990)坦率地承认,在医学教育中,教师做他们应做的事情时,通常不参考学习理论的明确指导,教师也非教育学的科班出身,因此"是时候正视这样一个事实,即我们中的许多人不知道作为教师的我们在做什么",并且"我们之中偶然学过学习理论的人很难将其传达给他人。"

在后来的一篇文章中,Miller(1970)写道:"可能需要……一个世纪的教育研究,才能在庞大而沉重的医学教育系统中产生能服务医学的任何显著反应。"21 世纪的 1/3 已经过去,其标志性事件是《学术医学》(2004)专题讨论了医学教育研究的现状,其中详细回顾了 Miller 悲观认识。但是现在我们是否更清楚如何将学习理论最好地应用于医学教育呢?

同样,医学教育中最常用的学习理论仍然是那些关注孤立个体而不是个体社会文化背景的理论。前者包括各种成人学习理论(Knowles,1978;Brookfield,1986;Boud,1987)、体验式学习(Kolb,1984)和反思性实践(Schön,1990)。更多的教育文献也批判性回顾了个性化学习模型的认识论观点，例如它们作为"理论"的地位（Davenport，1993；Bleakley，1999；Rowland，1999；Thorpe，2002）。20世纪90年代，Davenport在一篇有影响力的文章中对"成人学习理论"这一描述词的有效性提出了质疑，他认为，所谓"成人教育学"（成人学习）和"教育学"（儿童学习）之间的区别并没有根据，既缺乏概念基础也缺乏实践经验证据。Davenport（1993）得出结论，"成人教育学"既不是一种理论，也不是一种经过验证的方法，而是一种错误地将"儿童"与"成人"学习区分开来的简单化描述，导致许多教育学家弃用了这个词。

在医学教育中，Norman（1999）将成人学习理论描述为教育策略的脆弱关联，即未经实践检验的状态。另一个学习的"口号"（Ecclestone，1996）（容易被引用，但很少被审视或验证）是"反思性实践"。正如我们之前所建议的，人们常常淡化或歪曲Schön对反思性学习的解释，忘记了反思性学习主要讨论的是在不确定性、唯一性和价值背景等情境中的学习。然而，这种情况的确又是个人看法而不是动态的系统性的观点。

以这种方式看待学习会遗漏关键要素，包括由团队日常使用的产物介导的团队成员之间的信息流（例如病人的药物图表）。有观点认为，我们能在教育中优化"反思性实践"这个描述词（Bleakley，1999），而不是随意且不假思索地用这个词去描述基于对比认识论的各种实践（Ecclestone，1996；Bleakley，2000a，b；Bradley et al.，2003）。Schön的原创模型也未能对自身的价值实现自反性，或只是提供了不完整的价值论（Bleakley，1999）。在医学教育文献中并未专门对这些主要内容进行仔细地、批判性地阅读，例如，直到最近才对反思实践的组成部分进行了系统分析（Mamede et al.，2004）。为什么说反思性实践被简化甚至是被滥用了？用一句自相矛盾的话来说，就是"成人学习理论"学派倾向于不反思地采用"反思性实践"。

"体验式学习"则是另一个忽视批判性注意力的概念。Kolb（1984）的体验式学习的反思循环模型被评价为一个常识描述符而并非可测试的理论，它的解释范围被再次缩小，因为它仅基于个人学习者而不是团队或系统。Rowland（1999）指出，诸如学习中的"反思"之类的术语，未经过反复论证就被不加思考地直接使用，认为它们的意义显而易见，与权力社会关系毫无瓜葛。例如，Kolb的体验式学习循环是一种从经验中学习的描述性模型，然而矛盾的是，这一模型忽略了该体验发生的社会背景，而正是这个社会背景塑造了"体验"并赋予其意义。

尽管医疗保健强调跨专业团队合作（Cooke et al., 2001；Molyneaux，2001）、基于系统的病人安全（Millenson, 1999；Pauli et al., 2000a, b；Genn，2001；Plsek et al., 2001；Berwick, 2004；Dickey et al., 2004）和组织学习（Millenson, 1999；Genn, 2001；Plsek et al., 2001；Berwick, 2004；Dickey et al.，2004）的益处，在医学教育中仍继续注重个性化学习模式（Martenson, 2001；Pololi et al., 2001；Rolfe et al., 2002）。例如，Rolfe 和 Sanson-Fisher（2002）描述了"一个有关医学教育和相关行为科学的文献搜索"如何为开发临床技能的结构化学习工具提供"基础"。这篇文献认为"人专注于学习是恰当的学习原则……与成人学习的观点一致。"然而，这样的搜索并非"最佳证据"，反而可能通过引用和复制强化文献中的已有偏见。临床技能往往是需要协作的，例如人工复苏小组的活动，我们需要专门针对这种情境的具有解释力和预测力的学习理论。这对于良好的医疗保健至关重要，毕竟大多数医疗过失的发生与医疗体系有关（Kohn et al., 1999），而团队合作的质量与改善病人结局相关（West et al., 2002）。同样，各种成人学习理论难以充分解释在临床团队以及其他非线性、复杂、自适应组织中的学习过程，但从社会文化角度，这一过程可以更好地理解为一个准入资格训练，借此可以进入协作工作实践，或者理解为一个远离平衡状态，正在寻找稳定态的动态行为系统（Bleakley，2010b）。

对比学习隐喻

将个性化学习理论和社会文化学习理论对立并无益处，因为这会使我们陷入注重某一套理论而忽略另一套理论的思维框架。医学教育家们可以根据理论的解释力和预测力判断它是否"适合特定目的"，而不是试图决定哪一个是最好的理论。人们还可以得出跨理论体系的共享原则，例如反思和含混容忍度的价值，以及隐性知识在个体层面和集体层面的组织形式等。然而，学习理论中的不同方法可能是对立统一的。Sfard（1998）概述了两个对学习有用的比喻："习得"和"参与"。"习得"广义地形容了知识的复制，学习被视为个体的信息寻求和知识沉淀。这里，知识可以被视为私人资本。"参与"形容协作知识生产，并非积累知识或技能的行为，而是一种合理且高效地参与实践社区的行为，最终以身份建构为结果。这种方法具有实践社区学习方法的特征(Wenger, 1998)。Sfard 谨慎地提醒说,不应该注重一种方法而忽视另一种方法,因为每种方法都可能适合特定目的。

学习理论并非没有价值。正如 Max Weber 所描述的那样。知识被视为商品和私有财产,而学习则是与其职业道德相关的个人事业。"自主""自我导向学习"和"自我评估"在这样的经济中是合理的货币。事实上,这些方法被广泛采纳(被认为是不言而喻的"好",因此是"真实的")。这样就营造了一种氛围,即基于价值取向的实践比基于研究证据的实践重要。例如,"自我指导"在医学教育文化中一直备受称赞,这种文化以不断强调专业精神和道德实践为优点,但表现不佳的医生显然是以不良方式进行自我指导的。学习的自主性必须伴随着社会良知,自我评估必须受到同伴反馈的调和。尽管医学教育一贯承认学习个性的价值,医学教育研究领域公认的观点是,研究中的自评无效,因此期刊原则上拒绝发表以自评方法为原则的文章。

矛盾的是,即便是在以个人认知(而非分布式认知)为默认理论参考的环境中,仍会有需要团队合作学习之处。Guile 和 Young(2001)认为,医学是一种学徒制,涉及基于工作的学习,社会化、身份建构和专业知识学习都发生于以团队活动为基础的社会背景中,而那些个人认知的假设无法解释这三者之间的关系。与借鉴"习得"隐喻的学习理论相反,集体学习经济已经采纳"参与"的隐喻,在这种情况下更注重协作学习。

不出所料,正如我们已经指出的那样,Piaget 和 Kohlberg 的模型更注重个人建构主义模型,而 Vygotsk 和 Leontiev 的模型更注重社会建构主义模型。如前所述,在回答"思想在哪里?"这个问题时,学习的社会文化模型假设"思想"不仅存在于人中,而且也分布于人和物之间。例如,记忆不仅存在于个体中,还存在于计算机中,也存在于为团队新成员参与的集体实践和仪式中。

在一项有关顾问医师(主治医师)和未完成注册的实习医生(住院医生之前的实习生)的病房互动的研究中(Bleakley, 2001b, 2002a),一名顾问医师(主治医师)在采访中提到,他知道在一些组内,每一届轮转的低年资医师们都带着"小书"。这本书里写有历任组长们的独特癖好。受访者表示,这本书旨在帮助低年资医师适应历任主治医师所设定的特定氛围。在一项关于儿科病房的团队谈话研究中(Middleton, 1998),团队成员一直用修辞策略协商"常识",即说服新人沿用团队实践惯例。在这里,"常识不仅仅是每个团队成员贡献的工作情境的任何往事之和,它也是团队对话记忆的一个属性。"反过来,"记忆"是"共同实现的活动",因此被设想为分布式认知而非个体认知。团队中的新手必须迅速获得"灵活的专业知识",包括关注那些被当成趣闻流传的历史方面的团队特点。在这种情况下,学习不仅仅是技能和知识的被动积累,而是一种社会参与活动,知识在这种活动中被重新定义,并在"涉及特定实践社区的历史流中"获得了认同。

活动理论

个性化学习理论将学习者置于活动的中心,强调能动性。该模型以传统的人格心理学为基础,并向学习风格不发生改变的模型看齐(Briggs et al.,1995)。此类模型还倾向于从发展的角度看待学习,因此某些学习方法可能适用于发展阶段。例如,在从新手到专家的转变过程中,如果无法通过基于模式识别的综合学习或整体学习构建隐性知识,则可以鼓励基于分析原则的"积木式"学习。社会文化方法将学习者视为更复杂的活动系统的一个方面,然后将学习重设定为对环境的敏感性,在这种情况下,获得诸如团队动态等活动的整体图景至关重要。在这方面,如同基于问题的学习理论一样,学习者的发展阶段是第二位的,更重要的是获取那些蕴藏在人和物之间的预备知识的通道。这既是一个适应性的社会过程,又是一个认知同化事件,也运用了通用的交流能力。"了解"被重设定为参与,例如参与床边病房团队的合作数据收集以更新病人记录。此外,个人被视为社会活动的产物,这也是身份具有流动性和多重性而不是固定类型的原因(Wenger, 1998)。

将学习理论从"习得"扩展到"参与"(解释了动态社会背景中的学习)时,最重要的发展是活动理论(Engeström, 1987, 2004, 2008)。活动理论的代表之一,是一组通常被称为文化历史活动理论(cultural-historical activity theory, CHAT)(Chaiklin, 2003)的模型,它把独立的基于工作的社会背景("活动系统")作为分析基本单元,从历史角度看待学习,侧重一个系统未来转变的潜力。活动系统的组成部分如图 4-1 所示。该领域的核心理论家 Yrjö Engeström 引入了"通过扩展学习"的概念,通过不同活动系统的渐进式横向关联解释知识的创造而不是复制(例如社区到病房,到麻醉室和 / 或手术室,到康复,到病房,到社区,到理疗,到门诊)。

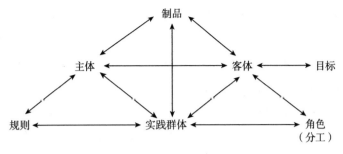

图 4-1 基本活动理论模型

学习者不是简单地以被动的方式适应社群或活动系统所持有的知识。相反，参与必然会干扰原已不稳定的系统，系统因随时变化而出现更多可能性。医生需要高模糊容忍度，才能在这种动态环境中有创造力地工作，而这种容忍度是个人和集体都持有的。因此，Middleton（1998）指出，临床团队中表面上似乎是"争论性"的谈话可以重新表述为"集体智慧"的协商。从这个意义上说，这种"两难"的谈话是一种资源而不是一个需要解决的问题，即"不确定性并非创新之敌"。

Engeström 关注的是存在于基于工作的学习中的、在特定的活动系统内的协作潜力，例如围绕某一共享病人的不同医疗和社会护理团队工作（Kerosuo et al., 2003；Engeström et al., 2003；Engeström, 2004, 2008）。每个活动系统都有一个"客体"（兴趣的焦点，在临床团队中这通常是病人、"疾病"或"健康"，尽管也有其他客体，例如"我什么时候完成工作?"和"我必须完成哪些任务?"）和许多目标（满足病人的需求）。活动系统的不同成员可能持有不同甚至是相互竞争的客体，从而导致系统不稳定。客体可能与其他团队共享，而活动理论对团队之间的学习如何发生特别感兴趣，这些团队共享"边界客体"（共同兴趣）并涉及"跨界"（团队能否理解彼此的活动，尽管他们可能共享一个关注点，例如病人护理）（Kerosuo et al., 2003）。典型的边界客体是一个共享的设备、协议或跨团队角色的医生（例如手术室里"跑腿的人"）。

"客体"在 CHAT 中被刻意设计为一个模糊的复杂术语，它可以通过分工从常见的"目标"或结果分离出来。例如，麻醉师的工作是在手术过程中麻醉病人、稳定病人的生命体征并检查术后病人恢复情况以及指导术后镇痛。外科医生的工作是在麻醉师配合下实施有效的手术。手术护士的工作是确保外科医生有设备可用、设备已经消毒以及在需要时将适当的器械递给外科医生。

他们都是共享活动系统的独立客体,而总体目标或结果是最佳的病人护理和安全。

此外,正如 Engeström(2008)指出的那样,在日益复杂的医学和医疗保健领域中,客体可能会"失控"。它们就像怪物一样——不再受控于它们参与的活动,且被活动系统的成员们区别看待。"健康"是一个医学文化中的失控客体,它会导致医源性疾病(医院感染、可避免的医疗错误)。临时组团的医生们的"团队"工作也是失控客体,他们不认为自己是"团队"。"目标"可能由政客们为医疗保健设定,但根本无法实现,这些政客拒绝提供实现这些目标的资源,从而创造出另一个复杂、失控的客体。

不管这些复杂性如何,医学教育领域很乐意应用和检测社会学习模型,特别是专业护理领域(Bleakley et al., 2004)。事实上这个领域的概念性观点照例源于经验研究。例如,"团队"可能不会完全了解彼此的活动,尽管他们有共同的关注点(客体),这在医疗保健中很常见。例如,病房和手术室团队,或来自卫生和社会服务等不同机构的团队,可能无法就他们的共享病人进行充分沟通,并进一步复制和隔离信息。Engeström(2008)版的活动理论是一种合作式调查(通过行动和反思的循环接受检验和优化),在赫尔辛基的医疗服务机构中被视为"符合特定目的"的模型,为患多种慢性病病人群体的跨机构协作式团队护理提供信息。

学习具有明显的使用价值(技能)和交流意义(专长),但也具有象征意义(地位),即通过职业身份建构提供文化资本。活动理论考虑的是如何通过工作本位实践建构身份,以及如何管理与历史角色和规则相关的身份。身份形成不仅是简单地"做"或"思考"工作的一部分,更是"回顾"或传说的一部分,即任务是向自己和他人叙述一系列在实践社区中流传的故事(Alderson et al., 2002)。在多专业团队中,尤其是在没有实现跨专业合作的情况下,医生使用修辞策略确认自己和他人的角色及身份,常引起团队中"其他人"的角色模式化(Lingard et al., 2002)。这种学习作为专业实践和道德实践延伸到了身份"塑造"中(Bleakley, 2004),这种"自我形成"的道德模型为"反思实践"的惯例提供了补充,延伸到批判性反省,从而解释为什么人以自己的方式实践,以及什么价值观会影响、推动和塑造实践。

活动理论提供了一个可检测的模型,研究学习如何发生于空间(可识别的社会背景)和时空(动态系统)之中。该模型的特殊力量在于,它能够预测在共享客体(例如病人)的情况下,不同的活动系统如何相互作用。虽然活动理论很好地处理了实践成果,但它并没有充分解释医生如何先获得活动系统(社会化)的准入资格,以及如何在实践社区中稳定身份。后者可以通过实践社区模式更好地探索(Wenger, 1998)。

认知学徒制和分布式认知

刚经历的一场革命使我们对学徒制有了更广泛的理解(Guile et al., 2001)。旧的学徒模式强调"沉浸式",即仅通过体验就能从经验中学习。新学徒制或"认知学徒制"(Lave et al., 1991)模型强调,新手不仅在获得专业知识时学习如何"做"工作,还学习如何"思考"和"回顾"工作。如前所述,作为多重身份形成的基础,做、思考和回顾三者紧密关联。

在医学学徒制内,就临床团队的成员资格而言,所有早期的基于工作的学习都必然是短暂的。乍一看,医学生和低年资医师(实习生和早期住院医生)似乎对专家团队的动态影响不大。然而,活动理论预测,团队的临时成员可以为惯例带来新的视角,从而扩大活动系统,查房录像分析已经验证了这个预测(Bleakley, 2001b, 2002a)。基于病房的学习被概括为知识、技能和理解力的渐进式获取,当达到给定的知识、技能和理解力水平时,学习者被视为有能力的医生(Hargreaves et al., 1997)。这是典型的传统传输 - 接收("习得")的学习观点,即将空容器填充。这是一种幼稚的观点,它将学习者描述为被动的接受者而不是主动的参与者。更重要的是,这种观点忽略了通过加入实践社区实现身份建构对学习的重要性。这种学习观点的局限性现在必须得到扩展,以蕴含社会文化元素,即学习是一种有更多机会参演专家秀的活动。

动态学习和复杂性

本章还有一个要展开的元素,那就是复杂性科学对理解学习的贡献。正如 Bleakley(2010b)所说,复杂性理论将注意力从事物本身(例如个体学习者或学习内容)转移到事物之间的关系(过程)。考虑的相关因素越多,系统的复杂性和不可预测性就越强,尤其是它的涌现属性(或者系统的变化随时间推移可能产生的结果）。不同复杂性的系统是嵌套的——局部系统（一个临床团队）嵌套在更大的系统（一个非常复杂、笨拙的卫生保健系统，如英国国民健康服务系统）中并从中显露出来。从复杂性的角度来看，阐明学习的分析单元很重要。这可能是在个人层面上，也可能是在活动、社会团体或组织的层面上。然而，这些都可以证明复杂性，即单个细胞和整个生态系统（例如全球天气）的运作都可以用复杂性理论来描述。

要理解复杂性科学对学习理论的贡献，需要先吸收来自信息论等学科的一组隐喻。虽然"习得"和"参与"的比喻是有用的，但也是相当局限和笨拙的，需要一组更恰当的比喻来区分参与式学习的种类。这些比喻描述了一个为医学教育提供信息的整体的"动态主义"模型（Clark，2002，2008），补充了复杂性理论在医疗保健系统管理中的应用（Plsek et al.，2001）。

动态主义模型将学习描述为一种自然的、历时的、基于系统的活动。学习再次被假定为"处于"或置于特定背景中，因此要在学习活动真实发生的地方研究它。一个不停运作中的功能团队或小组（集体、协作）是首选的或须优先处理的分析单元。动态主义思维可以与联结主义思维形成对比，后者倾向于成为目前的主导模式赋予团队活动意义，这说起来有点矛盾。同样，描述词"团队"经常被不假思索地用于描述一系列由人组成的动态混合，团队成员关注不同的工作对象，但可能共同提出提议。其运作方式最好描述为"网格"或"网络"（建立半永久性连接）运作，或更常见的是"协商节点"，即建立临时连接，但在这个将他们聚在一起的连接里并没有中心（例如固定的团队领导）（Engeström，2008）。人们因工作任务而聚集为较大的临时组，任务完成后解散，这种情况可能描述为"结群"或"群集"更好。这些是基于过程的新词，帮助我们认识到学习是动态的或基于活动的（从"团队"到"联手"或"群集"）。

联结主义的工作形式是从局部到整体，并在历史发展的过程中抽象出来。这反映在课程思维中，其中独立模块组成课程，依据越来越精细的成果将学习原子化。这些成果界定了可以合理学习的内容（复制），而并未鼓励可能重新定义这些目标的学习（生产）。相比之下，动态主义试图从整体上把握系统，特别关注系统的涌现属性，或者机会所"提供"的东西（它的潜力）。同样的，成果很难指定，成果必须体现过程学习和内容。

系统思考与学习

Custers 和 Boshuizen（2002）建议"改善教学的尝试至少应该与已知的学习原则保持一致"，我们已经看到这种重视"原则"的思维方式遭到了"情境学习"阵营的反对，他们将背景而不是原则视为学习的关键因素。事实上，这两种方法（原则、背景）都受到动态学习模型的挑战，这些模型将不确定性引入学习，进而质疑我们目前对使用学习成果（在学习一段时间后学生应该能够做什么）或目标（在学习一段时间后教师对学生的期望）的依赖。

Curry（2002）认为"我们已经从基础教育科学中认识到，学习应该从清楚表达的、明确的学习目标开始。"这种做法的问题在于，设定目标的是教师，而不是学习者。这破坏了 John Dewey、Abraham Flexner、George Miller 和 Donald Schön 传统中的核心要素，他们认为学习者自主性是学习动力和成功的核心。面对这一困境，当前课程规划的做法是：首先，将有限的知识和技能体系作为核心，同时提供大量的"选项"课程；其次，注重学习方法的培养（例如各种基于问题的学习），将学习者的灵活性引入自主性这个核心。

从根本上说，指定学习效果这一约束仍然有效：不管你采取哪种方式，只要满足设定的目标即可。所有学习理论家都承认，学习成果提供了两个重要的收益：向学习者提供课程指导，哪些是当前合理的学习内容；成果产生评估标准。动态主义学习模型不会拒绝成果。事实上，成果是一项活动的核心，作为主要的"吸引者"，塑造了学习的轨迹。动力学模型认为，对成果的思考可以沿着两条路线发展：基于时间和过程。

基于时间的成果评估具有历时性和前瞻性（当前基于结果的评估则是回顾性的），能够预测可能取得的成绩，或者全面掌握存在的（学习）潜力（在动态系统思想看来，系统的潜力与其在任一时间节点所实现的特定状态一样重要）。

基于过程的成果不仅评估知识，还评估元认知，即如何进行思考，对思想的思考、反思和反省。这是医生评估过程中的核心要素，医学生应该在职业生涯的早期就开始学习。这解决了诸如"为什么我做出这个选择而不是另一个选择？""做出这个决定的意义是什么？""这个行为可能对其他人产生什么影响？"等问题。学习活动可以实践知识为基础，但引入"深思熟虑"和"反思"作为关键要素，深化到反身性（或明确解释活动以及驱动和影响该活动的意义）。

如果医学教育要将动态环境中的学习充分理论化（例如基于病房工作的学习），则需要借鉴系统思维。活动系统的第一层是主体（学习者）和客体（取得了什么）之间的相互作用。在行为主义中，重点是环境对学习者行动的强化，从而"塑造"他的行为（图4-2）。

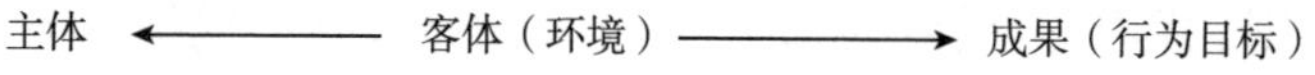

主体 ←──────── 客体（环境）────────→ 成果（行为目标）

图4-2 行为主义

在认知主义中，重点是个人对环境的作用，这是意义所在（图4-3）。

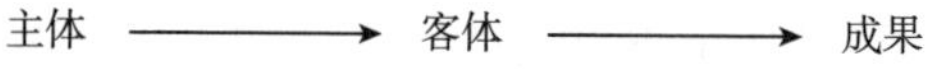

主体 ────────→ 客体 ────────→ 成果

图4-3 认知主义

两种模型都不能解释学习的背景（以制品为中介），也不能解释实践社区作为学习发生并被赋予意义的社会背景的影响。此外，这两种模型都不能解释角色和身份的产生，以及实践社区规则对学习者的影响。这些元素处于动态的相互作用和矛盾中。当一个元素发生变化时，会对所有其他元素产生影响，因此该系统在空间和时间上都是"变化的"。这就是它的潜力和影响力，从技术上讲是一组"涌现特质"。系统在本质上是不稳定的，但会寻求稳定性。这个活动系统，作为一个学习过程，可以用动态系统理论描述如下。

该系统最好被视为局部"生态系统"，而不是个体的集合。该系统大于人和物的总和，并且随着它的转换（系统的涌现属性），其固有的不稳定性为学习提供了意想不到的机会。这种生态观点与考虑自主运行的个体的学习完全不同。该系统的特点是随着时间的推移发展出一种共同的文化思维，每个人都做出贡献且他们都是贡献的一部分。这是一种分布式认知，而非一组个体思维。例如，分布式认知系统（以及分布式情感）的建立方式取决于学习者积极参与团队简报等合作过程。

一个系统（如临床团队）随时在变化（是动态的），但仍可作为一系列"状态空间"被追踪。若为了研究将一个系统冻结在任意时刻，它将处于一种暂时的且可能非典型的状态空间。一种"平均"状态空间可以代表一系列所有可能状态，所有的状态系统都可能经历，例如病房的一个工作日。

就预先确定的成果而言,设定学习目标使学习者清楚应该学习什么。然而,这并不能反映动态系统的现实,动态系统中的成果(作为系统的"涌现属性")是不可预测的。系统的成果并不是由脱离不确定性的个人决定产生,而是产生于系统状态的关键转变,例如手术团队应对危机的情况。

在系统思维中,"拓扑"代表了系统认知的整体形态(例如团队对每日操作清单的协调定速),即个人认知的波峰和波谷将嵌入到这个更广泛的拓扑中。例如,在任意时刻团队合作的"热点"在哪里?

虽然个体认知可能会表现出对世界的"关注",但系统思维将颠覆这种情况,这表明"吸引者"在我们作为系统元素所导向的环境中起作用。当然,个体也可被视为吸引者。"吸引者"是状态空间中的点或路径。"轨迹"是发生在吸引者附近的认知或活动的重要运动,例如设备故障期间麻醉团队的注意力,或突发的人际沟通矛盾。"病人是医学中最重要的吸引者。"

系统理论认为,个人的观察范围是有限的,而在团队里,观察范围可以扩大。在实践中,这意味着延伸注意力,可能通过建立共同的情境意识(了解团队中的其他人在做什么,甚至是他们的想法和感受)实现,从而更好地预测或延伸可能性范围。没有成员能知道团队中的一切,多技能可能会适得其反,因此团队成员必须学会共享任务知识。当团队成员对如何使用信息持有不同的习惯时,情况介绍会是共享知识的重要合作任务,例如一个病房团队在会上商讨病人转移到重症监护室的可能性。

以个体为导向的学习理论描述学习动机,系统理论描述的是工作轨迹如何出现,表现为系统移动的一连串状态。个人热情会融入共同的工作节奏中,例如,将一名手术病人成功移交给康复团队。与"自治"形成鲜明对比的是,在一个系统中,任何一个动作都可以被描述为"耦合"和"解耦"。系统的任一部分的改变,无一不会导致其他部分的变化。例如,初级健康管理团队的一名关键成员生病了,这会产生连锁反应,因为所雇用的临时代理对关键操作不"懂行"。

在关于学习的传统思维中,环境被视为障碍,要解决问题才能克服学习障碍。因而产生了人类环境改造学的解决方案。在系统思考中,环境提供了可能性或机会,或提供了"瞬态",作为系统中的扰动,可以成为创新的基础。例如,临时雇用的代理对消极的习惯做法提供了重要的见解。环境"教育"了我们的注意力。就像海豚们集体创造出水中的湍流,并利用湍流完成跳跃,否则单只海豚是不可能跳跃的,因此系统中的"湍流"可以产生利益,而并非被视为障碍(Clark, 2002)。医学教育被描述为正经历动荡的时代,所以让我们利用动荡而不是将其作为敌人。

结论

没有任何单一的学习理论具有足够的解释力和预测力告知医学的实践范围。然而,需要补充(或可能取代)基于个体学习的团体理论学习,在动态且通常高风险的环境中为安全实践提供信息,例如合作实践常常(和偶尔地)被描述为"团队合作"。我们不仅需要知道已建立的知识是如何构建和复制的,还需要知道新知识如何在本质上不稳定的复杂系统中产生和协作。在探索和解释学习如何在此类系统中发生时,社会文化学习理论比面向个体认知的理论更强大。然而,这种模式还没有像个性化学习理论那样完全嵌入医学教育中。这种情况可以用医学中强大的自主权传统来解释,这是意识形态问题而不是证据问题。

医学是一个复杂的、高风险的职业,学习医学是进入这种文化的入口。我们不仅可以将医学视为一个系统,还可以将其视为一个神经系统。它警觉,通过复杂的网络系统和完善的反馈系统有条不紊地处理工作,且具有可塑性。它既是一个中枢神经系统,也是一个自主神经系统。学习与认知相关,也与情感相关。但更多的是,学习总是意味着思考、感知、做、感觉、意愿、想象、直觉和思考之间的联系。我们在本章中提出,医学教育中的主导话语描述了个人如何学习,偏向于认知,但未能说明个人如何进入医学文化并在该文化中获得身份。医学生如何成为中枢(科学文化)和自主神经系统(医学专业)不可或缺的一部分?系统先于个体并造就个人。我们认为,社会和动态学习理论提供了一个更现实的解释,说明医学生如何作为"有抱负的专业人士"进入这种科学文化,以建立可能包括医学教育者身份在内的复杂身份。

我们将在接下来的三章中深入探讨身份建构,首先关注身份在日益复杂或"失控"的医学世界中完成从医学生到"医生"和"专家"的转变;然后着重于临床教师和医学教育者的身份建构。在这方面,我们还考虑让那些不是临床医生的学者进入医学教育实践群体中。

(席姣娅 译)

第二部分
医学教育中的身份、权力与场所

第五章
培养医生

什么是"身份"

热情开朗的性格是医学生的个性特征,而希望成为儿科医生或者精神科医生则是一种身份特征的体现。虽然个性特征与身份特征有一定的关联,但医学生的身份不是与生俱来的,而是后天形成的。同时,身份特征和社会分工密切相关,例如高年资医师负责医疗团队的运作,麻醉医生负责手术病人的术前评估、术中生命体征的维持,以及和康复科医生合作共同进行病人术后疼痛的管理。因此,身份是介于社会分工和个体个性之间的一种特性,是不断演变的,具有时间性。Hall(1994)说:"身份是我们在过去的历史中对不同的定位所赋予的命名方式,同时它也赋予我们不同的角色定位。"

我们之前引用了 Montgomery(2006)的话:医学生正在致力于一种自我改变的学习过程。和所有职业教育及学徒制教育一样,医学教育从根本上讲是一个塑造和重塑身份的过程。Bauman(2004)说:对我们来说,身份不是一种被发现的东西,而更像是被发明的东西,这是一个全新的、发展的特征。然而 Foucault(1997)认为,人类很早就有"自我形成"这一概念了,晚期希腊人和早期罗马人认为个性不是上天赐予的,而是通过后天努力塑造的,是集道德和审美于一体的特征。而对于医学生来说,职业身份就是医学教育的产物。

从医学生到住院医生,从实习生到住院医生及主治医生,这不仅仅是知识、技能和价值观的积累,同时也是塑造身份的过程。身份有很多种描述的方法:"学生""医生""实习医生""住院实习生""登记员""住院医生""主治医生""会诊医生""全科医生""家庭医生""外科医生",还有"精神疾病专家""内分泌疾病专家""皮肤科专家""病理科专家"等专科医生的描述,还有一些如"重症医生""儿科听力专家"等亚专科医生的描述,以及如"小儿心脏外科医生"等更具体的身份描述。这些描述是以专业分类的,因此本身就是对身份的描述。身份是一个模糊的概念,它既可以具体地指"护理人员""手术助理"和"护士助理",也可以泛指"社区工作的专业研究人员""跨专业研究人员""联合医疗专业人员"以及"团队工作者"。

关于职业身份的构成元素有着巨大的争议,主要集中在教育的时限和复杂性,以及与地位相关的角色的复杂性上(Stern,2006)。如果一名经过三年教育的护士进入工作岗位就可以叫作专业人员,为什么一名经过了4~5年教育的医学生进入工作岗位却不能被称为专业人员呢? 或者说这些医学生在某种程度上是"专业辅助人士"或"社区工作的专业研究人员"吗?(Hilton et al.,2005)

尽管心理学家认为身份应该包括特殊的品质和类型,但这些群体还是超越了个体的差异。我们在本章和下一章中提及的医生和外科医生等医学专业身份的形成,被视为医学教育和外科学教育的产物。在第七章,我们讨论了医学教育工作者和临床带教老师这些身份的形成必须建立在教育的基础上,但这些身份未必是通过专业的医学教育、教育学教育或对医学研究的兴趣而形成的。医学教育工作者当然也可以是人类学家、社会学家、临床带教老师、解剖学家、动物学家或药剂师;教育家可能永远不会进入临床或医学行业;而以研究为基础的历史学家、社会学家、人类学家、医学哲学家等可能也对医学教育完全不感兴趣。那么如何鉴定医学教育工作者或老师呢? 最后一章指出:将那些没有获得正式教学资格、没有得到同行或规范化机构和学院认可,但有着教学经历的人称为教育工作者是否合理呢?

社会学家 Bauman(2004)认为,可以从两个广义的角度思考身份。首先是一些与生俱来的因素,包括家庭、种族和国家等;其次是思想、原则或价值观,包括医学、教育组织等。但是在医学领域里,尤其是医学学术教育方面,对思想、原则和价值观的争论可能会重塑这些价值体系。那些在思想或价值观上相互对立的身份,可能拥有"医生""医学教育工作者"或者"临床带教老师"等共同身份的组织,且可能会长期存在。

Bauman 用"流动的现代性"来形容当下这个不断变化和充满不确定性的世界,社会学家 Giddens(2002)也将这描述为文化中的一个失控的世界

（Bauman，2000；Engeström，2008）。在第一章中，我们认为医学和医学教育正处于一种极度变化的状态，这其实是一种危机。因为在一个公共透明和问责的时代，旧的专业自治的道德规范已经不再适用，但我们正在经历医学和医学教育制定和践行过程中必要的转变，从这种意义上看，这种危机是积极的。然而我们并不是说，这种思维模式能让我们遏制或者弄清这个失控的世界。相反，我们也处于失控的状态中，我们必须承担着其必然的不确定性和模糊性的后果。当代世界是一个需要我们去适应的快速变化的世界，是一个注重内容与过程，以及时间与空间的世界，是一个看得见变化的世界。无论好坏，医学和医学教育正在向好的方向发展，包括医学界的专业自主权、强大的等级制度和传承。医生和教育工作者等医学相关的身份不再是稳定的，而是流动的，所以我们必须思考多元身份的产生和管理，包括那些跨专业合作的专业医生。

多重身份的出现是在意料之中的。因为除了职业身份和社会身份外，我们都还有一种与生俱来的身份，其中包括性别、阶级、种族和国籍。有些与生俱来的身份是变化的，例如与性取向相关的性别问题、工业后同质化的阶级问题。然而，相比其他身份，这些与生俱来的身份相对比较固定。我们发现作为父母的角色比我们的工作角色更稳定。在我们的职业角色（如医生或医疗保健从业人员）中，教育工作者、管理者或研究人员更加灵活和不确定。像医生这种稳定的身份允许我们行使国家的豁免权力，使我们能够明确区分谁能够从事这个行业。

古希腊人公民身份和非公民身份之间有着明显的区别，公民可以过着充实的文化生活，而像奴隶这样的非公民却只能为生存而奔波（Agamben，1998）。而行业也通过教育资格考试选拔组织成员，对那些滥用组织成员特权的人将采取撤销或者取消注册的处罚措施。医疗专业身份就是建立在这种豁免的基础上的。这带来一个问题就是：病人会比较那些有资格的执业医生所提供的医疗服务。有些医生可能因为专业技能的长期操作不当或者人文关怀处理不当而被病人边缘化。对身份的反复评估有望解决这个问题，但是这一过程可能不会很严格。

医学传统的学徒制"家族"结构与Bauman的"生命和命运"社区结构相比较，都具有"理念和原则"的社区特征，都建立在忠诚和家族纽带基础上，如同传统的小团队结构在卫生保健活动中呈现的模式，比如小儿心脏外科手术团队（Edmondson et al., 2001）。当然，这也会造成高度的紧张和功能障碍，而这些往往是幸福家庭的现实和破坏因素。因此，这种不稳定的工作结构已经被临时医疗机构取代。正如 Richard Sennett（Bauman, 2007）所说：一个灵活的工作场所不太可能是人们想要长期居住的场所。相反，我们看到的是"衣帽间式的社区"的兴起，这些社区"在演出期间被组装起来，一旦观众从衣帽间的挂钩上取下衣服，舞台就会被迅速拆除"。下级医生（如实习医生和住院医生）现在正在经历一次医学领域的变革，因此他们必须学会成为临时工，而不是成为一个稳定医疗机构的成员。

　　Sennet 指出：不仅仅是医疗保健行业，所有建立在稳定团体基础上的工作领域都正在经历着改革。Engeström（2008）指出：新的专业工作环境甚至正在瓦解我们习以为常的团队结构。相反，我们正在进入一个需要协商讨论以应对快速变动的工作时代，一群人在没有稳定的中心（如固定的领袖者）或中心不固定的情况下，聚集在一起协调完成任务。因此，在团队发展的典型阶段（"规范""调整""执行"和"衰退"），团队成员的身份并没有得到相应的提升（处于社会身份的交错混淆之中）。相反，衰退被默认是一种现状。

　　专业人员在协商时（临时团队）必须调整工作的主要方向，直接进入"执行"阶段，因为活动的流程固定，没有特定的中心。这种新的合作工作模式将技术熟练程度作为一个工作团体有机组成部分，却忽视了非技术相关的问题，比如沟通方面的专业知识。这表明工作本身可能有一个目标或具有目标导向性（照顾病人和安全的好处；对同事的敏感度），但是身份的形成可能不是以目标为导向的，而是以这一过程中形成的方法为导向的。换句话说，你应该用你本身拥有的技能去工作，而不是用一个等级和角色固定下的有计划的工作团队去工作。

从"医学生"到"医生"：学习理论能否解释这一身份转变？

　　Bleakley（2001b, 2002a）拍摄了一段英国主治医生和住院医生床旁教学的视频，然后把这段视频回放给他们，并就这次床旁教学的过程和内容和他们进行了讨论。这段视频记录了一个在血液科工作 3 个月的住院医生治疗正在接受化疗的肿瘤病人的故事。视频中，一名主治医生坐在床边和病人交谈，一名住院医生站在床尾，两名实习生站在住院医生背后相互交流，一名护师坐在住院医生旁,记录病人的病情。此时,一名药剂师拿来一张处方单,递给实习生,示意这张处方单应转交给护师。实习生转而把处方单交给了住院医生。这位住院医生并没有直接把处方单交给护师,而是犹豫了一下,从口袋掏出一支笔,仔细地查看处方单,一副准备在上面签字的模样。他看了一会儿,什么也没写,又把笔放回口袋,但仍然拿着那张处方单。最后在护师的一再要求下,才把处方单给了她。

这段教学视频看似普通,但是这位住院医生在随后的访谈中暴露出一个重要的深层次问题。这个住院医生说他看到处方单时,其实对这个处方的内容是非常困惑的。采访者问他:那你为什么拿着处方单,还要从口袋里掏出笔呢?住院医生说:这只是一个象征性的动作,尽管我并没有想写什么东西,但是这个动作会让我觉得自己像一个真正的医生。这掩盖了他没能理解处方内容的无知和困惑。在那一刻,他表现出的理解处方单内容的欲望比向周围人求助的欲望更强烈。尽管当时站在她旁边的护士、药剂师、实习医生、主治医生,以及这位了解自己病情的专家,都会很乐意和他解释处方单的内容,但是他感觉当时时机不对。当问到为什么他没有把处方单直接递给护士时,这位住院医生说:因为当他拿着笔看着处方单时,他觉得在病人的眼中自己似乎在做一些有用的事情。社会学家Goffman(1971)把这个称为"印象管理"。

整个过程看似像是住院医生表现成自己理解处方单内容,而临时获得处方单的处置权。然而,对处方单的短暂滞留却赋予住院医生瞬间的身份认同,让他觉得自己像一个真正的医生在参与病人的诊疗过程。当然,这位住院医生也承认这不是一种合适的获得身份认同的方式。虽然他已经是一个优秀的医生,并且有很多积极的方式证实自己是一位医生,但是这段床旁教学的视频强有力地表明,在他职业生涯的早期,他多么渴望获得医生身份的认同。

在传统医学教育(例如在第三章讨论的成人学习理论)中占据主导地位的学习理论其实并不关注身份的构建。这些学习理论起源于心理学,而传统上心理学更关注"个性""智力""学习"等领域。除了某些特定领域,相比对学习的研究,对性格的研究反而更关注身份的构建。身份是在学习风格的考核中突然出现的。然而近年来,应用于医学教育的学习理论的关注点开始转移到社会学习理论。这些理论将个人作为分析的基本单位,这个基本单位中的个人指的是在背景和关系(与他人和与物质世界的关系)中的个人,而不是单个个体。社会学习理论认为:身份是在参与活动的过程中形成的,它依赖于参与活动内重要关系的质量和数量。

行动者网络理论（ANT）（Latour，2007）、社会实践理论（COP）（Wenger，1998）和文化历史活动理论（CHAT）（Engeström，2008）构成了三大社会学习理论。这三大理论有 4 个共同点：①他们分析的基本对象不是单个个体，而是社团、活动或人与物以及人与人之间相互联系的方式。②他们感兴趣的是学习是如何在时间和空间中进行的，他们将学习拟定为动态的、面向未来的，因此也是逐渐明朗的过程。这一点尤其重要，因为学习不仅仅是回想"我学到了什么"，还应该思考"我要学什么""怎么学习"，这种学习方式具有历史性意义。③学习发生在两种情境中，一种是人与人互动的社会情境中，另一种是人与电脑或者处方单等物品互动的文化情境中。④学习不仅是知识、技能和价值的积累，而且是通过参与有意义的活动而获得医生、教授等具体身份的过程。

行动者网络理论

只有在日常熟练应用物质世界以及社会关系形成的过程中，复杂社会活动才会带给我们一种"我是谁""我是什么身份"的认同。很多"边做边学"的机会都是以工作为基础的。正如我们在前三章中详细介绍的那样，医学教育作为高级学徒制，应该与以工作为基础的学习理论高度契合。在这三大社会学习理论中，行动者网络理论（Law et al.，1999）并不关注学徒制，但却对客观物体在塑造学习过程和塑造身份中的作用最感兴趣。

Latour（2007）认为社会是一种模糊的分类，通常被当作一个既定框架分析现象。Latour 认为社会是人类活动和物质创造相互依存的世界。而无论人们在桥梁上的会面，还是洗手护士和外科医生之间手术器械交接，礼物的交换，或者师傅教授徒弟使用工具，都是不断变化的过程。这些活动都是一种不断取交集的社会网络组合。Latour（2007）更关注事物之间的关联或联系类型，而不是社会。而这种相互作用通常发生在人与物之间，比如我们使用计算机辅助学习、配置注射用的药品、给那些知情同意的病人注射管控药、进行X线检查前穿上铅衣、把笔和表递给病人签署知情同意书、在纸上描绘增大的前列腺如何挤压尿道。社会作为一种组合、关联或网络架构，不是预先有计划地进行种属和结构的分类，而是活动、会议、物品、计划、意愿、运气、不确定性等各种现象相互交互的一种效应，然后被彻底语境化了。Latour 在研究中指出：了解社会的唯一途径就是接近行动者。只有和当地从业者密切接触，并且通过他们的活动和描述，我们才能了解他们的世界。

在之前的关于初级医生的案例中，处方单是学习环节的一个重要组成部分，尽管拿着处方单让初级医生的内心很挣扎，但是它所代表的身份却促使初级医生做出这样的举动。如果不是在那种特定的环境中，案例中的每个医生都不会做这样的事情（这就是心理学上对"代理"的传统观点）。正是事物之间关联强度的变化才导致行动者决策的改变，行为是事物关联过程中的一个突发属性。Latour认为，"代理"更恰当的解释应该是"行动者"，因为人的行为可以导致很多情况的发生。一个"行动者"既可以指人，也可以指非人的存在和力量。因此，"注射器有自己的思想"和"我决定更改机器的设置"这两件事不应该代表不同的价值体系，一个是象征，另一个是具体的行为。关键在于各个组成成分之间发生相互作用的意义。

身份构建是人与客观事物之间相互作用，并不断变化的过程。总之，行动者网络理论建议不再使用"身份"这种描述，因为它错误地认为事物之间的相互作用是静止的，而不是动态的。相反，在我们的案例中，我们认为人和物之间的可预测和不可预测的元素的组合，导致了初级医生误把占有信息当作管理病人对医生印象的一种方式。许多这样的场合体现出医生想达到这样的状态或成为这样的角色。

有些人认为，"人类行动者"这一概念已经不再适用于当下。但Latour（2007）在《行动者网格理论》中的"行动者网络"部分中已明确说明：行动者这个概念只是不够突出，或者说它是联系或关系的产物。一个行动者会与其他行动者或者事物之间建立多种关系，这里面行动者之间的相互作用是最重要的，其次才是行动者本身。

最后，心理学一直认为主观性是身份的一个显著特征。Latour（2007）反驳了这一观点，他认为主观性不是人固有的，而是在人与事物相互作用过程中产生的。Latour指的是那些联系紧密的场合，包括低年资医生在病人在场的时候，向高年资医生或者药剂师学习如何阅读和开具复杂的处方单，这同时也向病人解释了处方单的内容。从这个意义上讲，医生这个身份就像是在一个有多种力量相互作用的复杂的系统中的一个"吸引者"，作为这个系统的核心组成要素创造了各种可能。

实践社区

相比上文提及的行动者网络理论模型,实践社区理论模型(有时称为"情境学习")在解释学习与身份塑造之间关系方面更容易被理解,正如 Latour 指出的那样,他的观点实际上都是基于一些常识,因为我们所处的世界是不断变化的,事情会按照我们的预期也可能不按照我们的预期发生,我们是在这个基础上驾驭学习的。在事物相互作用的过程中获得的位置感和控制感让我们知道我们是谁、我们要怎么做。Wenger(1998)的著作《实践社区》表明他对学习、意义和身份之间的关系很感兴趣。

Wenger 认为,意义是学习和身份能够相互关联的核心要素。如果没有个人意义,也就没有学习动力和由学习而构建的身份。意义是通过学习来实现的,而不是凭空产生的。在那种以工作为基础的学习环境中,教育工作者过分强调学习的相关性,而不是学习的意义。Wenger 和人类学家 Jean Lave 早期对于学徒制的开创性研究成果就是提出情境学习:合法的外围参与(Lave et al., 1991),即应该保证学习在真实的环境中进行。从第四章可以看出,对 Lave 和 Wenger 来说,学习是一种有意义的社会参与行为,而不是知识、技能和价值观的积累。但是,学习者和社会组织的其他成员(通常指像医学专业团队这样的实践社区)必须承认参与的活动是合法的。因此,学习是在特定环境下发生的,很难直接从一种环境直接转移到另一种环境,就像虚拟环境中的学习很难直接过渡到真实环境一样。合法参与社会活动所产生的意义是促使学习能够长期坚持的关键因素。在参与活动的过程中,发生了社会化,体现了"存在和成就的转化的可能性"(Lave et al., 1991)。这表明学习者不再被动地获取知识,而可以通过参与有意义的社会活动掌握学徒制阶段的知识。这不是指一个代理人的活动或者选择做的事情,而是指代理人、活动、世界之间的相互依存(Lave et al., 1991)。

在 Lave 和 Wenger 的研究中,身份塑造是学徒制教育发展的自然结果。随着专业技能不断熟练,助产士学徒成为助产士,康复中的戒酒者成为滴酒不沾的戒酒成功者,裁缝学徒、军需官学徒和屠夫学徒分别成为裁缝师、军需官和屠夫,与此同时他们对身份的认识也不断加深。身份的形成有三个主要因素。第一,需要一个能够实践专业知识的真实的实践社区,以支持学徒的学习活动;第二,让其执行一些力所能及的有意义的实践活动,从而使学徒对实践社区有归属感;第三,参加有意义的实践,从而朝着更全面和更深入(核心)的方向,参与实践社区。这种学习构建过程也就是身份塑造过程,它不仅赋予学习以意义,更重要的是,还赋予了作为主要实践者更强烈的身份意识(Lave et al., 1991)。

这是医学教育的一个常见情境——我们如何构建基于实践工作的学习模式,从而达到以下目的:第一,学生认可有意义的实践社区;第二,通过真实的实践活动加入实践社区;第三,增加学生参与中心实践工作的机会。例如,虽然有大量关于医学生临床推理发展的文献,但这些文献主要研究的是认知过程的发展,未考虑其社会背景。如果身份是通过实践社区内日益增加的专业知识得到确认和肯定的,那么利用专业知识进行临床推理就比个人的心理判断、利用科学知识进行诊断以及涉及模式识别的应急技能更重要。用 Lave 和 Wenger 的话来说,更多的是关于如何将这些学生的新兴特质合法化,并使其成为参与实践社区的核心,或者如何加以利用。如果医生的主要身份标记是"诊断师"或"症状学家",那么身份不是通过"知道怎么做"构建的,而是通过有意义的参与行为来实现的。

正如 Lave 和 Wenger(1991)指出的那样,学徒学习过程中的身份塑造是在广泛的实践参与中形成的。在沉淀模型中,人们学习知识的过程被视作为一个接受和记忆测试(包括回忆和再认)的过程,然后身份塑造成为了一个独立的问题,身份被关注为一个明确的变化对象。在这个模型中,身份通常被称为"自我",并通过学习不同的课程而形成,例如伦理学、医学人文学,以及最近的专业精神学,由此,身份塑造就和实践参与分离开来,同时政策声明也强调了要将个人的专业发展与参加实践社区的活动隔离开来。但是,脱离了参与实践工作活动(例如治疗、护理和安全治疗病人以及与同事合作)的背景,会导致对性格特征的不适当测试。在 Lave 和 Wenger 的模型中,身份认同具有文化性和参与性,而不是孤立于参与之外的心理特征。

Wenger(1998)与 Lave 进一步发展了早期的学徒制理论,研究如何在实践环境中学习知识。这从另一个角度为我们解释了医学教育中学习与医生之间的关系。接下来,我们将简要论述 Wenger 提出的三个概念,这些概念阐明了学习的意义,并解释了身份是如何塑造的。

参与和物化

首先，Wenger 对"参与"和"物化"做了重要的区分。参与描述了人与人之间的具体互动。物化描述了人们如何从日常经验中学习，给它们贴上标签，并创造出人工制品。参与本身是没有意义的，而且人与人之间的互动是由参与的意义和共同理解介导的。没有可理解的意义，学习就无法继续进行，即学习是为了学习经验。参与实践活动本身没有持久的价值，因为参与实践活动必须深化为经验，坚持下去或做出任何改变。尽管在以学生为中心和独立学习时代不受欢迎，但我们仍然建议优秀的临床教师要知道如何组织学习，最大限度地将实践活动转化为经验。优秀的临床老师不仅会促进学习，而且会提供必要的框架来支持学习，为学习提供意义并从意义中学习。

正如我们之前所讨论的那样，Bruno Latour 并不认为隐喻（如"注射器具有自己的生命"）和具体行为（如"我改变了机器上的设置"）是不同的。在他的观点中，隐喻和具体行为在一系列活动中都是同等有效的行为者。Wenger认为，具体（参与）和抽象（物化）之间的不同状态是一种必须解决的紧张关系。如果实践是有具体行为的学习，比如进入实践社区是实现归属感的学习，身份塑造是成就自我的学习，那么这些都不可以被视为是抽象的，因为抽象不是活动，而是描述此类活动的唯一方式。对于 Wenger 而言，思想必须表现为加强具体的参与，但不能替代它。正如我们在第一章和第二章中详细讨论的那样，这就是为什么医学生永远无法直接从教室、实验室环境、模拟和抽象知识中学习他们的专业，而必须通过在基于工作环境中的实践知识来学习其专业的核心内容。

参与和物化是相辅相成的。物化的作用是它可以通过文化标识、讲故事和语言使参与更有意义。物化描述了参与的意义。让我们回到前面视频中初级医生的例子中，初级医生想要一个优秀医师身份，他无意中被卷入象征性使用药物处方的事件中，通过短暂保留药物处方，作为"成为优秀医生"的临时标记。因为转向物化的运动如果过于突兀，对身份塑造就失去了持久的意义。初级医生必须回到参与状态中以恢复真实的身份感，但是这不够稳定，他们在接受采访时承认，通过病人、护士、药剂师、登记员或顾问的解释，由此消除处方单的神秘性（物化），这将会产生更深层次的身份认同感。

参与和不参与

其次，Wenger 明确了参与和不参与在学习和形成身份塑造意义中的区别，这是不言自明的。医学生，尤其是在学习生涯早期，经常抱怨参加基层工作，例如去基层医疗中心等。这可能是因为教学秘书的学习计划安排不周，或者是学生缺乏主动性，但最终导致了学生参与热情不高的结果。参与实践社区对于学习和改变身份非常有意义，即使它是外围的而不是中心的（早期学徒制的常见情况），如果只有体验而不参与则毫无意义。外围参与会提高参与者的积极性，而边缘化参与会导致排斥，因此应该避免边缘化参与。也许，在我们以初级医生（实习生）为例的案例中，尽管他作为一个初级医生（实习生正在寻求留院），是团队的合法成员，而不是医学生，他有动机扣留处方单，以获得暂时但不符合规定的权力和身份，因为他觉得自己被边缘化排斥在实践社区之外，他的参与程度也会被边缘化。

归属模式

第三，Wenger 将身份构建描述为实践社区的归属模式。这需要不同程度的实践参与，且显然与上述参与模式有关。在此种模式中，学习的意义因人而异。于 Wenger 而言，作为初学者，加入一个实践社区的要点在于如何进入实践社区学习的共同历程。主要通过三种方式：①通过参与实践 [在上述例子中，初级医师（实习医生）只是在观察与病患一起工作的会诊医师（主治医生），而没有参与进行中的工作]；②通过对可能发生的事情的想象，预测未来的活动和身份转变；③向着更加深入、广泛的方向学习。身份塑造是一个渐进的过程。

相对于学徒制学员成为专业人士，如初级医师期望成为住院医生一样，一名学生受邀暂时加入实践社区具有相当的不确定性。对社区的短暂依附是脆弱的，而深度融入社区则更为牢固，融合的方式包括与联合企业的深度接触，与其他从业人员的相互合作以及分享社区文化及历史。具体表现为故事、仪式、幽默感、工作风格、当地标志性艺术品和当地人文。医学实践社区因其启动仪式、行为准则、历史和特质而备受诟病（Becker et al., 1980）。但是，随着医疗公司和稳定的团队被新兴的弹性临时工作组织所替代，当前的做法正

在改变一些传统的社会化身份生成或识别过程。我们参考了本章开头所提
Bleakley(2001a, 2002)基于病房的学习相关研究中的一项发现,其中一位顾
问(主治医生)在访谈中描述了一本在初级医生(实习医生或住院医生)间相
互传阅的"黑皮书",此书记录了医院被保存下来的特征性历史,以及过去领
导人的漫画。在这里,作为抽象的规则,一个潜在的物化成为了一种参与行
为,如公司(临床团队)新成员之间传阅的黑皮书。就身份建构而言,存在变
成了归属。

然后,实践社区理论方法提供了一个参与塑造身份的模型。身份不是个
人人格的效应,也不需要援引机构的概念,因为身份是由与实践社区本身关
系的动态变化形成的,它是比自我更大的力量。尤其是在新兴的医疗保健
时代,很难知道实践社区的起点和终点。Wenger(1998)分析了不同实践社
区之间的关系,在这种实践社区中可能会出现多成员关系,使身份结构变得
多元和复杂,而在其中的界限文件(例如协议和规则)可能在维持彼此之间
的对话中起重要作用。例如,Wenger发现了一个难题,即一个实践社区的成
员与另一个实践社区的相互配合(例如,两个非常不同的卫生和社会护理团
队,如一个社会工作团队和一个精神病护理团队在同一社区中照顾一个有
多个问题的慢性病病人),该从业者倾向于参与他的团队,但没有实际的与
另外一个团队合作的参与行为。这相当于抽象知识,而不是经验知识。当
仅从抽象的角度考虑实践,而不从参与的记忆中考虑实践,物化将会形成模
式化。

更重要的是,在 Lave 和 Wenger 提出的,并且由 Wenger 不断发展的实践
社区的描述中,似乎缺少了一些东西,即接收者、实践的客户、终端消费者、使
用药物和保健的病人。因此,我们的第三种社会学习理论,即文化历史活动
理论,始于客户、消费者或病人,其主要关注点是任何实践活动的对象。我们
为什么要这样做?我们是为了谁做的?我们是否同意出于同样的原因而这样
做?活动的对象会产生回馈并完善实践活动本身吗?我们认为"对象"这个术
语是不恰当的,因为对象是活动系统所关注的事物,这显然将人(如病人)变
成了关注的对象。正如"行为者"和"参与者"等术语在行动者网络理论中的
特殊用法一样,"对象"在活动理论中也有着特殊用法。

文化历史活动理论（CHAT）

根据 Engeström（2008）的研究，以"团队"为其基本分析单位的限定范围的实践团体是存在一些问题的。团队面临着"难题"。第一，所谓的团队似乎倾向于分解或"去领土化"[用 Deleuze 和 Guattari（2004a，2004b）的话来形容流体组合体，就像"领土化"或那些在连续时间中仍然集中连贯的活动一样]。第二，团队的学术研究（Finn et al.，2006；Finn，2008）与具有实际工作经验的团队成员存在竞争，两者不一定能得出相同的理解。回想一下 Latour 的研究呼吁"遵从原生态"，用 Wenger 的话来说，就是学者用来理解团队过程的概念可以验证该过程。确实，"团队"本身提供了具体化的印象，使人好像在讨论一个具体事物一样讨论抽象事物。团队到底在哪里？什么样的实际从业人员才算是 Wenger 所说的"参与者"？但是仅仅参与是否会获得团队合作经验和理解团队合作过程，而我们又是否认为这种方式为"团队合作"？

对于某些学者（Scott et al.，2008）而言，将重点放在"团队"活动上使得从业者忽略了当今复杂的围绕病人开展工作的卫生保健领域的实际情况，而这种活动通常不是以整合的方式，而是以极少量的公开合作的方式进行的。问题是如何整合复杂的活动，使从业人员可以流动性地跨越界别并参与多个角色，以提高病人的利益。这意味着医生、医疗从业人员和病人都需要新的、复杂的身份形式。

对于 Engeström 来说，医学和卫生保健的学习不在离散的"团队"中，甚至不在有限的"实践社区"中发生，它以一种非常特殊的方式发生，即从大批人力资源中招募从业人员，并要求他们在不同的、历史性的工作结构中进行现场合作。因此，工作组成员的流动性很强（"协商的工作方式"）。如果以病人为中心，那么医学教育中的很多学问都来自病人，但是病人并不是任何临床实践中的正式学习成员。如先前所讨论的那样，在 Engeström 的学习模型中，一个复杂的活动是围绕着一个共同的、已确定的"关注对象"形成的。对于医学教育而言，这个对象可能是病人护理或病人安全。重要的是，学习和身份建构不在于实践的参与形式，而在于真正参与到一种具有共同关注对象的复杂活动中。然后，学习是面向未来的、向活动的对象和目标展开的，因为它会不断地重新塑造那个对象。

但是，正如我们已经看到的那样，在当代卫生保健中，活动系统的对象通常是"不受控制"的（Engeström，2008）。鉴于此，Engeström 认为活动对象是无法被控制、被完全理解，甚至监控的对象。由于病人的特质，他们是不受人控制的对象，而是被人口研究和循证医学规范所"控制"，不适合提供个体性模式（Groopman，2007）。有学者（Sweeney et al.，1998）提醒我们，病人本身的个体意义是具有高度不确定性的复杂事物，是高于统计学意义（人口研究）和循证医学（规范反应）水平的。作为文化性、历史性的一个系统，活动不仅复杂而且本质上是难以理解的、不稳定的。CHAT 中的活动，被视为一种动态的过程。在将活动系统描述为固定项目时，这种动态性增加了其不确定性的程度。但是，这种认识方法意味着 CHAT 作为一种探索学习和身份的方式，是现实的、不能过度简化的。

　　将阅读活动体系方法作为开始理解对象主体的方法可能是错误的。恰恰相反，正如 CHAT 之父心理学家 Lev Vygotsky 在 20 世纪 20 年代首次描述的那样，主体是在与对象之间的关系中形成的，并通过两种形式调解：第一种是通过社会情境进行调解，第二种是通过符号、专家语言、工具、机器、对象或计算机等人为调解。Engeström 通过为活动系统添加"角色"和"规则"（或协议）作为重点（汇合点或"吸引者"），将其深化为更广泛的社会影响（即组织工作环境）。

　　由于活动系统并不局限于对物体起作用的人（主体），但至少活动是通过人工制品和社区做调节的，人只参于其中，所以活动系统不是由人（代理或主体）指导的，但是活动过程产生了人的主观性。因此，不可避免出现了这样的情况：复杂活动系统就像"肿瘤学"制造了"肿瘤学专家"，肿瘤学专家当然会反向操作活动系统，并在系统上进行练习、研究和教学，但他们并没有亲自"塑造"一个活动系统。相反，身份是系统中至关重要的元件，它是系统中所有部分随时间相互作用的产物。

　　身份是多种因素共同作用的产物：社会背景（可能是实践社区）和一系列人工制品（例如计算机或仪器）组成的人为环境、角色和规则，这些因素具有共同的学习目标或成果。在我们的初级医生（实习医生）私藏处方单的示例中，作为中介的社会环境是直接的临床血液学或肿瘤学小组（Wenger 称之为实践社区，而在 Engeström 看来，则称之为文化历史活动系统）。这件事的背景很复杂，包括医院病房中的床、大量病人图表和记录、医生的听诊器、护士的手表、书写用的笔、床边实际存在的药物，但是实习生关注的重点是特定的处方单和特定的笔。背景的规则和角色也很复杂,但是实习生的关注重点是:像那些称职的内科医生一样独立行动可以体现出主动性,这样仿佛能够获得和高年资住院医生一样的身份。谁不希望尽快摆脱早期学习者、学徒和大三学生的外衣,以医生的身份,为自己的职业灵魂找到归宿? 但是,正如我们在示例中所看到的那样,初学者有时对新身份的渴望先于专业知识的构建,而专业知识的建立才能确保其合法地进入实践社区,因此,当年轻人渴望"面子"的时候说明他仍然是学界的边缘人物。

活动系统的对象仍然很复杂。共同的对象可能是"病人受益",例如"病人护理"和 / 或"病人安全",期望的结果是帮助病人出院。但是,作为分工(角色)的产物,其他对象也在运作。对于某些人来说,可能是"轮班何时结束?"对于另一些人来说,"我还必须完成什么任务?"对于在教学轮转中的带教人员(主治医生),也可能是:学生何时到达,我将如何协调他们,如何为新员工安排教学? 对于护士而言,可能是需要完成她目前正在书写的文书工作。对于初级医生(寻求规范化培训的实习医生)而言,在一段很短但很重要的时期内,活动意味着"我如何才能最好地塑造我在别人心目中的印象?"所有这些因素都会反作用于"自身"或"主体",以构建当下的身份。随着时间的推移,活动系统中身份构造是动态变化的,重点是实现共同目标。如果个人没有朝着那个所谓的共同目标努力,这必将强烈扰乱这种向特定身份建构的流程。分工意味着协作小组成员之间的近期工作目标可能会有所不同,但他们仍然有一个更大的共同目标。

Engeström(2008)曾指出特定的工作安排如何对身份建构产生影响。在有限的工艺生产模型中,工匠的身份与他生产的工艺品紧密相关。屠夫以其切割质量而著称,但这受另外两个知识覆盖面更广的活动系统的约束:牲畜养殖业和屠宰业。在这个相对简单的工作环境,客户不是工作设计或工匠身份构建的中心因素。在诸如医学和卫生保健这样的复杂工作环境中,首先,活动系统(例如血液学或肿瘤学小组)与其他系统(药学、外科手术、初级保健、临时看护)密切相关;其次,该系统具有客户智能化功能,病人越来越多参与决策并被视为医生工作的合作伙伴;再次,与基于工艺的传统主义相反,这项工作是由基于研究的创新驱动的,这种创新正在不断地进行重大改变而不是微调;最后,这项工作并未着眼于产生"健康"或"护理",而是明确地产生了社会主观性,例如知识渊博的自我治疗病人。在如此复杂的后工业工作环境中，身份产生必定是多重且"流动的"。

活动理论描述的是完成或执行工作的集体能力，而不是个人的工作能力和身份。一群人与产品共同制造了转化和创新，并建立了规则（协议）和工作角色，这提供了身份和意义。对于医生来说，这种创造性的活动可能意味着将诊断专家、治疗提供者、建议者和伦理护理者（"专业人士"）的身份转化成民主性团队成员或协作者、支持者、顾问、导师和教育者的跨界身份。重要的是，活动系统具有一个共同焦点，例如"病人获益"，而这个焦点为这些可能完全不同的身份提供了一致性。

我们有意将领导者排除在上述名单之外，尽管我们在第二章中讨论的卡内基新研究表明，开拓者和创新者是追求卓越的医生的重要目标身份（Irby，2009）。这不是因为我们认为领导力不重要，而是因为旧的领导模式正被新的领导模型所取代，例如，旧的模式要求领导者作为专制的领导者，甚至是一个榜样，而新的模式中领导者是民主的专业合作者或专家。现在，临床工作小组或集体的"身份"既以社会资本为中心，也以知识资本为中心。活动理论的经验研究表明，更多富有成效的生产性集体产生了一种重视沟通交流、网络关系、社会联系和信任的文化氛围。这种集体受病人欢迎（Bleakley，2006b），能够提供更好的医疗护理（Allard et al.，2007），从而提高了病人的安全感。这些集体具有很高的水平，成员之间能够以专业的方式彼此交流、争辩。最后，重要的是，这些集体认真对待病人的意见。

在如此强大的集体中，机构或有意向的个人是"分散式的"。Searle（1990）称这种集中分散式的机构为"我们的意向"。从活动系统的角度来看，这种意向不太可能被计划，而更可能是复杂活动系统的一种属性。这种潜力是通过对话和合作再次实现的，而对话和合作是民主权力结构的标志。对于 Ciborra（2000）而言，反常的是，强大而成功的工作团队并不像追求理解和意义那样，寻求对协作工作的控制（这使我们回到了 Wenger 论点的核心，即一个有效的实践团体从学习中产生意义，从意义中学习）。Ciborra 认为，集体不需要采取自上而下的控制措施，而应从"流动、护理、服务和培养"中产生良好的工作实践（Engeström，2008）。除了"护理"，这些属性不太可能在建议如何改善医药和卫生保健领域的团队工作的政策文件中列出，但它们与 Engeström（2004）提出的"协商编结"的概念一致，在这个概念中"中心不成立"。在这种类型的工作集体中，领导力的分布是随着合作中工作活动的重点及时间的变化而动态变化的。在这种情况下,活动的共同目标是"意向性",即群体有目标,并且已经开始着手实现某些目标。因此这种网结需要适当地保持,以确保各方的协作。

病人护理和病人安全(总的来说是病人整体利益)共同成为动态网络的"幽灵"中心或"失中心"。所谓"失中心",是指一直具有巨大影响而且可能被感知到,但又未得到充分认识和清楚表达的事物。对于CHAT,机构贯穿于整个活动。在医学上日益复杂、病人敏感的工作环境中,例如慢性病、多发病病人的执业区域(Kerosuo,2006),活动结构本身包含身份",即"横向变化的关系""人际关系"以及"协商的知识网络",而身份是通过开展这项活动实现的,如"网络化"等。例如,原本应该担任团队领导的医生反而成为专家级工作人员。病人再一次成为团队所缺失的核心,他们才是真正的领导者! 正是医生作为症状的鉴定者,不改变诊断过程,从而使得这个中心一再缺失。我们在下一章将注意力转向**症状学家**的这一核心身份。

(舒晓刚　译)

第六章
失控的医学世界中医生的新身份

猎鹰绕着圈不停地扩大盘旋，

再也听不见驯鹰人的呼唤；

万物分崩离析；中心难以维系；

世界只剩下散沙般的失控状态，

血色模糊的潮水奔涌到各处，

淹没了圣洁的仪式；

至善者毫无自信，而至恶者却躁动不止。

选自《二次降临》

（William Butler Yeats, 1865—1939）

中心还是中心吗？

医学映射文化。Hargreaves（2003）描述了社会从"持续的家庭对话和关系"到"偶发的微小互动"的转变，我们也注意到，在医学转型过程中，"家庭"或"医疗"结构变得更加开放、复杂和动态化。与之相关联的则是越来越难以实现的结果，或医疗体系中的失控对象。正如诗人 Yeats 在分析日益淡化的现代社会习俗时所担心的那样，中心不复存在，但我们仍无法摆脱失控的状态。相反，医疗工作和医者身份相应地以新的形式被重塑。尽管长期存在的职业认同问题得到解决，但在这样一个广泛失控的世界里，医生在日常工作中仍感受到其内心深处艰难的道德压力。

例如，依照适当道德反映的清晰界定，对医生而言，其公众身份和个人身份都被归为"专业人士"。由于厌恶情绪往往导致对他人生活方式产生偏见，所以医生需要将其搁置，而且务必控制愤怒情绪。为了客观地对待"病人"，并且把"病人"当作"人"来看待，医生要秉持非常复杂的态度。这不是不人道，而是为了保持必要的情感距离来开展工作，因为病人也被视为一个人，需要得到关心、尊严和尊重。

继 Martin Heidegger 之后，Jacques Derrida 提出了将事物置于"擦除"状态的著名观点。这是一种加删除标记的做法（类似于电脑软件中的"加删除线"），对于那些仍在考虑中、不太合适但还没有决定放弃的关系，将它暂时搁置。如果医生把病人当作暂时的"物体"，可能会被视为将病人置于擦除状态。我们知道这种将病人物化的方法既不恰当也不合理，但可能是必要的。我们可以把这个词的含义延伸，理解为抹去某些东西，即一种弗洛伊德式的否认和压制。如果医学生要学习如何成为医生，医生要学习如何成为更好的医生，他们必须学会丢掉许多普通的人类情感，如愤怒、沮丧、厌恶，等等。为了能以专业、平等、公平的态度对待病人，医生必须这样做。我们知道，这完全是不恰当的情感反应，因为人们难以管理情感，也难以忍受压制情感。医学生和医生都是人，不是机器。这种情感转变表现为一个强大的、有时是难以忍受的身份建构过程，因为医学生和初级医生必须在角色和身份之间来回转换，而这些角色和身份之间的界限是严格的。同样，医学生和初级医生（实习医生）会抹去他们对病人的情感反应，所以他们也不能以医生的专业身份和目光来看待普通的、亲密的私人关系。

医生：诊断学家、症状学家和鉴定家

在《临床医学的诞生》一书中，Foucault（1989）将现代医学的起源描述为权力、地点和身份的相互联系。这个描述的中心含义是指观察身体表象的同时也对人体内在征象进行探查。这种诊断性观察基于逐层深入观察人体，正如通过解剖来学习解剖学知识一样，标志着医生可以作为专业人员在普通社会场合进行不被允许的密切接触和检查行为（Bleakley et al., 2009）。这种职业正当性显然是一种权力问题，即合法权威。随着诊室——这一从事医疗活动特定场所的发展，这类私密行为也被默许了。Foucaul 分析的第三个要素是身份的形成。通过培养医生的诊断观察力，从而使其具备检查和诊断方面的特长。

有学者(Lingard et al., 2003b)将医学观察描述为一种"普遍的生物医学世界观"的表现，在这种世界观中，病人是医学的对象，他们描述的病史是不可靠的，必须由医生转化为"真实的"病史，（并且）被分解成为生物医学问题来"处理"。医学观察定义了医生作为"诊断学家"和"症状学家"（Smith, 2005）的身份，其特征是与一种人际支配的社会技术相一致，为观察者提供权威，还与一套管理不确定性的技术相一致，提供了一种外在控制方法——按 Lingard和其同事的理解，这是"一种不确定性的艺术"。这种观察和权威的复合体为说服病人和同事相信医生行为的有效性提供了诠释方法。在不确定且复杂的临床判断世界中，医生还通过"不确定的艺术"增强了自信。

Lingard 和他的同事们做了大量的工作，揭示了过去半个世纪发展起来的临床观察和医学判断之间的矛盾（Fox, 1957）。相比之下，其他的研究则是赞扬了传统诊断观察的独特性和艺术性，常常聚焦于具有确定性和洞察力的力证（Groopman, 2007），阐明临床实践能够赋予医生"诊断学家"的身份。例如，在一个社会现实主义小说中，经验丰富的医生和著名作家 Verghese（2009）描述了医生在工作中诊断和症状鉴定工作：

Ghosh 医生抬起病人的一只手，一边扶着它，一边摸着桡动脉。脉搏每分钟 112 次。Ghosh 的"绝技"是能在不戴手表的情况下判断心率。"什么时候开始的？"他一边说，一边打量着病人肿胀的腹部，这腹部跟这个身体消瘦、肌肉发达的人极不相称。"从起病开始……""昨天早上我只是想……排便。"病人看起来很尴尬。"突然我这里就疼了"，他指着自己的小腹。"当你坐在马桶上的时候？""对，蹲着的时候，几秒钟内，我就感到腹胀和腹部紧绷。一切发生在一瞬间。"Ghosh医生已经有了初步的判断。虽然心里有了答案，他还是问了下一个问题。有几次，诊断结果就像是写在了病人的额头上。有时病人说第一句话的时候医生的诊断就出来了；有时医生还没见到病人，只是闻到了病人身上的气味就做出了诊断。

这个病人患有肠梗阻，需要紧急手术。Verghese 本人是一位出色的临床教师，他从其他卓越的临床教师那里汲取了丰富的经验，并将这些老师写入他的著作中。他也是一位诊断（叩诊、触诊、听诊）专家，这些诊断技能由于已经被复杂而客观的成像技术所取代（Verghese, 2007）而濒临消失，即 Illich（1977）所说的"技能丧失"。近距离观察、向病人学习、倾听病人的叙述、如同阅读一样仔细检查身体——这些都是建构和重建诊断学家身份所需的实践活动。能听到超音域声音的耳朵有着非常好的音感（相当于音高辨别力），它既是一个"文学耳朵"又是一个"医学耳朵"（和眼睛）。在这部小说的节选内容中，Verghese 参照文学的修辞方法，使用"蹲""肿胀""紧缩"和"闪电"等表达，正好解释病人如何给新手或经验不足的医生提供可能遗漏的线索。当然，Verghese 是在告诉我们，培养医学和文学的敏锐性有一个共同的目标——通过近距离、基于感官的观察，培养对现象的鉴别能力（Bleakley et al., 2003a, b）。当医生从鉴别现象转变为解释现象时，医学诊断就完成了一个循环。

Lorelei Lingard 也把文学的评鉴方法应用于医学实践，但是文学中该方法主要是作为批判工具，而在上述 Verghese 的描述中，该方法则作为鉴赏工具。Lingard 拥有英语语言文学背景和修辞学博士学位，不过现在是一位备受尊敬的医学教育家。作为对社会化研究充满热情的新人，虽然她不得不转战临床领域，从事基于实践的医学教育研究，但她也为这项研究带来了分析修辞学家的视野。Verghese 拥有创意写作硕士学位，他将作家的感性思维和综合思维应用于临床实践，同时也将医生的高度专注应用于他的写作。

围绕医学（诊断）观察和体格检查的应用与发展，有学者（Lingard et al., 2003a, b）改良了 Foucaul 的权力、地点和身份的融合模型。这种改良主要考虑到体格检查对诊断的辅助作用，以及医生间陈述病例的需要。实际上，这项研究是把医学生向上级医生汇报病例当作一种教学方法，聚焦于如何运用修辞手法分析医生职业身份的构建。

从医学生到初级医生（实习生）的过渡是身份建构研究的重点领域。无论准备程度如何，本科毕业后，一个"医学生"一夜之间就会成为一名"医生"，并对病人负责。身份转换有许多方面，但其中一个重要方面是诊断知识的发展。在教学环境中与病人进行高质量的接触，并从临床教师那里获得相应的反馈，是成为医生的主要途径。病例陈述则是另一个重要的学习方法，即医学生向上级医生展示"病例"（病人）并进行讨论。Lingard 和同事们提出了医生身份形成中的重要观点，即名义上的"医生"实际仍为"学生"，这超越了临床推理所需科学知识的积累范畴。他们指出，从"像学生一样思考"转变为"像医生一样思考"的关键是对不确定性的管理和描述。

一些医学教育和"医生如何思考"领域的主要评论家，如 Ludmerer（1999）、Montgomery（2006）和 Groopman（2007）等，都认同如何处理医学不确定性是一个关键问题，但这在医学教育中一直疏于管理。医生，尤其是外科医生的身份建构，通常与 Fox（1957）的经典研究"不确定性的训练"联系在一起，该研究在半个世纪后仍被称为"不确定性的艺术"（Lingard et al.，2003b）。医生学习处理医学的不确定性是为了给病人和同事呈现一副确信的面孔，实际上，医学充满不确定和模棱两可；但更重要的是要发展成为这样的职业身份，即内在对不确定性具有充分的认识，因为，外在呈现出的是对疾病确定性的"印象管理"（Goffman，1971）。

　　Lingard 和同事们发现，在病例研讨会议中医学专家们会使用修辞策略说服在场的人（混杂的、跨专业的听众），以特定的方式掌控不确定性，学生们则通过学习，并在合适场景中使用这些修辞策略，实现了从学生到医生的身份转变。而且，这种修辞策略的组合通过重现这些策略的使用范畴（体裁结构）来复现医学中现存的"体裁"。因此，儿科病例陈述是一种方式，而精神科病例陈述则是另一种方式。然而，在医学领域，案例介绍存在一些相似之处。它们通常以故事或叙述的方式呈现，不同于病人最初讲述的内容。因此，"执业医生的管理和评估参照一套既定的、体现医学陈述方式的行业标准和价值体系进行"（Lingard et al.，2003b）。医学生们向上级医生学习，使话语更具说服力，并开始扮演起实习医生的角色。

　　有时学生陈述病例时寻求临床指导老师的指导或解答，或退回到"学生"的身份以转移可能受到的批评，这种情况下"学习者"和"学生"的身份得到了强化。这通常意味着学生通过自信地陈述病例来表明他们掌握了科学知识，以期获得好评。然而，如果学生们像他们的指导医生一样，表现得很自信，关注的焦点就从要了解的知识转移到临床环境、诊断和病人管理上，这样学生们更多地被视作"医生"。这可能包括通过当前检查和临床观察了解病人病情，以及管理检查结果和病历记录等现有的病史信息。重要的是，通过印象管理达到身份构建策略的核心是如何把控不确定性。

　　学生们通常会避免或掩盖不确定性的存在，因为他们致力于通过评价性内容来证明自己的能力（Lingard et al.，2003b）。临床教师公开讨论不确定性，并演示如何管理它，从而"表现出确定性，这种确定性是学生、病人所渴求的，更普遍地说，是西方文化对科学合理性的需求"（Lingard et al.，2003b）。再次说明一下，作者所述的"一种不确定性的艺术"，与 William Osler 的观点"医学是一门不确定性的科学,是概率的艺术"异曲同工。那些看似掌握了病例陈述语言(其中的不确定性经过编辑和处理)的学生,与其说他们是"作为医生在思考",不如说他们"像医生一样思考"——实际上两者之间存在着显著差异(Gao, 2009; Gao et al., 2008)。

教师们没有过度相信诊断结果,而是"尊重不确定性的管理"(Lingard et al., 2003b)。在病例陈述中处理不确定性的修辞方法是灵活运用副词,比如"或许""大概"和"可能",以及表达"可能"之意的多个情态动词。那些转换了身份的学生变得更像医生,能用恰当的态度陈述病例——不盲目相信诊断结果,但是承认其确定性。这类学生还指出,病人的叙述会带来限制,如果医学案例能够替代病人的叙述,那么由此所获得的自信可以平衡病人叙述所带来的限制。在临床教学中,如果学生掌握了这种"不确定性的专业修辞"表达,则表示他们完成了从学生到实习医生的身份转变。如果他们没有充分认识到或不足以管理病例陈述中存在的不确定性,那这些处于不确定性修辞表述初学阶段的学生需要再做回"医学生"。

21世纪的医生:类似"医疗公民"新身份的涌现

随着医学发展步入新时代,Foucault 基于临床观察的医学模式已经日渐过时(Bleakley et al., 2009)。简而言之,在一些医学院里,学生不再通过解剖和观察人体标本来学习解剖学。放射成像技术可以放大人体解剖结构。临床观察不再通过用眼观察人体来引导解剖学习。尽管病理学家认为,尸体解剖(英文单词是"自己观察"的意思)是一种完全不同于标本解剖或标本观察的体验,因为尸体相对人体标本而言更为接近常态。此外,随着成像变得更加精细,伪影会分散你的注意。医学生作为急诊诊断师的身份不像在 Foucault 经典模型中那么明显。诊断也将被视为一个需要更多协作的过程,行动者网络理论(ANT)和文化历史活动理论(CHAT)认为其是人工(行为体)协作的产物,实践社区(COP)认为其是社区内部合作的产物。

通过阅读一些著作,比如通过阅读 Abraham Verghese 所写的赞美社会现实主义的虚构作品,我们可以学会如何像阅读文本一样诊断病人,重塑医生作为诊断学家、症状学家或人体症状鉴定家的身份和美德。我们之所以说"美德",是因为诊断不仅仅是一项关乎技术和审美的行为,也是一种潜在的道德行为,一种道德上和感官上的判断,一种说服他人信服某种观点的修辞艺术。在 Lorelei 和 Lingard 的批判和分析下,我们可以把医学教育解读为一套文本修辞实践活动,在其中我们不仅可以学会通过语言说服自身接受某种观点,而且能够在修辞上产生身份认同。这些作者,用不同的方式,造就了一种新局面,即在当今医学界,越来越多的人开始以阐述文本的方式解读医学。

据大量在真实医生工作环境中的研究表明,医疗和保健"职能的转变",导致"身份问题化"(Iedema, 2007; Iedem et al., 2003)。澳大利亚悉尼大都市教学医院(Iedema et al., 2003)和芬兰赫尔辛基的初级保健团队(Engeström et al., 2003)开展的对医生工作的研究,正是 Jackson(2000)所提出的"新文本化"工作。由于新的工作模式的实施,如多学科临床诊疗路径,医生和保健工作者正在以新的方式相互交流(我们将其称为第一段文本);用新的方式与病人交流(第二段文本);并以新的方式向研究人员谈论这项工作(第三段文本)。因此,医生们开始以新的方式谈论工作中的紧急情况。这种工作(实践)的新方式,以及向他人和自身描述工作内容(对实践的反思)的新方式,促进了身份的转变。有时,这种转变并非对工作职能和价值的微调,而是一种再创造。在这种情况下,反思转向了"反身性"——批判性地重新审视我们所做的事情,为什么我们这样做而不是那样做,更重要的是,当我从事这些新形式的工作时"我的身份是什么"。

在商讨新协作方式的过程中,医生不得不重新认定他们的身份,尽管这种新的协作方式仍被称为"团队",但现在称它为不同团队之间的"协商网络"更为恰当(Engeström et al., 1999; Engeström, 2005, 2008)。Iedema 和 Scheeres(2003)认为,这个协作过程蕴含了医疗实践活动中的一个新的转折。例如,医生现在必须向更多不同身份的人(包括病人)重述他们当下行为的动机是什么。他们必须考虑说话(和写作)的方式,这让人们开始质疑,传统意义上医生是怎样的呢,医生又是怎么样的说话方式呢(Iedema et al., 2003)。这不是政治正确行为、官僚管理或新的监督形式的产物,而是一种交流、叙述和解释工作的新方式。矛盾的是,这种方式常常脱离临床病人谈论工作本身。例如,多学科团队间的简短或全面的工作汇报(总结汇报)。

有学者(Bleakley et al., 2004)研究手术室团队时,发现外科医生的工作氛围限制了团队沟通(尽管我们已经多次指出"团队"这个词所固有的问题,但我们将在本节中继续使用它）。在这种工作氛围中，沟通方式往往是单向的而不是双向的，仅限于说、告知和讲述，封闭式问题和顺应指令。即使进行的不是简单且常规的手术，而是在进行更高强度和难度的手术过程中，外科医生也倾向于使用这种单向的沟通方式。相比之下，在双向的沟通氛围中，沟通方式转变为提出开放式问题、邀请对方同你交流和讨论、表达意见和表示支持。据实证研究表明，双向的沟通方式可以提高团队士气和增强团队精神，最重要的是，双向沟通可以改善病人的健康预后和增强安全保障（Borrill et al., 2000；Edmondson et al., 2001）。良好的沟通是一种健康干预的方式（Roter et al., 2006）。

为了改善手术室中医生的沟通方式，并为病人安全营造一个更好的氛围，可以考虑实施标准程序。这种标准程序是借鉴航空公司等组织的经验，尽管这些组织以往提供的服务也是具有高风险的，但现在却相当可靠。标准程序包括工作前简报和工作后全面汇报。工作前简报可以在整个团队中建立"情境意识"，这样团队成员能够提前规划，并想象如何应对他们计划当中出现的各种状况。世界卫生组织（WHO）现已制作了一份工作核查单模板（工作前简报的一种方式），自2010年起，将在全球各医院手术室内强制施行（Gawande, 2009）。这种方案是一种典型的民主监督形式，它不仅让临床团队成员通过简报获知手术信息，还可以向病人确认手术信息，就是否同意手术、有无过敏史和手术部位的选取等问题与病人达成一致。这样的方案也要求临床团队成员进行对话交流，这对那些在工作活动中习惯于单向交流的外科医生来说是一种挑战。再次说明，这对医生的身份构建有着至关重要的影响。

在建立更加民主但复杂的环境时，会出现身份危机的情况，但这种情况的出现带来的影响是积极的。比如在我们之前实验过的 Iedema 和 Scheeres（2003）的工作的医院里，医生的身份正在被重新定义，因为他们现在必须参与各种反思、反思性活动和交流（对话）。改变医生身份的不仅仅是交流量的增加，还有交流形式的转变，比如从单向的独白模式到双向的对话模式，从垂直的和分级的交流到平等的交流、跨专业的交流、以病人为中心的交流，等等。在病人路径诊疗的新时代，以前被视为神圣不可逾越的界限现在经常因协商而改变，手术不仅仅是关乎任务的协调合作和医生之间相互合作意愿的行为，而且是围绕病人的需求进行合作的行为。正如其他地方所提到的，

Kerosuo、Engeström(2003)和 Kerosuo(2006)详述的赫尔辛基地区沿着这种协作的方式为慢性、多发病的病人提供大规模重组的初级保健服务,已成为该领域的一个经典案例,这种改革的核心是医生身份的转变,从独立的专业人员转变为跨专业人士和"跨界"专家。

如上所述,Iedema 和 Scheeres(2003)认为医生工作模式的变化促使医生身份被再次认定,这种模式的这些变化与其说来自照顾病人的临床工作的变化,还不如说来自那些临床工作之外的工作讨论(工作反思)以及会议。会议的种类多种多样,在这些会议上,医生可以学习到新的知识——如何与他们素未谋面的人交谈,以及如何记录自己的工作内容,例如如何写工作评估和事件报告。在这些新的环境中,自我或主观性——身份,被重构、重建为工作的产物,与传统意义上医生的工作"产生"健康(即让病人从或疾病中解脱)的方式相同。

我们认为在 21 世纪的第一个 10 年中,医生工作重组是十分重要的(Hutchinson,2006),以至 Iedema 和 Scheeres 的分析可以应用于核心的、定期与病人接触的临床工作中,以及除了这些工作之外的会议。核心工作现在可以很容易纳入其他内容,诸如跨专业活动。所有基于团队合作的临床工作和临床教育活动,都有可能通过协调和合作来实施协作诊疗。Engeström(2005,2008)称之为"协作意向"。这种协作得以让医生在工作中学习真正的民主参与,而在这种民主的氛围下,一种新身份随之产生,我们称之为"医疗公民"。"医疗公民是知情的病人",他们希望以积极的方式参与医疗服务,并通过论坛、辩论和行动促成这项服务。

医生的自主权越来越少,因为各种公司或组织(家庭诊所、医院、信托)都希望他们为其工作。这种新的工作形式提高了医疗服务的透明度,为病人更开放地参与医疗服务、与医生交流创造了机会。这又把我们带回了第一章中对历史学家 Ludmerer(1999)观点的讨论,他认为美国医学和医学教育面临的根本性变化,就是以病人为中心必须真正落到实处,而不仅仅是口头上说说。此外,医生必须认识到,在一个基于后工业消费主义的医学世界里,他们传统的自主权不再满足病人的需求,必定被他律(即自己的行为受他人约束)或对他人的尊重所取代。我们可以认为这是一场运动,从病人和同行的经验("医生最了解")到共享决策和合作医疗的去专制化的运动("让我们利用所有可能的资源")。

　　虽然医生可能会保留一种源自深度知识、技能和价值的权威感，但这权威并不需要以一种类似专制的方式来展现。基于经验的隐性知识和决策现在必须变得明确，并且必须通过提供公众了解的实例证据来平衡这种经验和知识的差距。对于 Iedema 和 Scheeres（2003）来说，Lave 和 Wenger 所描述的并由 Wenger 推进的"从边缘，经外围到完全职业的、专业的或学术组织成员的认同轨迹"已不再有效，因为这一轨迹要求稳定的职业身份。正如传统医学已经找到了应对其固有不确定性的方法一样，新的医学工作时代必须找到应对突发状况和固有不稳定性"风险""失控"和"流动性"的方法，这种不稳定性体现在医生身份的多重性和不稳定性上。

　　在新的、不稳定和变动的工作环境中，医生发言时需从自己的立场出发，即其没有明确权限和对该领域内容并不甚了解，特别是在非技术工作领域，这些领域这已经被证明是维护安全的核心（系统、沟通、情境意识）。部分认识可能是，医生在参与社区医疗服务为主的工作时的身份"本身"就是不稳定的，但实际上是由于新的、变动的工作环境而产生了不稳定性。这些包括"关于工作的工作"或"工作中工作"的新模式，如执行一个简短或详细汇报，超越了传统的"社区医疗服务"的界限。这种关于工作的工作也包括工作评估。从业者在从事这种工作时可能会说"我不知道该怎么做""这不是我的常规工作方式"，或者"我不知道我以什么身份做这件事"。在这里，主观性或身份并没有被直接赋予、体现和运用，而是在探究自己与他人的复杂关系的过程中自己形成的，这一形成过程的细节我们还不得而知。

　　过去，人们普遍认为医生只需要假定护士、理疗师或社会工作者所要做的事情，而他们从来不需要为自己或向自己解释为什么让他们这样做。现在，医生作为跨专业人士，必须坐下来和他人一起学习，向他人学习，了解他人，因为他们要对他人和自己负责。正如 Iedema 和 Scheeres（2003）所说，这种新的工作环境是"不稳定的、争权夺利的和对立的"。"他们挑战医生角色承担的确定性，将传统身份置于危险之中。"Atkinson（1995）将医生向病人讲述和告知（独白）医学信息的过程描述为"诊室礼仪"，而这种交流过程正在被对话、谈判、合作和支持（对话）所取代。我们将提供两个例子来说明医生身份的转变。第一个是医生作为诊断学家的身份，许多医生认为这是医学教育常用的关于医生的主要标志。第二个侧重于医生作为教师或教育者的身份。

医生两种身份的转变：作为诊断学家的医生和作为教师的医生

　　医学教育可以概括为初学者逐渐获得作为诊断学家或症状学家的专业技能的一种方式，它赋予了医生一种职业身份。从历史上看，伟大的医生往往也是伟大的诊断学家，比如 William Osler。不仅医学教科书强调获取这种专业能力、专业知识的发展，从一般医疗能力到专业学科领域的诊断能力（Groopman，2007），还有其他方面，比如我们已经注意到的，医生在记录其工作的文本时，所用的不同文本流派，如"事实""派别"和社会现实主义或小说，也强调医生把自己视为诊断医生。他们以这种方式自我对话和相互沟通，在多次的自我对话中成就了医生职业身份（文本性的实践）。

　　正如我们所注意到的，在成像技术盛行的新时代，医生许多诊断技能已经被仪器检测所取代，因此医生作为诊断医生的身份被削弱，甚至可能消失。然而，许多医生仍然会说，正是他们的诊断能力让其知道自己有别于护士、专职保健医生和社会保健医生。在快速变化的医学和卫生保健世界，我们现在必须再次审视这种职业身份结构（Gao et al.，2008；Gao，2009）。

　　第一，医生知道诊断身份通常是围绕着病人工作而形成的，这些病人熟知自己的病情，通过描述自己的病情为诊断提供线索（Montgomery，2006；Groopman，2007）。第二，如上所述，现今，医生和放射成像技术（以及基于计算机的诊断软件包）都可以行使诊断职能。诊断身份是一个共享的身份，为 ANT 和 CHAT 提出的分析提供了可信性，在这些分析中，诊断是人工协作的产物。第三，精准诊断不仅仅依靠医学。虽然医学可能对诊断和解决诊断的复杂性提供最大的帮助，但所有的辅助和护理专业人员都在使用诊断方法（临床推理、临床判断、模式识别）（Higgs et al.，2008；Gao et al.，2008；Gao 2009）。例如，在产前护理中，护士通过监测婴儿的肤色考虑是进行护理还是治疗；助产士判断分析分娩中的潜在问题；理疗师诊断骨科医生没有把握的有关身体机动方面的问题；一位社会工作者诊断出一种心理上的家庭动态模式引起了一名少女的饮食失调，而全科医生只是通过表面的躯体症状来诊断，可能会误诊。第四，病人向家人或全科医生表现出日益增加的广泛性焦虑或抑郁。这可能会被误诊为一种心理疾病，然后用药物进行治疗，而临床人文心理学家或医学人类学家可能会将这一连串的表现诊断为一种人文状况的表象或人文障碍的症状。换句话说，这些症状可能不被视为进食障碍，而是一种食物障碍（饲养的鸡、添加物、含糖饮料）；这不是一种个人抑郁症，而是对人们感到无法跟上潮流的躁狂文化的一种可以理解的反应；不是生物化学失衡造成的个人焦虑，而是对人类污染造成的生态失衡的反应（Hillman et al., 1993）。

我们的第二个实例，也是本书和下一章中我们关注的一个关键实例，是医生作为临床教师或教育者身份的转变。在传统的"看、做、教"的自主结构中，医生作为教师的身份是由毋庸置疑的医学权威式的教育活动（和所谓的专业知识）赋予的。然而，在医学教育透明化的新时代，许多医生的教育专业知识缺乏，教师资格未经认定，教学往往依赖于感召力而不是知识和技术。这样的做法继续下去就会成为习惯，并且无法接受公众的检验。在"以行动解释工作"的反思性新文本中，说和写的教育方法现在受到实践教育界的审查，并通过颁奖类教育项目合法化。

（李蕾　译）

第七章
医学教育者与临床带教老师

理清思绪

1961年，Howard Becker和他的同事们在一项针对医学生的研究中——《白衣男孩》(Becker et al., 1980)——展示了一幅在社会学和人类学传统中连接起来的经典人物群像。在研究中，医学生通过传统的成人仪式进入一个有凝聚力的组织，这就像在人类学家研究的澳大利亚土著文化中，一群年轻人经历一系列的男性或女性青春期仪式一样。这样的仪式赋予了他们一种身份。这一身份并非与生俱来的，而是需要实现的——它是一个目标，而非预先定义好的；它是被创造的，而不是被发现的。在强调个人主义的西方现代主义传统中，"身份"通常被认为是一个人个性的蓝图。对于澳大利亚原住民来说，获得身份就是把识别外在特征作为导向力量，例如动物、环境风貌或祖先。诚然，身份认同始于与部落、队伍的历史联系。当然，医学既是一种专业，也是一种职业，医学生步入历史洪流，身份的形成在一定程度上是那段历史的必然结果。然而这条溪流向未来流去，身份的获得也是部分未知的过程。

或许某种人格类型容易被医学（或医学教育）或医学专业（或医学教育作为专业）所吸引，但这并不是社会学家或人类学家的关注重点。他们更感兴趣的是文化的印象，即医生的"标记"。这就好比诊断标签"糖尿病病人"和"厌食症病人"并不是对性格或个性的描述，而是基于症状的印象。"肿瘤学家"的头衔并不是性格类型，而是一种描述，一种身份的标志和对社会价值的认可。

医生和病人已经在人类学研究中获得了身份认同的文化印象，同时也有必要对医学教育者进行人类学研究，以明确医学教育者的身份特征。一名医学教育者如何获得他的特征？一名医生同时成为一名医学教育者意味着什么？在这个所有医生都被期待要成为教育工作者的时代，有些人将成为临床实践教师，是什么将专职献身于教育的工作者与那些非正式或兼职教育的人群区分开？是不是引申到一个正式的医学教育体系，把"医学教育者"的身份授予一个投入教育的医生？同样，对于一个成熟的教育机构来说，要向"医学教育"的实践机构转变意味着什么？这是一个新兴的领域，迫切需要系统的调查和研究。

医学教育就像一幅挂毯——它一度看起来像是一个繁荣，以研究为基础，有目的、有方向、有结构的集体。然而，把挂毯翻过来看，它却是一团松散的、杂乱无章的结构，难以黏合在一起。医学教育不是一门学科，而是一个交叉学科，甚至是跨学科的综合体。让我们来拆解这个复杂问题的一些线索。

谁是医学教育界的主要成员？是什么赋予了医学教育的资质？让我们首先考虑临床带教老师。当代有大量关于临床带教老师工作的研究，包括由我们的编委之一（John Bligh）创建，另一编委（Julie Browne）打造的一本专业期刊《临床教师》，但目前对临床带教老师身份形成的实证研究甚少，特别是与医生教学的教育组成部分相关的角色。所有的医生都必须是教师，这就要求超越"看、做、教"的旧的学徒制度，应用现代教育方法。现在许多医学院在课程中提供"带教医生"的内容。然而，不同医生职责的教学水平和强度差别很大。重要的是，临床带教老师队伍不仅包括医生，还包括解剖学家、牙医、卫生保健从业人员、药剂师、临床心理学家、心理治疗师，以及向医学生和医生授课的生物医学科学家等。

在 20 世纪 70 年代末和整个 80 年代，David Irby 和他的同事们详细地描绘了高质量临床带教老师的特点和临床带教老师需要掌握的内容。与以往研究一样，这项工作更多地描述一名合格的临床带教老师应该对学生做些什么，而不是告诉他们如何通过实践获得合格的资质。在涉及身份资质的内容上更多是描述性而不是分析性的。例如，一名好的门诊带教老师应当"拥有广泛的医学知识、热爱教学和医疗、表现出对病人的关心、有风度、平易近人、尊重他人、热情"。此外，这些特征"与之前的病房教学研究中的发现类似"（Irby，1978; Irby et al., 1981）。这些描述阐明的是性格特征（既定性格），而不是互动、环境和新的工作条件下的产物（构建身份）。然而，在第二章描述的新工作中，Irby 和同事们（Cooke et al., 2010; Irby et al., 2010）为卡内基基金会进行的一项研究彻底修改了之前的方法，其中"身份"被重新定义为在医学教育和终身学习连续过程中的定位。正如我们在第二章中所总结的那样，这里不再赘述。

在我们区分医学教育者和临床带教老师时，我们意识到这些身份可能会重叠。临床带教老师是在临床地点授课的人，通常是医生，但也可能不是。医学教育者是从事教学研究、教学、管理、行政的学者，但并不一定在临床地点教学或从事医生的临床工作。这些人员包括解剖学、生命科学、教育、卫生经济学、医学伦理学、社会科学、医学人文等领域的研究人员、课程设计人员和"课堂"教师。当然，这些医学教育者可以在临床环境中进行研究。有些人既可以是医学教育者，也可以是临床带教老师，因为他们可能在学术环境、实验室和临床之间来回穿梭。医学教育者本质上是一种混合身份，不像医学，仍然不清楚谁才是合法的从业者。医学教育者如此之少，以至于很难拒绝愿意献身其中的人，无论他们表现如何或是否专一。

这些标准和质量问题正在通过建立专业化进程解决，包括通过英国医学教育工作者学会（2009）等机构建立正式的教育资格和同行认可。然而，简单地以这种方式进行分类，并不能让我们更接近临床带教老师或医学教育者的真实身份。需要再次提醒从业人员来源的广泛性和复杂性，这可能被视为一项潜在的资源、一笔有些尴尬的财富，但也可被视为一笔负担：医学教育如果要继续下去，可能需要加强它的重点，这一点已在 Walport 的报告（Walport，2005）中被指出，将医学学术和医学教育作为医生的职业选择。这将仍是一个"灰姑娘"般的专业，缺乏提高信息概念框架质量的密集工作和领域内的相关研究，以提供实践的证据基础。

探讨医学教育者身份的框架

让我们深入探讨临床带教老师和医学教育者作为人的身份问题，提醒我们自己，"医学教育"本身作为一种文化客体、一种制度的身份，尽管这是自相矛盾的、多元的、"失控的"或可变的。在讨论之前我们提出，医学教育的一个新兴和主导特征是医学内部的一股民主化力量，它将传统的垂直等级制度转变为横向协作，并改变了身份构建的传统形式（Becker 等在《白衣男孩》中描述的社会化模式）。我们认为这是一种激进的观点。

社会工作之父、精神分析学家阿尔弗雷德·阿德勒声称，"团体感"、社会和协作是生活的主要动力,而不是动机(西格蒙德·弗洛伊德、威廉·赖希),或对意义的渴望(卡尔·荣格)。Hillman(1994)在阿德勒的著作中提醒我们,所谓的古典希腊民主的"发明"将重点从个人成就转移到了集体努力和协作的成果。"individual"和"idiosyncratic"的词根"idios"同时也是"idiotic"的词根,而"democracy"的词根"demos"与"runny""yolky"和"abundant"是同源的。就人民或者就民主来说,其既有丰富内涵,也有混乱定义。实际上,根据Keane(2009)的细节描述,"集中式"、选民式或参与式民主(由大多数人决定如何生活,而不是选举成员代表大众行事)是在公元前5世纪传入希腊的,它来源于公共集会模型,从公元前2500年开始到现今的中东地区,这一模型的使用都很普遍。

　　医学教育是推动医学变革的力量,它内涵丰富、体系庞大、促进合作,但是,正如我们已经描述的,借用Giddens(2002)的术语——是"失控"或"流动"的。在第一章和第二章中已经指出,为什么我们认为医学教育正在经历一场身份危机,它的新身份是多重的、复杂的和丰富的,但不一定是混乱的或没有重点的。我们认为新兴的医学教育对其最终服务的对象——病人的需求更为敏感。

危机与转型中的身份认同

　　在Pynchon(1990)的小说《葡萄园》中,一对夫妻躲在美国俄克拉何马州一家廉价汽车旅馆的房间里,试图为他们不稳定的关系找到未来。更重要的是,他们利用这种关系来定义他们是谁,以及他们的身份。在更大的范围内,Pynchon利用这种微观关系讨论后越战时期美国越裔的民族身份认同,并暗示这是一场风暴。这对夫妇在经历过最猛烈的暴风雨后,确定了他们到底是谁,以及他们对彼此不确定的程度。Pynchon带我们进入了这段关系中女性一方的想法:"正当她认为他们在美国的中心是安全的……在没有任何预兆的情况下,一切都在光的照耀下剧烈地跳动着,巨大的云层底部和边缘不时出现蓝色电击,所有的一切裂变成一道黑缝,最终变成可怕的红色"(1990)。

　　虽然我们在第一章和第二章概述了未来医学教育发展的危机或面临转折点的困境可能不会像这场猛烈的闪电风暴那样具有史诗般的规模,但它内部的轰鸣是显而易见的,它的风暴云已经聚集了一段时间。我们描述的不仅仅是一个微调,而是医学教育的巨大变化,医学教育者和临床带教老师身份的深刻转变。Pynchon 的小说捕捉到了美国年轻一代的沮丧、遗憾和痛苦,他们看到了 20 世纪 60 年代"反主流文化"中出现的一种新型文化的希望,这种文化遭到了反对种族融合和男女平等的保守派的强烈抵制。关于风暴的隐喻占据了小说的中心位置,它基于那些期待真正民主未来的人之间似乎不可调和的需求(为少数族裔和女性发声、尊重差异)和一个"横向"协作的世界,以及那些反对分裂的"垂直"世界的等级制度、保守的价值观和竞争。

医学世界正在迅速变化,以适应新的横向模式,包括病人参与治疗、专业间的协作实践,以及与政治政策制定者和管理层的对话(Hutchinson,2006)。这给医生带来了一个新的身份,可以预见的是,对于一个世纪前 Flexner 的革命和半个世纪前英国国家卫生服务体系诞生之后的几代人来说,医生正在成为不同类型的专业人士。这一点在政策文件中得到了认可,比如英国医学总理事会(2009)的《明日之医》。从中我们再次确定,一场真正彻底的变革不仅会发生在本科教学领域,也会发生在医学继续教育的阶段。

然而,临床带教老师和医学教育者未来的蓝图在哪里?随着乌云散去、分歧协商、危机过去,我们认为医学教育作为一股民主化力量正在发挥关键作用,它坚持形成有利于病人的实践,或真正以病人为中心的实践。然而我们认识到,没有任何一篇文章试图涵盖这一领域——本书试图填补的这一空白。通过"民主化",我们意在将权威结构转变为作者式结构,声称他们的权威来自可靠的质量;在医学、医学教育和研究中引入真实和有意义的参与性和协作性实践(包括具体的研究策略,如协作探究),从协调到合作,再到围绕病人的彻底合作(Engeström,2008)。我们还包含了从多专业主义(与其他专业合作)到专业间主义(与其他专业合作并向其他专业学习)的转变,以及从多学科方法到交叉学科和跨学科方法的转变。

Keane(2009)描述了两种传统的民主形式——集会(参与)和代议,并介绍了第三种民主形式——"监督"民主。希腊最早的民主模式是一种共同(群众)统治,即直接参与、对话和多数投票。在极具影响力的《帝国》三部曲(2001,2006,2009)中,Michael Hardt 和 Antonio Negri 将这种直接参与的模式重新解释为一种可能的全球"群体"模式。Hardt 和 Negri 认为,这是一个"即将到来"的直接行动(如土著人民的起义、有特殊需要的人民的正常化和直接的生态运动)的民主政体,它将迎来一个新的联邦。重要的是,可以听到人们的声音。

在代议制民主中，我们选出代表我们行事的代表。在一个复杂和人口过剩的世界上追求集会民主有明显的困难，代议制民主的明显缺点是在一个腐败盛行的时代，危机与转型政治中的身份认同，以及投票给未当选政党的大量少数族裔的异化。Keane 认为，第三种形式的民主正在出现，它最初是作为代议制民主的质量控制，但正逐渐变成我们以前所说的失控的东西，逐渐发展成一个复杂的系统。

第三种形式"监督"民主，是我们对其他民主程序进行质量检查的总和。它与我们之前关于医生工作的新内容的讨论产生了共鸣，涉及与（医疗）活动相关的各类人员，而这些人在历史上不会参与这样的过程（如其他专业同事和病人及其家属、伦理委员会和审计、评估和安全报告的经理和政策制定者）。这些检查包括对过程的全面质量保证监督、法律限制、隐性和显性的行为准则、询问和调查委员会、消费者"标准"监督组织等。

这些都是更广泛的监督文化和活动"治理"文化的一部分，导致了一种"治理"的心态（Foucault，1991a）。总之，这是民主中的（代议制）民主。在医学领域，传统的代议制民主程序正在被病人团体、国家和地方审计团体和程序、法律调查、管理监督、评估、病人安全实践等补充，有时是替代。这听起来很压抑，但正如 Foucault 所指出的，在现代结构中，权力通常不是由对他人行使主权权力的权威来行使的。相反，权力通过系统运行，是有生产力的，正如它可能是压迫性的，它产生阻力和认同感。例如，病人反馈和监督民主是对传统的医学自主权、缺乏透明度和问责制的真正抵制。如果没有民权、人权和妇女运动，所有这些都是监督民主的过程，我们就不可能把宪政民主发展到更广泛、更适当的范围。

在讨论医学教育、医学教育者和临床带教老师的身份时，监督民主是一个有用的原则。我们已经提出，医学教育作为一种历史、文化过程和实践共同体，可能是使医学机构充分民主化的力量。随着医学教育研究为医学教育实践提供依据，医学教育研究将成为塑造医学教育的监督民主。这些层次的民主效能的发展可以被描述为一种"反身"医学教育文化的运动。

运用社会学习理论框架识别医学教育者与临床带教老师

使用前面章节提供的框架，我们可以将医学教育描述为一个实践社区

（community of practice，COP），一个活动系统（文化 - 历史活动理论，cultural-historical activity theory，CHAT）和 / 或一个与复杂的行为者或人工制品有关的行为者网络理论（actor-network theory，ANT）。最后这一部分将更详细地研究这些社会学习理论方法的优势和局限性，因为我们将用它们精准解释"谁"可能是"医学教育者"和"谁"可能是"临床带教老师"。

从直觉上看，医学教育似乎提供了一个实践团体。然而，我们将看到每种分析都有特定的局限性。例如，我们已经注意到，很难对实践团体明确界定界限。对于一个已经建立的团体，比如"放射科医生"或"整形外科医生"，这可能很简单。然而，我们应该把这么多可能认为自己不是"医学教育者"的"在职"临床带教老师放在什么位置呢？

解决这一组织认同问题的一种方法（其中一个边界设置）是考虑一个范围，其中一端是那些获得"工作"临床带教老师身份的医学教育者；中间是那些获得了教师身份但同时也从事教学学术研究的人（或对教学的反思，包括学术理解）；以及在另一端是那些主要从事医学教育领域研究的人，形成了可供教学教师和学者借鉴的证据基础（Boyer，1990）。研究者从反思性实践的立场转向批判性反思，对医学教育实践提出问题，将其概念化，向自己和他人解释其实践的质量，并不断地重新创造该领域。Bligh 和 Brice（2009）认为，医学教育者的身份也可以从教师、教育学者和 / 或研究人员扩展到包括管理方面的专业人员。

还有一些医生继承了学徒的传统，对教育很感兴趣。虽然他们经常通过短期持续职业发展课程获得进一步的专门知识，但他们没有正式的教学或教育资格。他们不认为自己是与教学或医学教学有密切联系的教育学院的一部分。随着这些临床带教老师对医学教育产生了学术兴趣，他们开始更深入地研究这个过程，甚至可能获得研究生教育资格。这样的临床带教老师就成为了相关的学者，他们明白他们在医学中熟悉的问题也适用于教育，比如根据证据而不是凭直觉工作。

重要的是，他们会对为什么要从事教学工作和一个理论框架产生好奇心，通过这个理论框架，他们可以更好地了解教学、学习和更广泛的教育问题。他们将开发概念和理论工具，提出和研究以下问题，如什么是课程？它是如何开发、实施和评估的？什么是教学大纲？为什么使用 PBL，或小组工作？为什么使用这个而不是那个评估过程？学习能够转移吗？在工作中促进学习的最有效的方法是什么？如何组织反馈？如何指导学习者？如何促进自主学习？同行评估有效吗？不同领域的学习成果如何书写？如何将其作为评估标准？不同的医学知识领域需要不同的教学方法吗？什么是好的床边教学？病人如何参与教学？什么时候使用模拟比较合适？怎样才能最好地利用电子环境支持学习？等等。

从这个删减和选择性的主题列表中可以看出，很明显，在那些仅从事教学的老师和那些反思教学以及如何传授知识的老师之间存在着巨大的鸿沟。从兼职教师向教育学者的转变涉及身份的重大转变，相当于从医学生向初级医生（实习生）转变时由新手向专业人士的转变。当 David Irby 在 20 世纪70 年代和 80 年代写临床带教老师需要知道什么时，人们普遍认为临床带教老师主要凭直觉或通过角色塑造学习行业的教育工具，并不一定需要教育学方面的专门知识。现在，这种假设受到了质疑。

尽管从兼职临床教师向教育学者的转变对增加医学教育界的专业教育资本很重要，但与那些超越教学领域，到该领域进行学术研究的人相比，这种转变是有限的。如果医学教育要在更广泛的学术界获得信誉，它就必须对其活动进行系统和有计划的研究，并形成一个证据基础（正如我们在第十四章和第十五章中深入探讨的那样）。医生应该是第一个认识到这一点的人，因为他们自己已经经历了从特殊和个体实践向循证医学实践转变的时代（Millenson, 1999）。随着教育学者开始研究以工作为基础的学习与评估、协同学习过程、项目评估等实践，他们增加了医学教育的知识资本，形成了学术机构。医学教育学院（Bligh et al., 2007）承担了几个关键角色：使医学教育专业化，构建临床带教老师以外的医学教育者的身份，通过同行和专家的认可使人员资格合法化，将医学教育与其他实践和专业团体的教育团体联系起来，召开会议，出版期刊，并就申请资格的程序提供建议。在这个范围的另一端，对于临床医生来说，承认医学学术和医学教育是医学专业新的当务之急（Walport, 2005）。

就把"医学教育"称为一种实践团体而言，我们现在有三个领域重叠的实践团体：临床带教老师、从事教学研究的临床带教老师和医学教育者。最后一组包括很大比例的非临床学者，产生了一个潜在的问题，即在实践临床团体和理论学术团体的话语之间的转换（Albert et al., 2007）。

第四章和第五章讨论了将某事物称为"实践团体"的标准，包括意义、参与和参与程度。实践团体也是学习者的团体，他们从学习中获得意义。目前还不清楚许多"兼职"临床带教老师是否从教学中获得了意义感（而不仅仅是满足感），因为意义与教育理解有关。意义并不一定是一件令人欣慰的事情，它是具有挑战性的、让人尴尬的和让人不舒服的，有时会导致彻底地迷失方向，并可能导致思想和身份的重新定位。不幸的是，太多的临床带教老师认为医学教育只有在"有趣"的时候才有用。这是可以理解的，因为在许多临床医生看来，教育可以让他们从挑战性和不确定性的临床工作中解脱出来。如果你认为教育是一种常识，那么这种态度就不足为奇了。

就参与和参与水平而言，很难确定从临床教学到医学教育研究的各个领域中适当的参与和参与水平，以保证为一个独特的"实践团体"划定一个边界。例如，在这样一个团体中，什么构成了核心和外围的参与？排除性和边缘性标准是什么？现在所有医生都有义务在某种程度上对同事和病人进行教育，许多医生不会主动认为自己是临床带教老师或医学教育者的一员，除非他们至少在医学院或通过教学医院或教学全科实践有正式职责或发生关联，或积极关注其所属医院集团的研究生教育。这些医生是否被排除在临床带教老师或医学教育者的执业团体之外呢？

从事教学兼职的临床教育工作者只能在"核心"医学教育者团体的外围参与。后者将进行研究，发表论文，在该领域获得信誉，得到同行的认可，并通过以适当的成员资格加入一个学术机构而获得合法性。在一个以研究为主导的医学教育实践团体中，这些边缘参与者将如何看待那些没有临床经验，而且确实明显误解了临床工作，学习理论多于实践经验的核心参与者？

他们能合理地利用 Wenger（1998）的"参与"和"具体化"之间的区别来证明在医学教育领域中没有临床经验或专业知识的学者吗？换句话说，他们是否具体化了对他们来说实际上是隐喻和／或概念性的东西？除非他们在临床环境中进行广泛和定期的实践，作为研究人员，他们在自身所研究的文化中没有"参与"的经验。

Matthieu Albert 和同事们（Albert, 2004；Albert et al., 2007）分析了以学术为基础和以临床为基础的医学教育研究之间的紧张关系，证实"为想法而研究"和"为应用而研究"之间的紧张关系仍未解决。因此，即使我们超越了教学和研究之间的紧张关系，我们也面临着医学教育研究界内部的另一个分裂。"实践团体"模式为理解如何稳定临床带教老师和医学教育者的身份提供了一些见解，因为他们正式进入有教育偏见的团体，但该模式有局限性。重要的是，虽然我们感觉到对"团体"身份的渴望，但我们仍然不清楚它是做什么的。它的目标或研究对象是什么？它的注意力集中在哪里？它是否为大学提供高质量的研究以维持高水平的资助，带来大量的研究经费，促进研究造福医生，促进研究造福病人，培养合格的医生，培养优秀的医生和 / 或为病人利益工作？教育活动又是如何形成的呢？

作为医学教育者，我们的工作是将图 7-1 作为一个鲜活的、动态的过程来体验和理解，以便通过时间和背景把握整个医学教育活动的片段。总体目标是病人利益（病人照护、病人安全）。临床带教老师的中间对象包括：提高学生学习质量，改进教学方法和过程（奖学金）；其中医学教育的中期目标包括：改进证据基础和细化应用。教育目标包括：临床教师的实践改进（例如，如何确定学习成果、如何管理一个小组、如何评估临床实践），对教学感兴趣的临床带教老师对反思性实践行为的提升（包括实践时的反思行为和对实践的反思），以及批判性反思医学教育者中谁是研究者和谁是教育者（包括价值观的澄清和相对化、话语的评价、实践的再创造，更重要的是身份的再创造）。

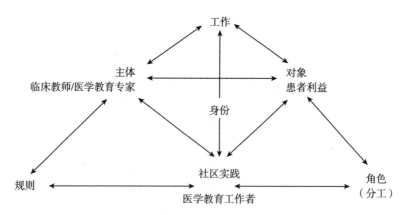

图 7-1　临床教师与医学教育者作为活动系统的产物的身份建构

只有在规则和角色达成一致时，团体才会稳定下来。在设置角色时，我们将进行劳动分工，在这个过程中，团体将出现一系列的对象，这些对象被归入一个通用的对象之下，比如"病人利益"。例如，对模拟发展感兴趣的临床技能教育者与对政策和学院发展感兴趣的医学教育者有着不同的直接目标。然而，两者都认同病人照护和病人安全这两个通用目标。

　　CHAT 作为理解身份的框架，提供的是进一步考虑主体和客体如何与人工产品交互作用，以及如何在实践团体中建立规则和角色。在没有诸如在线资源和技术平台等人工制品的帮助下，医学教育共同体的身份是如何建立起来的，这是无法想象的。所有不断发展的医学教育中心、部门、研究所、学院和群体（本科、研究生，以及二者结合）的思维，以及他们身份的确立，都将通过网站的使用进行调控。随着这种思想的发展，活动系统模型提醒我们，规则和角色将扮演核心角色。

　　医学教育实践团体，在一个庞大的国际医学教育网络中寻求身份认同，将有与更广泛的机构目标和抱负相一致的使命、目标和协议，但也给出了明确的创新指示。例如，有些人可能声称与"创造性知识环境"的理念一致（Hemlin et al., 2004），他们是一群有才华的研究人员，专注于协作和网络，以促进知识的创新和产出，而不是思想的复制。这些规则的谈判将发生在一个有管理能力、具有透明度的组织结构和有前景的金融环境中（van der Vleuten et al., 2004）。最后，角色将在活动系统中演变，以响应该系统的动态变化。当然，这样的角色将反馈到那些在这样的医疗教育群体中工作的人不断演变的身份中，管理结构将认识到劳动分工对于当前实现活动系统的目标是至关重要的，尽管这些目标可能会"偏离"。

　　这种活动系统建模的一项价值在于，它促进了对医学教育（例如，作为医学教育者和医学教育中心的成员或贡献者）身份的思考，使其成为动态的，而不是稳定的或静态的。"实践团体"模式更倾向于稳定策略（正式进入和融入团体），而不是系统内部的变化和不稳定。CHAT 模型进一步促进了对几个活动系统的思考，这些系统通过时间相互作用，并为边界工作和边界跨越创造机会（Kerosuo et al., 2003）。这包括国内和国际医学教育中心之间的合作，医学教育者、临床医生和卫生保健从业人员在工作环境中通过研究设计进行合作，如医学教育者、医学教育中心和学院之间的协作。

　　ANT 提供了关于身份（个人和组织）的第三种视角，它将"身份"一词放到"行为者 - 网络"这一模型中进行解读。回想一下，"参与者"可以是人工制品，比如机器、电脑、期刊文章、仪器、标志或符号。从 ANT 的角度看，到目前为止，本章的讨论一直在朝着错误的方向发展，它只是分析而非综合。ANT 鼓励我们远离分类法、归类、划分、边界思维、中心、外围和边缘，等等，考虑复杂系统的网格、网络和自发重组。CHAT（Engeström, 2008）也在朝着这个方向发展，它质疑将活动（过程）转化为事物（内容）的术语的有效性。我们前面讨论过的一个例子是"团队"。这个描述性符号没有告诉我们一个"团队"可能做些什么。这些活动可以用"打结""群集""拥挤"和"篝火活动"等术语来描述。通过这种活动联系，团队不是通过明确的"规范"，而是通过隐性知识——看不见的认知结构和"缺失"的知识（最好用隐喻的方式描述），如"认知路径""根茎"和"菌根"（Engeström，2008）。这些是由历史塑造的分布式和文化"神经"网络，教育家称之为"隐蔽课程"，这是一个新兴的跨学科主题——社会 - 认知神经科学（Harmon-Jones et al.，2008）。在这里，"神经"是人们普遍持有的信息，它的过程是从知识再生产（信息存储）到知识产生（创新）。

　　所有这些方法都得益于 Deleuze 和 Guattari（2004a，b）的开创性工作，他们演化了一种后结构主义，挑战并颠覆结构主义的主要原则，即一种哲学观点，认为所有现象都是由潜在的结构和代码 [如生成语言代码或二进制形式（对立）] 形成秩序的。Deleuze 和 Guattari 认为征服混乱的国家，并按照自己的设想"统治"他们，这是一种"领土化"。一个（由思想和实践组成的）有序的"城市"建立起来，并且对入侵者进行了严密的防御。然而，在某个时候，游牧民族（"去领土者"）包围了城市，推倒了它的城墙，解放了居民，这些居民将成为理想的奴隶。游牧民族继续前进。那么在"去领土化"的空间中会发生什么呢？出现了哪些想法和实践？在第四至第六章中，我们已经考虑了很多，例如从空间到时间的视角转变（学习的动态理论），多重和流动的身份，活动和过程的具体化"团队"的解散，如协商合作，从垂直等级制度到水平网络的转变以及民主化实践的过程。

　　随着医学建立循证实践的新领域——循证医学，它就不可避免地成为其教育领域使用的一个循证基础。发展循证医学为医学教育者提供了一个抵制医学教育传统的强大工具。然后，他们就可以反对诸如"看、做、教"之类的老式做法，或者基于个人魅力而非个人能力的角色塑造。

　　COP 的支持者可能会第一个指出，用来描述非领土化过程的新词汇可能是具体化的，比如"失控的对象"，即把抽象物体描述成真实物体的方法。然而，CHAT 和 ANT 的支持者会指出这样一个事实，即这些领域的概念来源于实证研究和观察。心理学早就知道隐性知识（Polanyi，1983）和内隐学习（Reber，1996），但这些技术描述符并没有捕捉到这些知识是如何在实际工作中运作的，例如通过一个共同的认知模型（"态势感知"）将人们捆绑在一起。

更具体的术语是根茎、认知轨迹和菌根（真菌"根"的地下缠绕网，与植物和树根有共生关系），不仅更诗意和引人注意，而且还意外地更具体地描述了所讨论的行为。它们可以被视为具体的隐喻（Lakoff et al., 1999）。

　　行为者网络理论（ANT）对构成或授予身份（例如学院和资格）的正式安排不太感兴趣，而对非正式的、通常是偶然的事件更感兴趣。而这些事件往往是在混乱边缘以任何复杂网络或最大复杂程度工作的系统中促成的。在这些复杂的环境下，人和物会进行浅层次和深层次碰撞。例如：在走廊、在咖啡厅和酒吧里的谈话，员工例会或职工聚餐中，与医药代表交谈中，使用搜索引擎的过程中，或是在偶然阅读电子邮件中，抑或在正式会议上——人或物会通过宽松的联系塑造或重塑双方之间的关系，以此学习和重建身份（Latour, 2007）。

（卞毅　译）

第八章
基于学习和写作的医学教育者身份建构

背景

在第五至第七章中,我们强调身份建构对医学教育是至关重要的。事实上,医学教育的目的就是为了建构身份:让医学生成为医生,让医生成为医疗专家或社区健康服务多面手。在第五章,我们讨论了身份定位受到历史、文化和社会的影响。我们比较了身份和个性,认为身份不是被赋予的,是形成的或是社会化建构的;而且身份是易变的、多样的。正如 Bauman(2004)提到的,身份是被发明出来的,而不是被发现的。我们注意到,在各种职业中,医生的使命感格外突出,引用 Montgomery 的观点(2006)来说就是:医学生应致力于学习自我改变。Michel Foucault 则提出"自我形成"观点,将身份的构建描述为一种生活方式。我们将两者比较,得以进一步了解,当代医生身份构建,是如何随着新的临床工作内容和结构,以及对"职业化"不断发展的理解而快速变化的,这涵盖了与病人之间的新型治疗关系、与同事的合作关系以及向公众负责。

我们回顾了与身份建构有关的学习理论,注意到三种主要的社会学习理论:实践社区(即情境学习,COP)、文化历史活动理论(CHAT)和行动者网络理论(ANT)。这三种理论都强调身份建构是学习的中心,并重新定义了"学习"这一概念:学习不仅仅是知识和技能的积累,更重要的是有效地参与社区实践或学习实践网络。在第六章,我们更进一步研究了,当代基于工作的临床学习体系(正在高速发展),对诊断专家这一传统的、典型的医生身份"标志"意味着什么。我们注意到,随着越来越复杂的放射成像技术的出现,传统意义上临床医生的标志行为——医疗"关注"正被日益分散。同时，其他的医疗保健专业人士在各自领域也被视为诊断专家；而且随着这一观点逐渐被接受，病人护理成为一个通过系列诊断和预后行为而分步进行的过程。

第六章里，在介绍 Lorelei Lingard 和同事们的工作时，我们注意到，在描述身份建构过程中的转变时，比如医学生在实践中变得越来越有经验、越来越自信，采用修辞手法很有效。实践让人逐渐适应身份，例如从医学生到实习医生，或者从学生到专业预备人员的转变。有研究把身份建构作为修辞活动来分析，将**文学**元素引入了医学教育，即医学生通过文字训练（包括写作和发言）形成身份，确保实践效果；并学习医生思维的元素，实现从学生思维到医生思维的转变。

总结第六章时，我们介绍了实证研究，其阐述了一种新的"反身性"文化正在医学中逐渐展现出来。"反身性"文化指的是医生必须以新的"监督"民主的方式，向公众（包括病人）、同僚和他们自己，采用如评估、重新生效、审核和公开负责等形式，说明自己的医疗质量。这种文化，成功的核心是建立医生与病人之间的对话机制，对话是合作的、参与的，而不是服从权威的。总而言之，这催生了我们称之为"医学公民"的专业医师的新身份——医生作为医学专业人士参与社会生活。从公共生活到工作安排，都反映了民主价值和行为，对传统医疗体系中的等级结构形成挑战。

"医学公民"也包括知情病人，他们与医生合作，民主地参与联合照顾。例如，慢性疾病往往造就专家式病人。在联合照顾中，医生可以充分利用这一点（也可延伸到医疗救助团队或更多团队）。权威医疗则使专家式病人无用武之地，而且在这样传统的等级安排中，我们将发现许多抵抗行为的出现：从个别病人"不遵从医嘱"，从网上获取信息"武装"自己，乃至形成激进的病人团体。

第七章，我们调查了医生作为从业者、临床教师或医学教育者的身份建构差异。我们绘制了具有多种可能性的图谱，囊括了参与临床教学与学习、医学教育、医学教育研究，包含临床医生和学院教师在内的从业人员，并将更大范围的人类学和人种学纳入这一领域。我们也介绍了理解这一领域，描绘民主模型的一种新框架。我们总结认为：医学教育是推动医学民主化的力量，而医学教育研究则是推动医学教育民主化的力量。最后，我们提出疑问：什么是医学教育"实践共同体"？在有意义的身份建构这一点上，如何以医学教育者的身份合法地进入这一共同体？

  在这一章里，我们综述了个性化学习、合作学习或社会化学习模型之间的冲突，认为这些方法不应该是对立的，而应该被视为医学教育者身份构建中的互补成分。总的来说，本书用了如此大的篇幅，通过回归文学视角的重要性聚焦身份。作为文学作品的**读者**，我们对角色敏感（因此，可能对病人描述的信息有更多理解），也许对含糊不清的地方则更加宽容。然而，更重要的是，作为文学作品的**作者**，身处包括流行文化等流派快速涌现的文化洪流中，医生应尝试给读者（以及观众）提供关于医患关系的独特观点，超越那些从可测的学习理论中获得的观点。"高"文学和大众文化敏感度（包括叙事欣赏）可以提高医学教育水平。随着医学作品流派的发展，从反映医学实践的社会现实主义作品到医学题材的电视剧，为医学和医学教育民主化提供了独特的机会。这些文学作品，艺术地向医生展示他们的医疗行为，为大众提供了参与的机会，即便有时候是有争议的。

基于教与学思想的身份定义：教室与诊室里的"以学生为中心"和民主观念

  我们建议，既然当代医学教育的主要任务是培养优秀的医生，那首要的就是通过真正的"以病人为中心"实现医学民主化。这一观点已深深扎根于西方传统。我们认为，教育的主要任务也是教育民主的惯例之一，就是建构"以学生为中心"的模型（Bellah et al., 2007），这与"以病人为中心"是类似的。如今，"以学生为中心"的教育观已付诸实践，以至于我们大概已经忘了，一个世纪之前，当 John Dewey 首先提出这一观点时，被认为是多么激进。事实上，20 世纪 60 年代，当 Rogers（1983）不屈不挠地推进"以学生为中心"的教育时，种族隔离制度已在南非建立，即使在工业化社会里，妇女依然被认为是二等公民，在美国南部的一些州（即使那里被认为是现代民主诞生地），人们对种族隔离仍记忆犹新。

  Schön 曾在博士研究生期间研究 John Dewey 的工作，他将反思性实践引入职业教育，深化了"以学生中心"的观点（1983, 1990）。他解释说，通过对实践的反思，教师将更好地理解他与学生的关系。当年，这是一个激进的变革，因为它使得传统学徒制中师傅凌驾于学徒之上的权力消失了。现在，学徒的成长由自我主导,而师傅作为引导者,通过各种形式的学习反思,帮助学徒获得学习的成功(或其他成就)。当前,对反思的兴趣又被反身性取代了。反思固然有价值,反身性则具有批判性:对实践有什么价值? 这些价值能被重现吗? 例如,一位医生参与一项评估,其中他要通过一些关键案例来审视,以证据为基础的实践被应用到何种程度。反身性要求对"我们在做什么?""我们是谁?"进行多次的、批判性的观察。反身性是监督民主的一种形式,而监督民主是评估、审核和安全考察组成的多重实践。

Schön 也介绍了社区反思的观点(在他的工作中,这点常常被忽视),即在民主的学习结构中,专业人士通过分享好的实践、提供同伴支持而开展合作学习。跨专业训练病房就是这样的模式(Lidskog et al.,2009),这也呼应了合作学习运动。这一运动是十月革命后,由 Lev Vygotsky 于 20 世纪 20 年代在苏联建立,并被他的学生 Leontiev 继续推进(Daniels,2005)。这里,"以学生为中心"通过以"搭建脚手架"为中心而设计学习。老师设置条件,为学生实践和测试潜能提供空间,但也提供一些支持性的安全结构以免学生失败。Carl Rogers 还指出,学习上所谓的"自我主导"通常是社会化嵌入到某些情境的过程,这依赖主体间性(这正是同理心的基础),学习是被促进的,而不是被主导的。因此,当学习者学习任何主题时,他们学会把有关反馈和反身性的元认知也作为学习过程。

到了 20 世纪 80 年代,Rogers(1983)采用一些阐述性案例研究介绍了更加连贯的自我主导学习。其中,个人为中心的心理治疗与教育学观点相融合,提供了一个新 Dewey 主义的、实用主义的自助学习方法,这挑战了专家权威、采用权力结构开展学习的传统——脱胎于主人 - 奴隶模型的师傅 - 学徒关系。这种自助的学习方法,也建立一些民主原则,如受邀参与社会事务(机会平等)和容忍他人的观点(公正)。

Rogers 对学习理论的贡献,在于从反对转变为挑战自身的美国式个人主义倾向,他们的价值观鼓励辛勤工作,获取的剩余价值不应该导致自我放纵,而是应该被用来继续壮大事业。如果这是一笔生意,那么它将不可避免地扩大和获取更多资本(Powers 的 1998 出版的小说《获利》有力地描述了这一点)。Rogers 用这种模型描述社会资本对人的影响。如果一个人幸运地获得了一个积极的学习经验,这不仅像积累资本一样积累了知识,更是一个支持性的、与他人之间的感情交流。看到学习者获得了自信和能力,"教师"(引导者)也得到情感满足，并从中受益。教师不用在知识和情感支持上进行再投资，而是能像主人一样没有束缚、自由地提供这些知识和情感支持。对 Rogers 来说，这种待人之道是以存在主义哲学家如 Emmanuel Levinas 和 Martin Buber 等所主张的主体间性的积极模型为根据的，他们谈到"我和你"的关系应该是真正的互惠——不是强迫其他人适应某人的价值观，而是接受其他人成为他自己。

在 Rogers 看来，这种知识和情感的互惠交换都是来源于同理心，也为了同理心教育。同理心是有效支持学习的一个核心条件，因为它让教师去判断（设置）学习框架的边界：一个学习项目中可以设置多少新挑战，既能激发学习者达到目标，又不会因为任务太过艰难而放弃？一些与心理治疗对立的学术性学习理论认为，所谓的"同理心"是站在别人的立场，从他们的视角看世界。Rogers 与之不同，认为"同理心"是充分利用学习者和教师主体间的信任来判断学习者可能需要的帮助或干预的水平；因为教师随时会评估学习者的学习体验。尤其对临床技能的教师来说，这种敏感性非常关键。

同理心和"普洛斯彼罗效应"

Macnaughton（2009）提出，在医学中，同理心可能是一个"危险的体验"。而 Marshall 和 Bleakley（2009）则指出，同理心是不再流行的荷马式"怜悯"的现代版，它被用来描述一种现代工具化的沟通"技能"，而不是始终对他人保持敏感的状态。Macnaughton、Marshall 和 Bleakley 都警告说，当前试图通过评估使同理心进一步工具化，只可能使这一概念贬值。Macnaughton 甚至提出有争议性的观点：如果同理心只被定义为情感认同，那么医生和病人之间的同理心是不可能的。这就需要 Buber 提出的专业人士与病人或客户之间的"我和它"关系，认为医生必须保持一定的客观距离，以此作为必需的屏障，防止被情感裹挟以保持专业立场。Macnaughton（2009）随后建议，"真正的同理心来源于主体间的体验，不可能通过医生——病人的关系而获得。"然而，一切为时未晚。医学不需要通过感受病人的痛苦来做些什么。我们可能会短暂地体会到病人的感受，但我们应该保持的是同情（不是和病人一起感受痛苦）和做出反应。建议我们真正地感受他人的感受，可能是危险的，一定程度上也是不现实的……因此，一个医生对病人的痛苦做出"我理解你的感受"这样的反应，不仅可能被病人厌恶，也是自欺欺人的。

　　Macnaughton 指出，通过阅读小说、研究角色训练对病人产生同理心有可取之处，但这充其量也只能获得短暂的认同。

　　还有其他一些对"同理心"的解读。Jane Macnaughton 的争辩是特定的、未被公认的价值观驱动的，这是毋庸置疑的。它植根于个人主义的思考，这正是我们在整本书中批判的。如果一个人从有限的主题和个人经验出发，那么"主体间性"被定义为不可能的主题。Macnaughton 认为，逻辑上来说，基于这样的出发点，"我们不可能直接获知我们病人脑海里正在想什么。"（"头脑"，而不是"心灵"，可能被别人从主观出发、视为某些奇怪的选择，从而影响医学导向的正确性。）反而言之，如果一个人出发点是社会性的、集成性的，具备了挑战性的"社会神经科学"和"分布式认知理论"等新的跨学科理论。换句话说，如果一个人采用 Vygotsky 或者 Dewey 的社会学习理论，而不是 Kolb 或 Boud 的个人主义模型，那么主体间性就是一个默认的立场，而不是努力才能达成的。正如 Homer 用"怜悯"来描述各种场面，痛苦（或磨难）也已成为可共享的文化经验（Marshall et al., 2009）。

　　相对于个体无法获得他人的经验这一现象，我们更担心一个从业人员，比如医生，以文化差异为由，侵占他人的经验。与其担心"同理心"，更重要的是医生首先看到他自己对"英勇"地占领他人经验的渴望，例如在对一个症状或经验采用医学处理时，毫不顾及病人自身的感受。我们不妨称之为"普洛斯彼罗效应"，源自莎士比亚的戏剧《暴风雨》：有教养的普洛斯彼罗公爵声称拥有"奴隶"卡利班居住的小岛。

　　我们选择 Macnaughton 的论点是出于对对立主义思维（个人主义的同盟）的挑战。个人主义和对抗主义形成了西方启蒙运动理性主义的两大支柱并渗透到其体系中。Martin Buber 的"我和你""我（主体）和它（客体）"的配对，导致不可避免地走向接纳和排除的不同立场。另外一个备选方案，是不接受也不反对"同理心"，而是把同理心看作是一个**连续的**文化上的主体间性经验，从同情（我们不能真正与他们感受一致，但我们也不会放弃），经过同理心，到共情（我们过于追求与他人感受一致，以致我们只能谈论自己而已经忘记其他人表达的感受）。这种连续的变化不能被视为两极分化。

医学教育的保守主义

不同于传统的存在主义者,如 Carl Rogers 等秉持人道的和人格的个人主义,Lev Vygotsky 的关于社会化合作学习的人文理念,在靠近俄罗斯边境的芬兰有了立足之地,并被 Engeström(1987)重新论证。英国的教育家们如 Heron(1982,1999,2001)将来自于小组心理治疗的主体间性观点和继承自 John Dewey 的自我主导学观点,进行了融合。Heron 的观点摒弃了 Rogers 理论中的清教主义,"以人为中心"的观点成为势在必行的运动,而不仅仅是建议。这一观点在 Heron(1999)论述评估时被正式提出,挑战了"专家"作为唯一的评估权威拥有的专权,他认为:如果评估的标准被明确了,评估的权力应该由其他专家、专家自己和同伴形成的三位一体的结构共享,这将突出学习的民主。美国自 20 世纪 50 年代开始着手进行鉴定学习成果的工作,从复杂体系的不同层次(按阶层分类)和跨越不同领域(思考或认知、躯体活动或精神活动、价值判断或表达情感),提供了一个包含发展学习成果和评估标准的框架。Heron(1982)、Bleakley 和其他人在 20 世纪 80 年代早期将这些教育理念介绍到英国的普通职业教育,但在当时没产生什么影响。

直到 20 世纪 80 年代,医学教育通常不愿意采纳挑战传统学徒结构的现代教育模型,比如以学生为中心、包含自我评估的自我主导学习及同伴评估的合作学习等。医学仍然是等级鲜明、相对封闭、自主管控的行业。回顾我们在第一章里的讨论,有点讽刺意味的是,作为一位教育家而不是医生的 Abraham Flexner,因为钦佩 John Dewey 的工作,想将这一激进的教育模型引入医学。尽管在将小组学习方法应用到医学教学方面,Flexner 的确取得重要的突破,但过于渲染他在重整医学教育中的成功与事实不符,因为主流的医学教育仍然是非常保守、不民主的。

早在 20 世纪 60 年代,教育研究开始收集证据,表明小组学习方法优于大班授课,以及学习者之间真正的合作活动能提升学习动机。以讨论为基础的小组活动将对话式的学习替代单向教学。医学教育已经在课堂教学中采纳了这样的活动。一些医学院已经走到了应用"基于问题的学习(PBL)"理论的最前沿。这些方法已经在当代医学教育中广泛建立,甚至引发新的挑战,比如,"以问题为中心"和"以病人为中心"是否一致的疑问已经产生了。

然而在医学教育中,基于临床工作的学习仍然与这些参与式学习方法保持距离,可能因为临床教师通常在教育理论或方法方面有所欠缺,只是充满热情的业余爱好者。在以完成工作为基础的医学教育传统中,学徒制系统死灰复燃:依赖权威引导,有时甚至是独断的;采用告诉而不是询问或讨论的方法;纠错更是一种羞辱。由此产生的后果就是,基于工作的医学教育中民主化、参与式学习结构的发展,没有如进步的教育者们所期望的那样快。

组成性原理

如果未来的临床教学界是民主化的,而不是专制性的,它必须符合 Negri(2008)所提出的"组成性原理"。这是关于机会均等和公正的双核价值原理。这里,民主返回到它最初的"组成性民主",而不是后来美国创建者们提出的"代表性民主"(Keane,2009)。学习者必须被邀请参与活动,压迫则是不允许、不被宽恕的。当然,自相矛盾的是,它自身就是强制性的,是主权的体现。但是,这是一个良性的强制命令。重要的是,这是从 Dewey、Rogers、Schön 和 Heron 教育观点里获得的启发:在合作中,个体能被注意到。这种民主的、合作的、参与的学习形式,才是我们理解的"成人学习理论",而不是"自治""独立学习"和"自我指导"等术语所标榜的。这看上去有些矛盾,其实是不言而喻的(自治的),学习是社会化和人为介导的,也是分散的、前后关联的、历史性的、文化的和文学的(正如我们在本章最近的一些部分所述)。

Negri(2008)进一步提到,依靠充足的对象,实现从组成性原理到组成性力量的转变。在集体中,个体获得荣誉,因此一个完全的组成性民主制度中,个体仍保持自身特性。Hardt 和 Negri(2001,2006,2009)将这种组成性的民主称之为"多元个性"。我们认为这正是未来医学教育适合的模型:在民主的学习结构中,教育者既是个体,又是合作者。我们能用矛盾统一性来解释:我们可以教会学习者在对自己和同伴做出有效评价的同时,也能感谢导师和引导者的专业指导。

从文学视角看医学教育者的身份

在最后这一部分,我们认为,在本书开头部分讨论的学习理论,对不断发展的医学教育是必需的,但仍然不够。在第十三章和第十四章,我们将进一步地、充分地讨论这个问题。我们将医学教育中医生 - 医学生 - 病人的三位一体看作是一个文本，它既可以以各种方式编写（制作），又能够阅读（细细品味、复制和再构造）；同时，也可以促进医学教育以造福病人。前面讨论过，Macnaughton（2009）对于"同理心"的疑问式评论，称赞了文学（一种有文字特征的识别手段）的价值。我们认为文学提供了丰富的灵感源泉，启发我们对医学教育的许多当代议题有更深的理解。我们已经发现，文学方法如修辞分析如何帮助阐明医学教育话题（正如 Lorelei Lingard 的工作所示），以及文学敏感性如何使其适合赞美行医，也适宜揭示其伦理问题（这是 Abraham Verghese 和 Kevin Patterson 等既是医生也是优秀的作家所持的观点）。

对于实践，医学既是基于证据的（循证的）、有科学基础的，也是带有叙事风格的、艺术性的和人文的：在富有成效的对话中，兼具科学实践和文学敏感性。医学教育者可能过于依赖工具化的、文字性的描述，回避在医学内容上用比喻和叙事。我们同意当代秘鲁作家 Mario Vargas Llosa（1986）的观点："文学是永恒的起义，它的使命是唤醒，是搅动，是警示"。Vargas Llosa 还认为文学应该使男性和女性保持在"一种总是对自己不满意的状态"。这与19 世纪的诗人 John Keats 描述的"负性能力"颇有共鸣。在成为全职诗人之前，Keats 曾学习过医学。他在 1817 年写给 George 和 Thomas Keats 的一封信中，称自己正忍受处于一种"拥有大量事实和理由，却无法达成目标的不确定的、不可思议的、怀疑的状态"（2004）。在这一点上，他与历史学家 Ludmerer（1999）的认识一致，现已证实，这一点也是当代医学的一个关键不足：医师自己无法忍受和允许他们的职业生活中高度的不确定，也不知道如何充分地与同事和病人分享这种不确定。Keats 最初以艺术价值为借口（正是因此创造含糊不清），他也提醒我们医学可能发展太快而无法处理含糊不清的问题，而内科、外科也可能因为暂时搁置想要获得确定性的急切渴望而获益。实际上，更糟糕的是，医学理性的一面被用作面对不确定时的一种心理防线，按照 Keats 的观点，这正掩盖了我们描述医学艺术性和人性的灵敏度和敏感性。

自 Miller 的开创性作品《医学院的教与学》（1961）之后，标准医学作品（Jolly et al.，1998；Bligh et al.，1999；Ludmerer，1999；Distlehorst et al.，2000；De Cossart et al.，2005；Fish et al.，2005；Calman，2006；Gunderman，2006；Quirk，2006；Carter et al.，2008）和标准医学教育研究作品（Norman et al.，

2002）的光芒，先被"灰色文学"所掩盖，而后是杰出的彩虹文学。一手的叙事作品，比如 Horton（2003）的《健康战争：站在现代医学的全球前线》和 Orbinski（2009）的《不完美的作品：来自医学前沿的快讯》，将医学教育描述为：从全球化和压力之下的医学职业生涯而来的生活经验。这些作品带着文学视角，包括角色的界定、修辞的力量、隐喻的强度和叙事的风格，唯独缺失了标准学术内容。这些内容强化了之前引用过的尼采的观点，认为好的作家应该是有文学功底的医师，这一观点也被 Deleuze（1993）在他去世前最后的作品《批评与临床》中进一步发展，书中 Deleuze 将医师的诊断性工作与作家的文化诊断进行了类比。对 Deleuze 来说，所有的现象都能被解读为反映健康或疾病的症状或体征。

尽管医生写作有着悠久历史的传统，但医生将自己的经历反映到文学作品中，让更大范围的公众能认识和理解，则是现代的现象。Selzer（1996，1998）介绍了现代流行医学和外科学作品的流派，向受过教育的公众介绍外科手术，否则后者永远不会获知其中奥秘（借此使外科学民主化），并催生了一系列优秀的医学教育读本。和 Selzer 一样，AtulGawande 是位有声望的外科医生，同时也是一位写作高手（在《纽约客》上开设了固定的医学专栏），他根据医学教育的启示进行写作。把内科、外科和医学教育写进书里的医生作家还包括 Abraham Verghese（我们在前面的章节中简单讨论过他的工作）、Sacks（1986）、Lam（2006）、Patterson（2007）和 Huyler（2010）。

这些作家之所以如此重要，不是因为他们恰好填补了医学教育内容的空白，而是因为这些作品来自医疗实际。第一，这些作品促进了医学民主化，使得那些少数人参与的委员会、关于发病率和死亡率的闭门会议、伦理听证会以及实践社区的自助学习历程等有关的内容透明、公开。第二，这些内容把头脑和心灵联系在一起。第三，这些内容明确地带有教育性质，因为它们坚持让我们思考、深入地阅读和反思。第四，这些内容带有自传性质、促进从内向外地理解基于工作的学习活动，他们将学习和身份建构看作是和工作有关的、有意义的事情。第五，是最后一点，也可能是最重要的一点，这些作品把病人和他们的关切置于叙事的中心。这些作品与医学一起形成了创新的监测民主。此外，他们共同的主题是：如果说医学富有激情，那么医学教育饱含激情。

文学（包括歌剧）是描述特征、刻画角色和阐明身份问题的非常出色、有

效的方法。小说让我们跟现实保持一定的距离，并提供了想象空间和创新维
度，使我们能在身份这个议题上更加深入。随着最近的医学自白书流派的发
展和医学肥皂剧的井喷式增长，文学方法在理解医学和医学教育中身份建构
的重要性被强化了。虽然文学与医学相联系有很长的历史，但这种新的自白
方式为公众提供了直接参与医学身份建构的机会，而这样的机会曾经局限在
专业圈子里。不像医学肥皂剧那么轰动和容易被曲解，医学自白文学反映社
会现实，提供作者抒发情绪的出口，为读者提供了一个通过他人照见自己的
受教育途径。与我们之前总结的以学科为基础的方法不同，这种流派提供了
与医学和医学教育身份建构完全不同的思考方法。

　　以学科为基础的方法在"自我同一性"的传统中起作用（Cixous，1991）。
即使在采用社会小组学习、将社会和文化作为分析单元的学科，有关"身份"
的讨论也回归到解决"我是谁？"这类关于自我的问题。通过文学媒介、面向
公众公开设置关于医学及其从业人员身份的问题，新的医学自白文学将公众
读者设定为他人，作为一面镜子，重新定义作者的医生身份。这使得这类医
学写作及有关的身份建构[包括专业人员、从业人员、医学教育者们（正如医
学自白文学流派所刻画的）]，成为一种反身性的而非反思性的活动。将曾是
自主性的专业行为重新定义为面向公众审视的活动，是个艰难的任务。因此，
同样地，这也是通过"监控"过程实现的民主化。通过这样的写作，这一点尤
其明显：临床决策过程被如此毫不掩饰、公开地展现（伴随着大量的犹豫不
决、不确定、含糊不清），失败也轻易地被承认。

　　新的"自白"流派，使得受过教育的公众、非临床的观众也能轻易地与之
关联。即使医学教育和医学研究者们试图理解临床推理工作时（Eraut，1994；
Eva，2005；Quirk，2006），这种将普通的隐性知识显性化的做法也没有得到很
好的实现。然而，医学自白流派在处理这类解释时显得轻而易举（Verghese，
1998；Gawande，2007，2008）。标准学术作品有必要从这种方法中学习。

　　Verghese 和 Gawande 等作家表述了一种新的方法，通过文学创作展现他
们自己在社会现实中的身份、将其作为创作实践，建立医生和病人、医生和同
事，以及医生和学生之间的必要的道德承诺。例如，Gawande（2007，2008）展
示了他在外科手术中经常遇到的复杂且尚未解决的伦理和技术问题，诸如职
业生涯中面临一个或多个威胁生命的技术错误的可能性、工作中日常风险的
实际情况，以及医生和手术医师对疾病的错误观念，这种错误已经让他们忽

视了病人才是主体。同样地，Verghese 也谈到如何处理伦理困境的问题，特别是在小说《双生石》（2009）里，如医生发现其他医生不道德的行为，以及政治和骨肉离散的问题。Lam（2006）在一个惨剧研究中展示了一个偏执狂的精神疾病案例，描述了伦理的和技术的困难，那种情况下任何干预似乎都只能加重病情。我们从这些事例中学习到，仅仅是讲过这一行为似乎就隐藏着一种身份认同，而这种身份认同很难作为一种自我反省在医生职业中获得。当然，作者们把自己定位在宣泄式的讲述时，也预先想到了对他们所述内容的可能反应。而且我们将此看成反思性的医学 - 文学实践。反过来，一个新的医学"教育"流派被创造出来，这些内容自然地进入公众和专业领域。

正如 Ludmerer 建议的那样，如果医学成为自私的或是以他人为镜却仅仅看到自己的倒影，那么医学主要的意义就丢失了。如 Montgomery 的观点，这个意义正是医生能够通过实际推理作出"因病人而异"的临床判断。而自助的医学则如同转身背对病人。与病人保持有意义的接触有助于身份建构，在这个过程中，医生从所有他曾经诊断、治疗、咨询或学习的病人身上得到持续的专业进步。

文学，即使是社会现实主义报道而不是小说，也能让我们经常通过激情和情感联系思考身份的问题。文学批判则体现了另外一种距离感，让我们批判性地反思文学创作，后者总是让我们不由自主地参与其中。在当代理论体系，心理学、社会学和人类学等学科通过叙事、文学和文学批评等学科中发展出复杂的跨学科形式，参与到诸如"身份"等话题的讨论中。问一个文学批评家关于"身份"的问题，他们总喜欢让你参与到宏大主题的讨论中，比如性别、出身（Alcoff et al., 2003）。这些是整本书中我们秉持的批判维度，因为他们以传统学科研究不会采用的方法阐述医学教育。

（袁萍　译）

第九章
医学教育中的权力

权力的主体

第五至第八章是关于身份的介绍,本章聚焦于权力的解释,随后的第十至第十二章将关注场所的话题,这些章节一起组成了一个严谨的理论框架,也是一个实践入门指南,为将新文学应用于以病人为中心的医学教育打下坚实的基础。这是一种采用丰富的词汇、通过深入和广泛探讨和研究如何开展医学教育的途径。这一章,我们介绍权力的类型,特别是那些在医学教育中既有关联性又有意义的权力。我们关注的关键问题是:为什么我们采用这种方法而不是其他方法来开展医学教育? 换句话说,什么是医学教育者能不受时机和场合的限制而采取的正当实践活动? 如果这些实践有缺陷或者不合适,怎样才能合理地阻止?

1961 年,杰克·肯尼迪担任总统的短短 3 个月,正是冷战的高峰时期。当时他做了一项将美国和苏联带入核对抗边缘的重要决策。这项决策意图让一个美国支持的叛乱组织在古巴的猪湾登陆,随后引起了古巴的导弹危机。人们普遍认为这是一种小团体心理现象,曾经称之为"危机转移",现在更常称为"选择转移"或"群体极化"。这种现象指一些人带来狂热的或冒险的想法,而这想法一经讨论就迅速被接受,并成为一个对抗国家统治的规范。在这个案例中,一股有美国支持的古巴流亡势力,接受来自美国中央情报局的训练,带着动摇菲德尔·卡斯特罗政权的目的"入侵"古巴。然而,在英国做了 6 年实习医师、后来成为一名职业政治家的 Owen(2008)对猪湾的惨败做了不同的、医学视角的解读。

Owen 认为,杰克·肯尼迪做的不合理决定是因为他糟糕的健康状况而引起的直接后果。生病的身体导致了大脑的短暂异常。肯尼迪饱受艾迪生病、慢性背痛、胃及结肠不适、发热及继发的慢性失眠等折磨。艾迪生病是一种肾上腺功能缺陷疾病,易导致肌肉无力、倦怠和疲劳。Owen 认为,在 1961 年的猪湾(Bay of Pigs)危机时期,正逢肯尼迪这些症状的急性发作,导致他分心而做出了糟糕的判断,譬如在推翻卡斯特罗政权这样的"不可能的任务"中,甚至不能为入侵者提供空中支援。

进一步来说,Owen 认为这个糟糕的决定是由逊色的、毫无合作的医学**治疗**造成的,这也正是我们感兴趣的关键点。肯尼迪的每一个症状由不同的医生负责,全身的总体状况却从未被重视;而且,治疗也是不适当的。例如,明知他已经饱受失眠的困扰,一位医生仍用大剂量的苯丙胺治疗他的疼痛和倦怠。Owen 还认为,在猪湾惨败 18 个月后,肯尼迪在古巴导弹危机中所作的决策就显得深思熟虑,因此避免了一场核灾难。而这正是得益于他医疗情况的转变:一位新的内分泌专家被聘请来协调医疗团队、维护其整体健康。

这个故事为我们分析医学教育中的权力提供了一种讽喻法,可以从以下三种不同的形式来分析。第一,这是人之常情:一个明显有缺陷的有名无实的人运用权力做了关键的、自主的决定,吸引人们跟随自己(猪湾危机的授权者);第二,一群志同道合的人代表整体做出决定(古巴导弹危机);第三,一群个体接受和珍惜彼此的差异,为了共同的利益而一起工作(肯尼迪新的合作的医疗团队)。第一种形式就是专权的一个例子;第二种是薄弱民主的例子;第三种则是强势民主的例子,这被 Hardt 和 Negri(2006)定义为"大多数"或"多元个性",在前面的章节中我们曾经介绍过。

随着我们进入基于病人路线的合作式临床团队工作的时代(Headrick et al.,2008),为了最佳的病人照护和安全,我们认为,两种现行的主流权力形式——专权和薄弱民主,必须转变为强有力的参与式民主("大多数")。在前面的章节中,在我们讨论平等阶层或者水平的(而不是垂直的)沟通结构的医学实践价值时,已经预告了这种观点。我们已经讨论了"监督"式民主是医学世界失控的必然结果,其中一些治理过程(或多元民主)必须到位以保证质量。这已经提醒我们注意一种新的权力状况,对这种状况,适当的自我调整练习是关键点。

早在本书的第一章,我们就比较了 Ludmerer(1999)的北美医学和医学教育历史以及 Berlin（2003）在《扭曲的人性之材》（这里指医学中人的缺陷）中的论述，认为无法发展合理的自治。不管总体上医生在专业工作中自我调整做得有多好，只要少许典型案例就足以质疑这一点。

　　杰克·肯尼迪做的不合理的自以为是的决策，将无数生命置于危险之中，就是滥用专权的一个例子。在政体分裂、需将权力集中而防止混乱的时候，专权能发挥出色的作用。然而，专权也可能使一个潜在的整体分崩离析，例如肯尼迪的专家团队，他们没有合作行为，更没有像团队一样协作照顾他们共同的病人，而是做出各自的，甚至混乱的决定。Owen 认为肯尼迪在猪湾事件上做了糟糕的决定，是因为他的身体是"分裂的"，他的医疗照顾也是零散的。当肯尼迪的医疗照顾被整合以后，他的身体有了起色，肯尼迪也更加轻松地参与决策制定。他不再急躁，更能避免冲动地做出决定。通过联合国的运筹帷幄，肯尼迪、赫鲁晓夫以及卡斯特罗团队的智囊团随后能消除分歧，避免可能的世界性灾难。这一事实也说明，再多的分歧也能为了共同利益或集体目标而得到协调。

　　在一个集中民主体中，共同利益只有全体人民即大多数都参与才能得到保证。然而，"大多数"并不是指共享一套身份的"群众"的混合体，例如"工人""妇女""外科医生""医疗照护团队"或"病人"，而是大家认识到分歧和差异（甚至赞美这些差异），不会试图把差异还原到一致认同或一成不变。在危机中，为了达成共同的目标，例如停火、协调人道主义援助或在危急情况下救助生命，人们常常会保留或消除差异。我们建议将这种精神迁移到日常的医疗保健中。毕竟，正是为了病人的福祉，才有必要在医学中发展大众权力，从专权转变为更加民主的权力共享和搁置各自权益。

　　杰克·肯尼迪的混乱的、分裂的身体症状（又被他的医生们不同的做法加剧了），反映了对哲学家 Thomas Hobbes（1588—1679）经典权力观的错误理解而产生的后果。Hobbes 认为传统政治体制的国家，只有单一的个体能统治，无论是君王的独断，还是人民被迫作为一个整体发出共同的声音（这超越了Hobbes 自己的时代，一直持续到今天）。

　　单一声音的这两种变体都不是民主的，因为不能识别和鼓励差异，而是希望消除分歧、实现共同的心声和思想。Hobbes（2008）自己设计了他 1660年首次出版的政治专著《巨轮》的卷首插图，这本书讨论了专权的必然性。这幅画展示了一个国王，高高在上地傲视整个世界。细看之下，头部是君主，而身体是由无数小的躯体(民众)组成的。民众履行着他们的职责,那就是组成国王的身体(占了他的一半),但国王的头统治着一切。国王拥有绝对的权威,作为回报,他承诺为国民提供保护,但这个承诺可能始终没有实现。这也成为了现代医学的主要权力模式,例如,外科医生习惯上首先"考虑"他的团队或代表团队"思考",然后才是病人。

然而,从根本上来说,专权是有缺陷的,因为身体的部分会生病,正如肯尼迪自己一样。只考虑自己团队的外科医生,在危机中可能发现自己不能知人善任,视野狭窄,而将失去团队,甚至在极端的案例中可能失去病人。有关合作的、授权的和分散的权力理念,在当代领导力理论已经确立,然而医学的许多领域却仍然声称专权的价值。在手术室和其他处理急性医疗事务的场所,特别是急诊室,由于专权将病人置于危险的故事络绎不绝,因为医疗误差主要源于系统造成的沟通失误。我们知道,如果有心将民主引入医疗保健工作中来,这种类型的医源性疾病是可以减少的。如此一来,平行的沟通和共享的行为(非技术领域的)得以公开进行,挑战传统的,往往也是根深蒂固的基于技术的垂直等级制度。

一位著名的外科医生、研究者和作家 AtulGawande(Gawande et al., 2003),通过一项纳入了 444 项医疗事故诉讼、与 38 位外科医生面谈后的主题分析,认为 24%~43% 外科错误来自非技术领域(沟通不当),而不是技术失误或判断错误。然而,有学者(Singh et al., 2007)在 Singh 等(2007)一项 240例医疗诉讼(包括外科实习生)的研究中,发现由于团队沟通不当或完全无法沟通等导致的医疗失误超过 70%。美国健康机构认定联合委员会也认为这个数字高达 70%;更早前的、经典的是医学研究所(Kohn et al., 1999)的研究《人非圣贤》中提到的数字,高达 70%~80%,同时认为 50% 这样的错误是可以避免的。如上所述,大量的研究表明:通过将团队从习惯性的等级结构转变为更加参与式的民主的网络结构,这样的沟通不当是可以而且是必须解决的。然而,这需要大范围对团队工作的态度转变,或者称之为一场思潮,作为现有文化中实践变革的基础(Bleakley et al., 2004)。这样的思潮和文化变革发生在曾经处于高危机,现在已经高度整合的组织,例如飞行航线,花费数十年才建成(Helmreich et al., 1998),我们期待医学也能出现同样的深入其中的变革过程。Pronovost 和 Vohr 等曾建议将安全文化引入医学(Pronovos et al., 2010),以及重新设计随后贯穿医学教育整体的课程来参与和修正安全文化,这是当代医学一个关键和主要的变化，促成了我们在第一章里讨论过的医学教育范式的变革。这是针对危机的反应，再一次说明，因为失控的医源性问题，本可避免的、系统造成的沟通不当，产生了不必要的疾病和死亡。

专权应用不当对病人照护不利。专制的垂直等级制度阻挠了水平的、互相作用的、协商的网络关系的发展（Engeström，2008），这些关系标志着信号开放和参与式的沟通。现代民主起始于 18 世纪的启蒙运动，法国大革命代表着垂直的、专制的君主权力转变为参与式的民主制度，后者使权力能水平运转。紧随 17 世纪哲学家 Baruch Spinoza 的观点，Foucault（2002）认为在水平方向上，在任何系统里，权力已经是趋势和效力。他描述了权力如何通过系统运作，以及如何通过多种方式被管控。

正如前述，Foucault 称之为"毛细管力"，这种力量并非高高在上地凌驾于他人的权力，而是作为一种微小的力量，"润物细无声"般地作用于各个系统，抵达任何地方。一个例子就是 Foucault（2002）称之为"生物力"，这种力量始终在以微弱的方式发挥作用，即使在个人卫生方面，私下，我们依然表现得像在监控下一样。这就是工作中的监控民主能做到的良好水平。权力或控制被内化于心，处于毛细管的末端，控制着我们进行自我审查或调节我们的生活，并且以"自我塑造"的方式建构身份（Greenblatt，2005）。这是可以作用于各个方面的力量。例如，我们可以应用这种力量，帮助劝告内科医生在诊室常洗手作为防止感染的一种方式，或者通过温和的提醒帮助医学生像上级医师一样凭良知做事（Gawande，2008）。

Foucault 发明"毛细管力"这个名词是为了引起我们对力量所到之处的重视，但是，这种力量当然也能通过大的渠道行使，在那里就成为主流力量，向着一个方向前进，特别是以抵抗力的形式。这种大的趋势通常包含了认知事物的特定途径的合法化，把权力和知识最终连接起来。在专权再现、想维持原状的地方，毛细管力（通过系统运作的力量）将创造出新形式的知识、价值、关系和身份。

然而，在任何系统里，总有反作用力或抵抗力阻止主流势力。这不是知识和实践社区里合法的观点，却总是被民主所容忍，甚至聚集到足够强大以至于变得不容忽视，乃至挑战或取代主流力量。每当医学教育遇到转折点或者思维方式转变的时候，总能看到主流力量逐渐被一系列抵抗力取代，使医学教育进入新的论调、新的形态，建立新的学科身份。变革的中心，则是主流的转变,或者是思维方式、行为模式从垂直到水平的转变;或者是经过优选,从专制的等级制度到参与的民主和创造性地应用监控民主。我们期待着民主出现在公民每天的生活中,在医疗保健中为什么民主没有每天出现?是因为"医学公民"还没有被创造出来吗?是国家发展依然受到家长式作风阻碍吗?一个常见的标志就是在每一个教学医院的董事会会议室里,伟大而优秀的男性榜样形象都保存在庄严的油画中,排列在墙上,似乎在维持着旧时的秩序。

在接下来的章节中,我们将拓展分析从专权到毛细力量结构的历史变迁,以及这样的转变如何参与到新的身份建构。我们将介绍"美德的力量"。然后我们深入分析医学力量的结构,引导当代的运动进入到模仿和虚拟的社会时代,带来关于"虚拟的力量"(有别于"美德的力量")的报告。这为我们深入讨论和批评医学教育在虚拟或模仿环境的学习,提供一些理论的基础(见第十一章)。

专权、毛细管力、美德的力量和虚拟的力量

根据它们的效应,四种广泛的力量将被区分如下:

专权,如前讨论的,像等级制度一样,是可复制的、传统的、垂直权力结构。这是凌驾于部分人之上的权力。

毛细管力,如前讨论的,是富有成效的转化,创造水平结构如各种网络结构,以及新的与转化角色相联系的身份。这种权力通过系统运转。

美德的力量是超出个人表现的身份的生产力。

虚拟的力量具有诱惑性,虽然它显得不可见或者已经消失,实际上它渗透到所有活动中。这是已经"溶解"在系统内的力量。

专权

专权试图通过不断复制来保持权威。在医学教育中,这就意味着一成不变地按照传统模式教学(例如传统的学徒制系统),重视保持知识和技能的等级制。这样的等级制专注于权威来建构身份,合法的、**权威的**声音将轻易地陷入压迫性的**权威领导的**模式。这使得权力凌驾于其他之上,或通过合法的

专制，或强制的专制主义力量。

　　比如，正当的权力可以通过特别的知识或技术专长（专家权力）获得，以良性的方式实施，以权威而不是专制的行为完成。医学教育中的强制力量是另一个问题，这是多年传统的学徒制结构遗留下来的，大权在握的教育者在教学中常常带着羞辱以及强硬作风。这种教育期待通过专制培养医学生的身份，最终复制传统。理论上说，医学是要求很高的职业，当情况艰难时，困难也就出现了，所以必须使初学者变得坚韧。因为在准军事化政权下，性格脆弱的人会夭折，特别是在睡眠剥夺的情况下。我们认识到这也可能是陈词滥调，毕竟已经有许多富有同情心的伟大的医学教师，因为他们的洞察力、智慧和技巧，表现出杰出的权威气质和非凡的个人魅力。他们中的许多人也有着优雅的气质。然而，他们成为权威者，而不是独裁者。

　　权力往往以权威的（有时是专制的）方式施加到病人身上，以各种形式的家长式作风（Heron，2001；Coulter，2002）。不管医生如何有魅力，病人总是被置于屈从的位置，成为顺从的"其他人"。Bleakley（2006b，c）应用从手术室事故报告中收集到的故事，描述了在外科医生作为临床团队的领导者而自然成为"家长"、手术助理护士和巡回护士成为顺从的"其他人"的情况下，这些手术团队中传统的下属如何获得了反常规的权力。作为有自主意识的"其他人"，护士至少表现出两种权力形式：形成阻力、改变现状。首先，如 Bhabha（2004）所描述的那样，他们表现出"狡诈的文明"和"模仿"。护士在对外展现出文明或顺从时，却模仿"家长"外科医生不好的一面；其次是更加集中的阻力，这种"狡猾"的行为能演变成古希腊语里所谓的**直言**，无畏的发言或"道义勇气"（Foucault，2001；Bleakley，2006b，c）。这里，以善良的行为和应用美德的力量，为了病人和 / 或同事的照料和安全，作为下属的护士发表意见反对不公平、糟糕的行为、刁难、不当的沟通，或无法接受的行为（通常有性别倾向）。这可以看成是梭罗（2008）著名的公民"非暴力抵抗""职责"的一个例子，邀请发声反对当权者施加的不公平，即使当权者是民主选举出的。为了强化这些与传统专权结构相对立的策略，护士也应该明确地给予手术室中的病人"款待"或者更多，即便是病人已处于麻醉中（Bleakley，2006b），毕竟人是脆弱的。

　　这种主导或被主导形式的对立思考和随后的实践不仅仅局限在手术室的传统行为中。如前所述，20 世纪初现代化运动的高峰时期，一个充满智慧的运动——结构主义出现了，取代对抗主义（白色人种与黑色人种、思考与感受）成为广泛的认知结构，这是一个关注思考过程和社会结构的认知架构或框架。

结构主义认为，对抗主义是固有的。后结构主义学者，如 Cixous 和 Clément（1986），则批评结构主义展示出权力和控制，因为它声称对抗主义是自然的思考方式。后结构主义学者认为，对抗主义根本不是"自然的"，而是如前所述，为促进一个角色置于另一个角色之上服务的。这种挑战也打破了垂直结构的权力被水平结构的权力替代的可能性。前者被认为是"自然等级"的权力，后者则称"毛细管力"（结构上来说，是网状的）。实际上，他们指出，结构主义者自己认为标志只有在复杂系统内不同标志之间存在差异时，才有意义。系统整体的差异不应该是像金字塔一样的等级结构，最好是水平的网状连接。

将一个符号系统，描述为由于符号之间的差异而产生的价值系统，这样的方法可用于思考医学专业及其子专业之间的关系。随着医学专业的激增，他们互相之间形成了联系（不仅有垂直的，还可能有水平的）。内科学和外科学是分开的领域，外科学曾被认为具有优势。医院和社区医疗也是分开的，而急性医疗又比慢性医疗更具优越性。在围绕病人开展并列的、合作的或协调的团队工作时代，这种传统的权力安排毫无意义，因此水平的权力结构正逐渐替代旧的、垂直的封建等级结构。

在这些水平的权力结构中，横贯主流而运动的力量将产生新的角色和身份。一个例子是一项紧急命令就可能破坏已经建立的权力结构和习惯。例如，世界卫生组织发布过一项标准的手术室检查清单，要求在全世界范围内强制执行。这个清单允许做一些局部的调整。然而，一些外科医生，所谓的手术室领导者，直到现在都不用这样的清单维护病人安全（例如，在手术刀接触皮肤之前，在整个外科团队面前，两次正式检查确认手术的正确部位）。这一检查清单广泛的执行，需要清点前汇报和清点后汇报，并邀请手术团队全体参与。对过于在意权威、行使传统专制权力的外科医生来说，这种水平参与式的活动是陌生的。这种新的工作方式，对医生和手术人员自己和他人来说，是新兴的责任，也是形成新身份的反思行为。这种专业间的身份，是对专业性身份的补充。

这种政策干预的矛盾之处在于，干预自身是指令，而且很显然是一种主权行为。然而，干预的内容由水平方式决定，这将是专家级同行之间漫长而开放的辩论过程。政策干预自身,也可能像一道闪电或一把入侵的利刃,将传统的垂直专权制度和民主的毛细管力系统打乱。完全执行手术室检查清单制度,这种干预将根本上改变垂直权力结构,动摇权力之塔。然而,它也在水平毛细管力结构中运行,打破自然的流动,可能会积极破坏并恢复结构,这些结构可能会变得均质化而呈现微弱水平势能。新的入侵力线可能被协调,与塑造现状的权力主流一起运行,在此过程中,等级制度可能在水平结构里得以复制,形成温和的力量;或者新的入侵力线也可能提供一种新的阻力流,例如授权给下属(如巡回护士),形成一条阻力线。

医学中,权力结构重排运动中强有力的新例子,是将急诊医学和医学教育作为专业来建立。在英国,急诊医学最近才被认为是医学专业而不是外科学的亚类。在英国,对于那些已经在医学专业上取得一定地位、现在准备把医学教育作为专业并为之奉献的医生来说,医学教育慢慢地被认为是一门专业学科(Walport,2005)。在它方兴未艾之际,这种新的职业选择作为上述三种权力(即垂直的专权效应、水平的毛细管力效应、入侵的力线)的避雷针,在偏离垂直和水平结构45°的方向上运行且改变它们的动态。在这种权力游戏中,身份出现了。

毛细管力

17世纪的哲学家Spinoza认为,"组成性国家"奉行主权原则,与之伴随的是社会出现"组成性力量"(Negri,1999)。后者是其组成部分、人民或民主势力的集合力量,但也是社会自身复杂系统的势能,并且这种力量作为一个整体,比各部分(个体)的集合更强大。毛细管力,这种权力存在于任何系统中,比如社会中的组成性力量或"潜力",是**创造性的**。这种权力不是用来压迫或统治的,而是在系统内流通的潜能。因此,如果这股势力治理得当,它可以是富有成效的,产生身份、新的知识或实践经验。权力也可以被用来对抗已经存在的行事方式。知识和权力密不可分,因此"权威"变得有争议,取决于知识是怎么变得合理,或者说"真实的""可信的"或"有用的"。

与专权不同,Nietzsche(1844—1900)以及后来的Foucault(2002)发展了我们总结过的"毛细管力"模型。Foucault认为,在现代社会毛细管力已经逐渐取代了专权。而其他评论家如Agamben(1998)则认为,从历史上来看,专权并没有像 Foucault 所说的那样被毛细管力取代，而是两种力量并存发挥作用。Nietzsche 认为权力和知识是一致的，"追求真理"也是"追求权力"。换句话说，真理不可能独立于权力之外。没有所谓的纯粹的"知识"，准确地说，"知识"在社会结构中是合理的或不合理的。Foucault 认为，知识不是个人拥有的东西，而是在历史和义化中建构、被"合理"地获知，并在特定环境下发挥作用。Foucault 将合理知识、实践经验和随之而来的身份之间的相互作用，称之为"话语"。我们在第一章已经讨论过，不断涌现的医学教育形式就是不断改变的话语。

在权力以毛细管力形式运行的地方，它最终要被个体以及政权所感知和表达。例如，我们能感受到有必要遵守或反对某些维持健康生活方式的规则，身体成了许多内在"管理"或塑造行为和良知的场所。实际上，清晰可辨的思维方式就来源于此，这也是"治理术"的一种。在过于放纵后我们可能感觉到内疚，或者当我们失去身材管理，不管是增加还是减掉过多体重，我们可能感觉到被他人关注或者评价。在发展成"人格障碍"、不得不治疗的某些极端个案中，人们认为自己身体畸形而必须通过自残截肢来维持平衡，或者通过强迫呕吐来减轻体重。

我们的身体同时受到外来指令如公共健康运动和内在行为规则的调控，好像我们总是被监视着，即使我们在进食、运动或者什么都没做的时候。Foucault 称这种力量为"生物力"，是施加在塑形和控制身材、不同个体之间相互影响的力量。我们曾将此拓展到"监督民主"的质量控制和调控结构（Keane，2009）。这就引出了我们对精神病学定义方面的质疑，例如将"进食障碍"认定为人格障碍。准确地说，我们将此视为在文化和历史中形成同一性的问题，进食障碍现在成为"食物障碍"或者"时尚障碍"等，深受文化影响的话题。

当社会学家谈到现代生活的"医学化"，他们指的是那些"自然地"或日常的生活事件，比如婴儿诞生，已经纳入医学范畴（Illich，1977）。Foucault 的权力模型中，医学化是一种无所不在的现代生物力、一种塑造行为的控制或治理形式。这种力量能触及的范围是可见的。在当代医学研究中试图通过大脑扫描显示皮质区的面积，为区分个性类型提供神经科学的基础。例如，有学者（Gardini et al.，2009）将脑皮质特定区域的体积与四种个性类型关联起来，如果扫描发现"避免伤害"类型（害羞、回避性性格特征）或"奖励依赖"型（可能的成瘾个性），我们可以建议当局提供特定的互补性教育或社会化活动。这类研究也被解读为提供了一种使"正常"生活医学化的新方法，拓展了生物力的范畴。

由于医学谋求使"最佳"实践相互连贯，表面上要求以证据为基础，因此有通过无处不在的毛细管力而成为另一种形式的政府主义的危险。这类示例包括像病毒一样未经反思地传播的所谓"成人学习"方法、反思性实践、PBL和客观结构化临床考试（OSCE）等。虽然它们目前已被概念化、结构化和广泛采用，但在说明其有效性时却无法提供可靠证据。当个体或小组意识到必须采纳某种他们还没完全理解或批判性考证过的方法时，就会感受到毛细管力无处不在的特点。反过来，当毛细管力在一个系统里流动而具有传染性时（因此空为流行的医学教育趋势正名，而不是那些证明有效的方法），反对的势力自然就出现了。

一旦抵抗力认识到它们自身的存在，它们就提供了一个足够强大的力量来对抗占主导地位的运动。Foucault对此的描述是根据什么样的活动是"合法的"以及建立这一合法性需要什么样的条件。例如，在审查或惩罚明确反对Flexner的医学教育模型时，我们不需要行使专权。实际上，即使这一模型依旧拥有可信度和合法性，特别是在它起源的国度，Flexner的模型已经逐渐地、微妙地受到抵制（正是毛细管力的作用）。

针对一个世纪的Flexner支持者的抵抗形式，即便如Hodges（2005）那般连贯、娴熟且敏感，注定会失败，然而有关它们的争论仍是有益的。这是因为Flexner支持者们分布广泛且非常保守，力量已经（且仍旧保持）非常强大。就Foucault主义者（Hodges就是一个感知力强的Foucault主义者）而言，将Hodges的批判作为主流观点出现的可能性条件还未建立，或者刚刚萌芽。我们对Hodges的观点深有同感，Flexner因为其教育的失败而关闭北美医学院，也使一些愿意接收妇女和黑色人种学生的学校关闭了，当时这些群体是不能进入主流学校的。如预想的一样，即使某些学校有更加开放的接收政策，却资金不足且被低估，因此没有基础设施和资源来提高他们的教育追踪记录。

我们的第二个例子仍旧涉及Hodges典型的、独特的和批判性的观点。围绕OSCE价值的主流论述是将其视为根植于心理测量的评估工具，并忽视其他观点，如"OSCE是一种表演"。毛细管力流经整个系统，医学教育中OSCE在某种制度上聚集、支持和合理化关于心理测量的讨论，包括有效性、合理性,等等。这使得抵抗主流论述的其他观点不合法,比如 Hodges 指出 OCSE 被视为表演,就激起了关于其有效性的各种疑问。此外,这意味着 OCSE 以不同寻常的方式被理论化(通过 Erving Goffman 的戏剧理论模型),在面对标准论述(OSCE 是心理测量工具)的毛细管力流时,依旧很难被合法化。

美德的力量

Brain Hodges 的观点,作为可信的、表达批评的主流观点,确实拥有权力"之屋"或权力之家。Spinoza 关于权力的著名论述,认为权力不仅是道德品质(价值),也是富有表现力的。权力是潜能和"表现",当然也是个性。美德力量能以各种表现形式产生身份,如"通识批判家"和"公共监察者"。Hodges 的上述批评是正直的,是道德层面的指控,并代表了公正、平等和公民权的民主价值。

行使权力不一定预示着压迫。它可能意味着解放(比如代表其他人)或作为明确的抵抗信号,如发声,为了表达道德勇气或直言不讳(如前所述)。行使权力又能产生身份的改变。之前的压迫(手术室护士持续被手术医生忽视)产生了道德勇气和发出了大声反击的声音。现在,哪怕仍然在相同的岗位上,她也变成一个不同的人,为了民主和包容而发声。

Nietzsche 也将权力视为美德,以及一种生活方式。Nietzsche 将"渴望权力"作为人类一部分的论述是哲学上最著名且极具争议的主题,然而 Nietzsche 的观点完全可以从不同的角度地去解读。他的"肌肉"思考理论,被描述为"像锤子一样思考",被认为是用一种意志坚定的方法去获得坚定的意志。思想被演绎成为一种生活方式,有时还被再三强调,还肯定会被昭告天下。与观念博弈同样需要肌肉活动,Nietzsche 的观点很少涉及专权或凌驾于他人之上的权力,更多地为了唤醒受压迫的一方,因此被视为美德的力量。Nietzsche 著名的观点"重新评估所有价值",阐述了价值如何根据历史、文化和社会状况而被合法化。不过这种观点,我们现在称之为激进的相对主义。

医学被冠以用意志坚强的职业实施脆弱的实践的刻板印象。我们认为传统的医学教育系统是高风险的,通常鼓励英雄的个人主义;而实践可能是老一套的家长式作风,但在实际操作的时候基本上是态度温和或富有同情心的。这使得渴望出人头地的医学生和医师处于互相矛盾的混合体中:一方面,在这个行业及其职业阶梯中是自我依赖的，有着厚厚的铠甲，以及好胜的；另一方面，是乐于助人、富有同情心，且没有偏见地对待病人。而这项工作，传统地来说，是一种感召和天职。治愈和照顾同等重要。

传统上，医学需要意志坚强的和意志薄弱的矛盾混合体（这本身有些自相矛盾），且力量和身份在品格优点上是一致的。这种优点反过来提供了运用力量和发挥影响的途径。因为伴随着专权，这可能既是积极的，也是消极的。医学教育一直致力于积极的品格优点的教育，极为珍视医学誓言和职业行为。如我们在第二章所见，"专业主义"方法在北美的医学教育中格外典型，依照行业楷模的标准制定医学同一性。"好教师"的特征常常被列举出来作为个性特点，而不是人际交往能力。随后这些优点被合法地作为好医生应具备的属性列举在政策文档中，例如诚实、廉洁和无私。这些正是"以病人为中心"所需要的特质。然而，医学教育也呼吁医生作为"领导者"，不管是在专业以内还是之外。

"领导力"包含许多形式和类型。在 Arluke（1980）描述的"巡视员制度"中，可以见到医学传统的、辩证的、讲究实际的领导力类型。Jolly 和 Rees（1998）总结道：学术单位从一到两个关键人士的聪明的个人特征中得到他们存在的理由，这样的人就是 Kenneth Calman（2006）称之为"有吸引力的人"。医学教育来源于个性，而不是基于证据的教育原理或方法。目前这三章中，我们认为，未来的医学教育需要把焦点从以个性作为身份转变为由内容构建身份。身份超出个性和特征，而包含角色和类型，必须依据更广泛的制度特征和类型等内容来考虑。例如，我们可能不再根据强势的个性来考虑领导力，而是根据为了全面的民主参与实践而创造条件的类型。如前所述，这使得我们重新拟定领导力，正如 Irby 及其同事（2008）所说，以"探路者"和"创新者"来描述。

然而，即使将"个性"认定为"身份"，我们也不应该忽视拥有天然的超凡魅力或积极向上的有力个体的重要性。Hillman（1995）描述到自主意识"合理使用"各种不同的权力，在文化实践沟通（代理和结构）中作为质量、价值和类型，并在人群和组织之间共享。Hillman 建议在当今世界中，"权力"不能与其主流文化（以及流行）意义割裂，它通过自主意识而被认识到。Foucault 的权力模型则优雅地描述了权力的网络和效应，不过它未能给出网络活动者（人群）全部的意义。这是因为 Foucault 的模型将"个人"视为权力的产物。这个观点,是 Foucault 从 Nietzsche 那里借来的,后者认为权力不是简单地产生来控制或强加于人的一些力量,而是让你走进历史洪流或观念来建构特征的一些东西。权力是机遇和时机,或是对环境的恰当应用。因为历史和文化的变化带来新的观念、新的思考和行事的方式,因此权力和身份不可避免地通过个人应对机遇的方式而连接在一起。

Hillman 建议我们读到性格"优点",如"控制""影响""汇聚""权威"等时,较少地用字面意思去理解。例如,"服务"可能带来两个画面:服务某一个目标(例如医生的利他主义)和设备服务。两者可以通过交换用途而被重新定格画面:为目标提供的服务(医药来治愈)中,"照护"的当然包括设备。我们应该考虑到(而不是忽视),设备是服务我们的,而不是想到"有效性",即设备轻易地被替代或淘汰。"维持"而不是"取代",这样的价值取向是经济学的,它提供了持续性,并且在思想领域同样有效。正如我们如上所建议的,我们不能妄想简单地抵制医学中个人崇拜的传统,相反,我们可以改变这种观点,在新领域与之合作,因此,我们坚守"身份"以及权力和场所的价值。我们不应该被有魅力的人吸引,被他的外表蒙蔽双眼,因为外表是吸引人的且有影响力的。

综上所述,对 Hillman 来说,权力应该被重新构想,并从其与英雄个人主义(成功和获得都是来之不易的)传统有关的正统地位上被取代。人们可以从许多方面来思考权力,如思想的权力,也可以以复杂的和矛盾的方法应用权力。例如,对权威的认识可能受到个体的"庄重"或"魅力"的影响,这与某些人以独裁主义行径或通过恐惧或严酷行使的"权威"将截然不同。

总而言之,关于美德的力量,我们并非反对"专权"原则,而是考虑到专权在构建身份和生活方式上与美德的力量产生关联。莎士比亚在 Kent 和 Lear 国王的邂逅这一段对白,提醒了我们对于身份建构的认识:

李尔:你认识我吗,小伙子?

肯特:不,先生;但你的表情让我感受到我乐于称你为主人的东西。

李尔:那是什么?

肯特:权威。

（威廉·莎士比亚——《李尔王》）

虚拟的力量

没有自治的时候,专权被跟随或遵从;而一旦自治回归,专权则被挑战;自治之外,毛细管力像蒸气一般渗透进生活,我们也参与其中。如果蒸气冲破存储器、扩散开来并浸透土地,那么蒸气就看不见了吗? 我们可否不由自主地像着迷一样、靠近观察来研究它的消失? 生活中,广告就发挥着这种力量。它没有施加任何合理的或具体的权威于我们。我们可以简单地忽略它、批判它或嘲笑它。然而,无处不在的广告巧妙地引导着我们的生活,我们深陷其中,受它影响。很快地,随着它的蔓延,广告进入我们生活的每一个部分,我们甚至不再注意到广告力量的存在。它成为一种未被承认却到处渗透的存在。我们不再知道艺术和广告、新闻副本和广告以及娱乐和宣传之间的差别。

在这缓慢的"爬行"之中,权力不是消失不见,而是重新出现,且以未被承认和无人赏识的方式变得有吸引力。当然,围绕着有吸引力的权力带来的现象,是否有一些信息、认知或文化琐事,现在游离于批判之外? 这种力量对医学教育有意义吗? 我们认为它有,且将在第十一章详细解释,彼时我们将批判性地看待围绕虚拟仿真学习而产生的棘手问题。简而言之,虚拟仿真学习已经成为医学教育的主流;而且在虚拟环境中,权力格外具有吸引力。

第一,虚拟具有诱惑力,因为它使任务可视化。第二,它的跟随者不能产生足够的自我批判的思考,这是它作为一种学习和身份建构方法的缺陷。第三,它占据了道德领域,比如学生"伪装",特别是为了在 OSCE 沟通中获得高分,但在其他方面却有着令人讨厌的行为 [掩饰行为,让我们回想起 Hodges（2003）对 OSCE 是表演的批判]。虚拟和伦理学被卷在一起,在许多领域医学成为幻影（并不存在的原始镜像的复制品）的联盟,例如外科学的"增强",以及将情绪调节剂作为处方药。完美的身体难以达到完美的情绪,都是从文化角度确定的模拟物。然而,那些相信他们拥有不完美的身体,遭受不完美情绪之苦（每天焦虑和中度抑郁）的病人,可能被完美生活的幻影驱使而寻求医学帮助。反过来,医学遵循病人的意愿,不经意地强化了虚拟有吸引力的那一面。

医学教育在很大程度上依赖于模拟,然后逐渐在我们的虚拟文化中模仿"真实的"生活。Baudrillard（1983）描述了当代社会状况就是虚拟的而不是真实的,因为现在虚拟或复制品不断领先并取代真实事物。因此,"现实题材"的电视剧和肥皂剧比真实生活更加现实,高清晰度的野生动植物节目取代了"大自然"。正如在前面章节讨论的一样,公众根据严肃的医学剧集(《霍尔比市》《急诊室》《豪斯医生》《杰姬护士》,等等)或黑色喜剧(比如《实习医生》)了解和判断医学和医疗保健。Baudrillard 认为,在这种虚拟环境中,或者在"消失的"和"分散的"情况下,"权力"意味着什么? 在真空中,权力还能行使吗?

（袁萍　译）

第十章
场所：医学教育的场所

简介

在本章和接下来的两章中，我们将立足于以下七个观点，阐述医学教育中身份和权力的场所问题：

1. 本科教育的场所，这场辩论的中心是 Flexner 革命的历史遗产，它为医学教育如何以及在哪里进行设定了模式——两年（对于研究生入学）在实验室和教室进行科学知识学习，以及两年在临床环境中进行科学知识应用。

2. 我们在前几章中讨论的新的多变的工作环境，导致了早期（初级医生或实习医生以及住院医生阶段）医学教育的混乱，造成了"公司"或"房子"的解散。因此，现在低年资医生在他们的工作岗位上更加去地域化、暂时性和游牧性。

3. 解除传统的等级观念，在计划的护理路径上围绕病人开展更具协作性的、平等的多学科、跨专业工作。

4. 独特的临床环境已经融入诸如社区环境等定义较不明确的实践领域中。这种转变不仅是字面上的、建筑结构上的转变，也反映了我们看待医学的思想认识的转变。与此相对应的是，临床焦点已变得更加分散。

5. 医院建筑风格的变化，这构成了医疗实践的变化，并形成了特定的工作风格。

6. 虚拟环境下医学教育的场所。在第十一章中，我们批判性地分析在模拟环境中学习的价值，并分析多重选择（"真实的"模拟，或位于真实临床环境中的模拟）。

7. 来自西方主导的医学教育全球化的危险。在第十二章中，我们在尽可能大的范围内考虑医学教育的场所，从而考察各种全球医学教育（无论是在线的还是线下的）有着怎样新的、未被承认的影响形式。

医学教育当前处境

"现在的时代"，Michel Foucault 在 1967 年提出的（Foucault et al., 1986）观点说，"也许最重要的是空间的时代……指的是一个网络，它将点连接起来，并与自己的这个点相交。"Foucault 的先见之明早于互联网或万维网和无线革命。对 Foucault 来说，空间在未来将成为"并排"和"分散"的矛盾混合体。Casey（1998）在一项关于空间和地点的综合哲学研究中指出，像 Foucault 这样的描述具有误导性，因为它们没有明确区分抽象空间和具体场所。本章内容关于具体场所在教与学发生的地方——医学教育中的重要性。但我们不能抛开 Foucault 在技术上的先见之明，他的观点是，我们将空间（隐含地说，是地方）视为一种悖论——既接近（挤压），又分散（一个由地平线和开放可能性组成的世界）。互联网的兴起证实并加剧了这一悖论。不应该错过与临床推理的相似之处——立即接近症状和发散思维，在考虑可能的具体诊断上，列出可能的多个方向不确定的诊断。

正如我们已经看到的，传统的、灵活的医学教育的一个特点是场所的突然转移，就像戏剧中的场景一样，从关注课堂和实验室的学习转向关注临床场所的学习。当代医学教育通过在强调以工作为导向的实习和早期接触临床空间，重新塑造了这一转变。这对长期存在的临床期前的科学教育（课堂和实验室）的 Flexner 模式提出了挑战。此外，网络空间（如互联网）的使用引入了第三个教与学的空间，既不是教室，也不是诊室。学生们可以在火车上，也可以在咖啡馆里，也可以在网上教室、实验室或诊室里。场所既是字面上的，也是虚拟的。

此外，在以医院为基础的医学教育中，空间感或定位感也发生了很大的变化。我们已经注意到，传统的公司"房子"结构已经瓦解。英国的低年资医生过去被称为"实习医生"（北美的实习生），但他们现在没有"家"（固定的执业单位）了。作为流动化现代的一部分，实习生的流动性更强，在这种情况下，特定的地点确实会变异为一般的空间。随着实习期进入"居住期"，这意味着要找到一个家,但在 21 世纪初新的、多变的工作环境中,"家"更多的是中途之家或临时住所。医学仍然大量由临时代班医生(locum 源自拉丁语 locum tenens,字面意思是"占位符",临时租户)提供。

这种讨论可能表明,这些未来的医生将更难站稳脚跟或扎根,但新一代医生是在"有线"和"无线"网络时代长大的,他们熟悉现实和虚拟之间的矛盾和对话,"地点"(实际或具体的工作地点)和"空间"(各种标准临床空间——病房、手术室、药房、诊疗室——以及掌上电子设备上访问的电子药房等虚拟空间)融合在一起。此外,未来的社区诊室可能不太像"外科诊室",而更像"社区中心"或"健康中心",医生的执业地点毗邻咨询中心、药房、补充性医疗设施和健身房,是一个后现代的"一站式"健康服务中心。与这一发展并行的是越来越多的医生,比如,一年中有一部分时间在繁忙的市中心医院工作,一部分时间在原住民社区的农村环境中工作(或者相反,一部分时间在市中心的西班牙语的贫困人口区工作,那里的枪击事件很常见;一年中的部分时间在白色人种、权贵、中产阶级的乡村别墅环境中工作,那里的社会混乱和心脏疾病是主要的困扰)。

按照 Deleuze 和 Guattari(2004a, b)用来表现流动化现代性或后现代时代精神的术语,这些新医生更多的是"游牧的"和"去地域化的"。他们对把空间作为扩张的一种形式(垂直和等级思维)不那么感兴趣,而对打破等级制度、创造跨专业合作的水平联系更感兴趣,或者跨越曾经被视为身份和权力标志的边界进行合作。因此,他们将会见更多的病人。正如我们在前几章中探讨的那样,这种转变的另一个后果是身份发生了变化。"无家可归"是一种新的专业工作状态,个人终生不会有一份固定的工作,但会倾向于"搬家"。

权力,正如上一章所讨论的那样,不仅仅影响关系,还流转于时间与空间中。权力也会影响活动在哪发生——同样是空间、地点或位置。Jolly 和 Rees(1998)指出,医学教育者在很大程度上忽视了场所的重要性。传统上,医学教育的重点是教师的特点,如个性和学习方式,或活动的性质,如以问题为导向的教学或各种评价,而不是这些活动的背景。

在这一章和接下来的两章中,我们认为场所很重要,并与权力和身份密切相关。在《临床医学的诞生》中,Foucault(1989)为研究现代医学和医学教育中位置、权力和身份之间的历史关系定下了基调。然而,虽然 Foucault 解释了现代医学焦点在 18 世纪末至 19 世纪初出现的可能性条件,以及这种焦点如何构成医生的新身份, 但 Foucault 实际上并没有深入讨论文字位置的性质。相反, 与其说诊室被视为一个字面意义上的地方, 不如说它是一种隐喻, 与以专家医疗实践为特征的认知架构的发展相一致——一种心境, 也是一种心境的构成。在这一章中, 我们关注的不是场所的隐喻, 而是讨论设计定位和建筑对思维模式或构建认知体系的影响。

我们的论点对任何建筑学的学生来说都是熟悉的——某个场所, 甚至是特定的建筑或开放空间, 可以塑造一种感觉, 然后形成一系列活动。场所和权力一样, 可以形成或促进一种主导的活动模式, 也可以成为导致建立抵抗的因素。一些简单的例子很容易说明这一点。

第一, 走廊。尽管规划了供内科医生、外科医生和专业医务人员会面的正式区域, 但走廊谈话作为一种常见的、非正式的业务处理方式出现在医院(Middleton, 1998)。这不是设计师的初衷, 而是一个环境意外。走廊作为多个专业空间之间的连接通道, 为偶然的相遇提供了便利。这是有道理的——当人们从他们的临床领地(走廊, 然后提供主要的非地域化空间)冒险时, 他们不仅会从字面上撞到彼此(走廊的字面意思是"连续的地方"), 而且走廊在象征上和字面上是网络空间之间的一条通道。在我们前面已经详细讨论过的活动理论中, 走廊是活动系统之间具体边界位置的一个例子——边界对象。"跨越边界"(Kerosuo et al., 2003)是医学和卫生保健的一个关键的、动态的方面, 专业之间的有效合作有助于医疗安全。

第二, 咖啡厅。与走廊不同的是, 咖啡厅往往是相对封闭的, 会促使不同的群体(如护士)进入自己的圈子。它们可以说是促进专业内部认同的孤岛。咖啡厅起到了促进非正式交谈的作用, 这里的事务处理方式在正式会议中是不会发生的, 比如病房交班或交班前的简报会。咖啡厅让不同的群体通过对其他群体的刻板印象联系在一起(我们知道自己与其他群体不同)。咖啡厅成为公共空间是更民主化的标志(例如, 一些手术室的咖啡厅鼓励整个团队使用, 在其他环境中, 外科医生和麻醉师的咖啡厅与护士的咖啡厅是分开的)。

第三, 医院病房。大多数临床区域, 如病房, 都有一个设计好的网关和一个中央信息收集、查看区域。大门通常配有闭路电视设备, 在公众和诊室之间充当一个强有力的"警力"区域。护士站是由值班护士长控制的病房的中心, 关键信息通过它传输, 任何工作人员都可以从这里担任全视镜或"全视眼"的角色(Foucault, 1991b)。例如, 医学生必须让资深护士知道他们是挂靠在病房查房的。在向资深护士汇报的这一点上,权力、位置和身份问题在医学教育中最常见的仪式之一中相遇。

有一个关于 20 世纪 30 年代美国银行抢劫犯 Willie Sutton 的著名故事。当 Sutton 最终因一系列抢劫案被捕并受审时,法官问他:"你为什么要抢劫银行?" Sutton 回答说:"因为钱就在那里。"(临床推理中的 Sutton 定律说,解释首先取决于显而易见的,而不是不寻常的)。如果我们把它翻译成医学教育,我们可能会问:"为什么我们把医学生主要送到急诊(医院)环境中学习?"答案可能会是:"因为那是病人所在的地方。"传统上本科生的临床学习集中在医院环境下的学习,因为急性病变将集中在这里。但医学教育正在转变,将重点放在健康与疾病、预防与治疗、人口与社会背景以及在急性临床环境下遇到的特殊病例上。

在强调敏锐性的医学教育传统中,我们也可以推测,典型的教育心态将会形成。例如,急性环境,作为场所,可能强调"英雄主义"医学(Ludmerer, 1999)以及战胜疾病,鼓舞人心的私人医生的榜样紧随其后。事实上,"这笔钱不仅存在银行",医疗工作也分布在整个社区,在那里,学生们不仅学习症状和诊断,而且了解健康、疾病、环境、消费主义和选择之间的文化联系。

那么,为什么我们效仿 Flexner,传统上主要在课堂和模拟环境(临床前阶段)教育医学生两三年,然后把他们送到以工作为基础的环境(临床阶段)两三年呢? Flexner 认为,根据对认知架构的早期理解,基础科学必须到位,才能为临床推理和理解提供基础和基石。我们现在认识到,更好的临床推理是通过将以"脚本"和"模式"存储的基于科学的知识,与同期(和累积的)病人接触紧密结合而发展出来的(Eva, 2005)。没有什么比围绕着一个真实的病人案例畅所欲言并应用专业知识更有效的了。作为积累的专业知识和病人经验之间的持续对话,临床推理可能是最好的学习方式。

当医学生不断地说他们对临床经验没有准备的时候,这既是一个知识和技能的问题,也是一个场所的问题。过去 30 年对情境学习的研究表明,情境是学习中的关键因素(Regehr, 2006)。例如,由于情境因素,很难将学习从有保护的、模拟的情境转移到真实的临床情境。医学生可以在技能实验室的安静环境中学习缝合垫子或猪蹄;但在凌晨 2 点,在繁忙的急诊室缝合刚刚发生交通事故的紧张受惊的孩子的伤口,是另一个挑战。模拟环境的虚拟技能和虚拟能力可能无法建立应对现实所需的信心。

在代表病人的安全利益的情况下，医学生对病人进行的临床技能操作，会受到规章制度的限制，学习的环境已经成为一个关键问题。例如，Roger Kneebone、Debra Nestel 和他的同事（Kneebone et al., 2005, 2006, 2007; Nestel et al., 2010）关于"真实"或"无缝"模拟、"沉浸式"模拟和"分布式"模拟（Kneebone et al., 2010）的开创性工作表明，通常在模拟条件下受保护场所中学习的临床技能，最好在现场环境中学习，但要结合标准化病人或病人演员模型。情境保持了模拟设置无法匹配的真实性程度，医学生可以体验病房环境的不确定性，练习真实的沟通和合理的团队合作，并在复杂的条件下练习技能，比如给模拟的身体部位插管，或者缝合真实手臂上的模拟伤口，同时在病房环境中为反应敏锐、懂病史的病人演员采集病史。

如果未来本科医学教育的一个可能的情境是学生围绕一组病人进行纵向学习，就像第二章中简要讨论的那样，场所将是学习的关键。学生不会被老师所吸引，而会被病人所吸引。这提供了一种新的以病人为中心的模式，因为病人是以病人自己为中心的。传统意义上的诊室，作为医生的工作场所和医疗焦点合理化的架构，这将是不稳定的，因为医学教育不仅跟随病人（也遵循 Sutton 的格言，你抢劫银行，因为那里有钱），而且还在跨团队环境中表达自己，这使得可供医学生或医生学习工作的潜在地点数量成倍增加。这可以被视为一种去地域化的形式，与团队（差异化组成）中扁平化的层级结构的新强调是平行的。旧的垂直权威结构可以与现代化的摇摇欲坠的高层建筑相提并论，后者现在被低层、更贴心的"混合住宅"所取代，也需要更少的维护。在广袤的医疗场所上，医生们变得更加自由流动执业，冒险离开他们熟悉的执业地点。

传统主义者可能会争辩说，我们不应该修复一些没有损坏的东西——以医院为基础的病房教学查房，传统的医学生学习场所肯定对我们有很好地帮助吗？Miller 等人的一项研究（1992）在 Jolly 和 Rees（1998）中报道的教学查房中，提出了不同的建议。承诺"病房查房"式床边教学的教职员工不仅总是高估了教学时间，而且还错误地判断了学习的场所。Miller 发现，实际上只有11% 的教学时间发生在床边。63% 的教学发生在会议室或远离病人的类似环境中，26% 的教学发生在走廊。研究表明，在医疗保健环境中对员工进行正式和非正式走廊谈话具有自然性和价值，但其地点不利于了解病人相关的情况。很明显，这里的场所不是病人所在的地方。更糟糕的是，正如 Jolly 和

Rees（1998）进一步报道的那样，1979 年的一项研究表明，学生对查房的参与度（他们通常被放在被动的角色，而不是主动的角色），实际上低于学生对讲座的参与度。

此外，尽管学生们一直要求提供基于工作的体验，在亲身体验之后提供反馈，但这一要求并未得到满足。只有场所提供的机会得到充分利用时，场所才重要。以医院为基础的教学机会可能已经被拒绝了，或者更有可能的是，资深医生试图在繁忙、资源不足的工作环境中平衡医疗工作和教学任务，但没有成功，这可能已经令人沮丧（Bleakley，2002a）。

传统按时间顺序划分教室和工作场所的学习地点，提出了两个主要的教学问题——首先，如上所述，情境学习理论表明，课堂学习不会轻易转移到工作场所，因为它是特定于某种环境的；其次，实验室和生命科学的教学通常是由解剖学家、生物化学家和生理学家等专家进行的，而不是由临床医生进行的。对这一长期存在的转换问题的回应是，通过模拟临床环境，由临床医生和医务人员授课，并让标准化病人和病人演员参与进来，发展更多的学习（以及对这种学习的评估）。这有它自己的教学缺陷，因为仍然不能保证从人工场景到真实场景的学习转换，因为真实的临床场景为学习提供了完全不同的场景，包括复杂性及不确定性的程度。我们在第一章中更深入地讨论了这个问题。我们相信，如上所述，Roger Kneebone 和他的同事们通过使用沉浸式环境和真实或"无缝"的模拟，正在富有想象力和富有成效地解决在模拟中学习所提出的问题，在这些模拟中，场景的问题得到了正面的解决。

医院建筑结构与认知架构

传统意义上发生在医院环境中的医学教育中的学习和身份架构的种类可以反映出医院建筑的结构。反过来，建筑结构形式体现和反映了我们在上一章中讨论的各种权力结构。经典的 19 世纪医院建筑风格反映了专科之间的严格划分：建筑物围绕着一个共同的绿地排列成圈，每个建筑都专门用于一个医疗专科（Keating et al.，2003）。这传达的信息是，在医院护理中保持严格的专科划分，但要提供一个放松的公共空间。这种学习模式是一种学生围绕专业旋转，与整体几乎没有关联感的学习模式——传统的"坚固"体系。规模较小的平房医院也反映了"工作和生产"的工艺形式，在那里，医疗专业的自主权是至高无上的，病人作为客户，对如何进行这类工作没有发言权。

20世纪的医院，在"效率"模式的支配下，发展了"塔台"设计。这是一座现代化的工业综合体，医院是大多数城市熟悉的地标，实验室（测试和研究）、太平间构成了平台，病房构成了塔楼。塔楼由各专科科室组成，病人数量成倍数增加（趋势是上升）。在医院内部，诊室空间是建立在"白色立方体"模型的基础上的。在现代医学、医学教育和医院护理中，"水平平台"满足"垂直建筑"的活动。在"水平空间"中，既有"支持"，也有"发展"。这些为"垂直活动"提供了稳定性，但在"垂直领域"（病房、直接病人护理），层级结构仍然是规则，网络化是基础或平台的特征（科学研究、实验室、测试、产品开发、教育支持）。

"讲台上的塔"或"松饼上的火柴盒"——使用混凝土、钢铁和玻璃的现代主义、国际主义和野蛮主义建筑风格，已经成为医院建筑的主导。正如Jencks（2007）所指出的："国际风格最恰当、最成功的应用是在医院，"在那里，"机器美学"是显而易见的。同样，这样的建设计划的风格是高效和合理的，在工业模式下促进病人的流动。工作组织遵循相同的结构，从手工生产转向大规模生产。大规模生产变得效率低下，精益生产过程增强（质量保证）的医疗保健工作模式变得流行起来。这些仍然不涉及客户（病人），因为在大型医院等匿名的场所，这样的参与仍然很难实施。当病人开始参于提供的医疗服务时，大规模定制模式（诊疗流程）得到了发展，试图将医院空间模块化，并让部分非人性化的建筑（医疗单元）恢复一些人性化或认同感。

在Verghese（2009）的小说《双生石》（*Cut for Stone*）中，一位年轻的医生从埃塞俄比亚来到美国纽约的一个贫困地区，在一家新老建筑混合医院工作，这家医院是：

"L"形，长长的"肢体"有七层楼高，俯瞰街道，一堵墙将街道与人行道隔开。"短肢"较新，只有四层楼高，顶部停着一架直升机。老楼部分的瓦片屋顶在烟囱之间下垂，而中间的楼栋像把有爱的手轻轻地伸出。屋檐下的装饰格栅已经氧化成墨绿色，老旧得像弄花了妆的睫毛膏一样，沿着砖块顺流而下，与排水管平行。

这座混合建筑是一座平房医院，先是以野蛮的方式进行了廉价的"现代化”，然后通过增加一个充当直升机停机坪的“短肢”实现后现代化。正如 Verghese 所描述的那样，这反映出医院在混乱地照顾一个贫穷的、以西班牙裔为主的社区。这座建筑的“症状”——最古老的部分被腐蚀，粗野的部分出现塌陷，新的建筑被直升机的噪声污染。室内是“白天和黑夜都一样的荧光灯之地”（Verghese，2009）。但是，隐藏在现代之下的是：

> “医院里有些地方灯光暗淡，我可以看到圣母永恒的荣耀的痕迹；这体现在拱门上的金丝制品中、旧产房的高高的天花板上、行政大厅的大理石地板上，以及礼拜堂的彩色木质冲天炉里。曾经是富有的天主教社区的骄傲，后来是中产阶级犹太社区的骄傲，永恒圣母医院更迎合前述群体：它在迎合穷人方面变得‘贫穷’（较少考虑）起来。”（2009）

这位年轻的医生被邀请参观波士顿的一家专门建造的医院：

> “……一座崭新的医院塔楼，形状奇特，闪闪发光，就像是用铂金建造的一样。这是建筑师们竞相建造的那种结构。从病人的角度来看，这看起来并不友好。这座塔楼隐藏着医院的老砖瓦部分，它们的建筑感觉很真实，并与附近地区保持一致……旋转门通向一个玻璃墙的中庭，天花板至少延伸了三层，可以容纳一棵真正的树……我顺着地板上的蓝线走到了 A 塔的电梯，电梯把我带到了18 楼的外科。”（2009）

这样的高层医院建筑不仅标志着工业效率，也标志着医学主权权力——研究权力，因为正如 Verghese 所指出的那样，这不是一座对病人友好的建筑。这座时尚的新建筑内部有一棵树（还有一条从花岗岩上缓缓流过的瀑布），提供了现在已经厌倦的企业式的建筑规范——国际银行、昂贵的连锁酒店，在那里，客户将成为消费者，一个项目（病人）和数字（就诊号）将被整合到公司的光鲜“机器”（医疗系统）中，依靠流量和“吞吐量”（就诊人数）蓬勃发展。该公司对付费客户会很有礼貌，甚至是乐于助人。这样的设计形成了一种由生命教练（医生）举办的以数字治病、以数字学习的“企业研讨会”（医学院校临床教育），教授复杂的成年人幼稚而简单化的“沟通技能”。这样的建筑怎么可能不让你度过美好的一天”呢？正如 Verghese 指出的那样，在塔楼的阴影下，是那些有着灵魂的、对社区友好的老建筑，无疑现在是病理实验室（表示已经死去的事物）的所在地。

国际风格的现代主义建筑思维已经渗透到现代主义医学教育中，这里的平台是"教室""实验室"和"临床技能"综合体，通常以民主和进步（小组学习、促进、以问题为导向的教学、学生自学）为特征；而大如"塔楼"或小到"火柴盒"般的建筑物则是诊室，以工作为导向的教学在严格的等级设置中进行，通常以权威主导的教学为特征。两者之间存在脱节——但真正的学习可以说发生在诊室，主要是医院。在这种情况下，医院的垂直架构反映了临床等级的垂直权威结构，资深医生位于顶端，大学学习环境的横向结构提供了更民主的参与模式。难怪学生们在教室和医院之间转来转去时，会强烈地感受到这种脱节，而且是一种悖论。

然而，工业建筑风格慢慢地发生了转变。一项对法国医院的研究表明，自第二次世界大战（Keating et al., 2003）以来，教学"平台"的大小相对于病房空间的大小一直在增加——从1945年的7%，到1965年的20%，到1985年的35%。"水平线"（基础医学学习环境）在"垂直方向"（临床医学学习环境）中的占比缓缓上升。建筑学的新思维（Jencks, 2002, 2007），开始影响医院建筑，推动水平混合设计，挑战垂直高层建筑的极简主义和野蛮主义主导地位。新的后现代建筑提供了更小的、亲密的、对环境敏感的、有目的的建造空间，内部往往很复杂（例如，使用各种颜色），以提供比现代主义的精简、玻璃、混凝土和钢铁的极简主义美学更大的感官刺激。这种后现代建筑和规划在医院建筑中得到了体现，例如加拿大多伦多大学儿童医院和加拿大埃德蒙顿阿尔伯塔大学医院的儿科，这是一个亲密而充满活力的环境，位于医院建筑的中心，否则就会通过其高耸的中庭表现新维多利亚时代的宏伟主题。

工作模式紧随其后，试图尊重病人（客户）对"健康"工作产品的参与。创新驱动的"生产"（恢复健康）是在"大规模定制"中完成的，在"大规模定制"中，医疗保健提供者与病人一起"定制"健康干预措施。重要的是，重点转移到家庭和社区的预防和保健上，使大规模生产的健康"工厂"作为处理健康生产和消费的一种方式受到正式挑战。

新的后现代混合建筑提供了为病人（以及计划中参与的病人）建造的"跨学科"空间，同时满足了员工的需求，响应了当地的社会和环境压力，创造了一个更像家而不是医院的更亲密的空间。新的儿科部门进行游乐场和家居的色彩和生活化的改造，将诊室和病房传统的现代主义、消毒的"白色立方体"改造成为更多样化和更具互动性的环境。这样的发展也打破了现代主义平台和塔楼之间的明确分隔,为建筑带来了更大的水平网状结构。这也挑战了19世纪医院严格的专科划分,同时保留了其亲密和放松的中心绿地。跨专业的工作(对儿科至关重要)在新的、更亲密的医院设计中得到了促进,也促进了跨专业框架的形成。在新的工作模式方面,无论在"生产"(培养医生)还是"消费"(治疗疾病、恢复健康)阶段,病人现在通过选择议程决定医疗保健的许多方面,医疗保健工作变得更具社会责任感,关注社会生产,如健康意识运动、生态问题、全球健康问题、就业满意度和员工士气,以及通过"客户关系"进行对话。

然后,建筑规范可以用来构建工作风格、角色生产和劳动分工。同样,医学和医学教育的选址也是权力的一个重要方面,涉及身份的产生。在本章的其余部分中,我们将提供此类体系结构规范如何工作的说明性示例。

平台

Keating 和 Cambrosio 的"平台"(2003)提供了一种"材料部件和象征活动的配置"。材料部件可以是建筑特征、特定的临床空间、一件实验室设备、一台计算机或一个综合体,例如测试结果的打印输出,再加上病房手推车上病人的药品清单和笔记。象征性活动包括临床团队的配置(比方说,作为一个等级),或者一座建筑提供的"规范"(比方说,大量的窗口空间和灯光象征着"健康")。如果把物质和象征因素放在一起,它们就形成了一个"平台",支持(并产生)各种活动。重要的是,平台通常意味着建筑师、临床医生、科学家、技术人员、政治家和管理人员之间的协作努力,与各种人工制品材料互动,为病人提供更好的服务。

平台相当于高原,一种高耸的、平顶的地理特征,如山顶。平台支持已建立的活动,并为新活动提供跳板,既提供了稳定性,又提供了起点。新的建筑平台现在是高原,垂直的塔楼已经被吸收到一个更复杂的水平结构中,鼓励通信网络、公共从业人员交流、跨专业工作、学术和从业人员合作以及实践和思想的交流。

这样的建筑不是模仿树木(摩天大楼,因为垂直生长更危险),而是"根茎和真菌菌根"(网状分布),缠绕在一起,通常是共生的,水平生长,偶尔会有自发的垂直枝或长条结构。这些建筑当时是混合结构,借鉴了各种风格,但其特点是明确拒绝现代主义的国际风格（Jencks，2007）。这些新建筑所推动的社会流程、工作模式和认知架构是"组合式"的，代表着认识论上向跨学科的转变，以及本体论上向更大的"同情心"的转变。向这种低层、复杂、混合建筑的后现代建筑的过渡，反映了（并可能创造或维持）医疗保健从业者工作方式的转变——多个团队通过复杂的网络和异域网，或扁平的层次结构互相合作，旨在围绕病人进行更好的治疗。

白色立方体

在 Le Corbusier 富有洞察力的传记中，Vogt（1998）展示了这位著名建筑师的作品是如何发展出一套准则，它提供了建筑、健康和政治之间的直接关系。Le Corbusier 痴迷于建筑中的三个元素（Vogt，1988）——白色和光线，抬高地面的建筑物，以避免建筑师所说的"污秽"的世界现实和"柏拉图式的纯净细胞"，即白色立方体。这是一种经过净化的"思维建筑"，但也显示出强烈的控制力和权威性。这是一个很好的例子，说明了思维模式（作为认知架构）和构建生活和工作风格的文字架构之间的关系。正是这种严格的、控制性的因素被后现代医院建筑拒之门外，现代主义风格被视为反映了一种用来疏远而不是让病人参与的主动-被动型医学模式。虽然加拿大埃德蒙顿阿尔伯塔大学医院等敢于冒险的儿科医院部门对控制感染一丝不苟，但白色立方体并不是默认的空间模式。作为治疗的一部分，孩子们仍然可以把油漆弄得一团糟，而工作人员的热情是主导因素。

Le Corbusier 认为建筑和设计是社会规范和身份形成的积极手段。他确信，为了"卫生"，居住应该只剩下最基本的必需品（一个基本的立方体），有最大限度地采光和通风（一个玻璃盒子）。基本立方体也可以充当模块。它是自由的，无论是从比喻上还是从字面上看（它的地面是被抬高的），不受黑暗和潮湿的困扰，这是我们上面提到的"根茎和菌根结构"的特征，这是 Le Corbusier 强调卫生的诅咒。对于 Le Corbusier 来说，Verghese 早先描述的永恒圣母医院可能会陷入困境，因为她"老旧得像弄花了妆的睫毛膏一样沿着砖墙顺流而下，与排水管平行。"（译者注：原文为"The Lady of Perpetual Succour Hospital"，原文为"圣母医院"）。Le Corbusier 的立方体没有这样的自然老化，应该涂成白色，并定期维护——保持一尘不染，以掩饰老化。在没有自然光的地方，墙壁

应该涂成白色，以反射可用的光线。建筑物应该被抬高地面，放在机舱材质
的架上（比较薄但坚固的支撑结构）。这使得空气可以在建筑物下流通，但也
提供了一个规范，用于将住宅从沉重的、受污染的泥土中提升到健康、轻盈的
空气中。

　　毫不奇怪，白色立方体在医院内重复出现，作为基本的临床空间——同
样，最低限度地维护，但最大限度地暴露污渍，表明需要警惕地维护。然而，
Le Corbusier 的建筑模型在功能性住房中倍增，很容易被解读为一种基于健
康、效率和种族纯洁性之间令人不寒而栗的关系的社会工程形式。在这个解
读中，白色立方体提供了位置、权力和身份的融合——在确认空间是卫生的、
病人作为治疗和社会控制的主体，以及医生作为权威人物和立方体的"主人"
的身份构建中，发挥监管的作用。

　　在这些统一的条件下，病人也很容易受到监管，在这种情况下，脱离常规
像污渍样突出，遵循 Goffman（1991）对"整体机构"的描述和 Foucault（1991b）
对内部空间的机构安排的描述，以便于监视和监管。例如经典的开放式病房，
那里的灯即使在白天也是亮着的，以加倍近距离检查的效果。从这个意义上
说，开放式病房就像解剖中的身体打开一样——一种敞开的姿态。这一姿态
还表明，疾病无处藏身，但医院感染实际上是从"后门"进入的，因为穿白大褂
的临床医生了解抗生素的知识，忘记了他们的基本卫生规范，逃避洗手制度
（McEachern，2009）。据定期报道，尽管护士对洗手一丝不苟，但 50% 的医生
仍然忽视了最基本的卫生规范，不愿承担基本的病人护理责任。

　　学生们还可以在教室和报告厅的白色立方体和严密的空间中学习。当诊
室的白色立方体开始创造一种消毒实践的氛围，在这种氛围中，"患病的"病
人与（传统上）身穿白大褂的医生被明确划分为超然的观察者（诊断者）和治
疗者，教室的白色立方体意味着什么？医学教育的纯粹主义者是否也对知识
进行了类似的消毒，将某些"核心"课程知识分开，不让其受到污染——通过学
生可能产生的异议的暗物质（不明确的知识）？

　　很多人都提到过医院的混乱，特别是急诊室、手术室和日间护理病房等
需要加强处置的空间，但我们这里的建议是，白色立方体的思维模式设计了
这些空间，并与社区环境中可能发现的混乱隔绝，在社区环境中，可能会产生
权威主导的课堂之外的其他学习思维。然而，这不仅仅是卫生和控制的问题。
在现代艺术中，白色立方体与极简主义联系在一起，极简主义是一种试图将

艺术剥离成一种基本规范的运动，即"少即是多"。白色立方体成为现代美术馆的原型，就像手术室一样，明亮的光线聚焦在作品（雕塑、手术台）上，严格的无菌原则（不要相互接触或接触未消毒的设备、不要触摸展出的艺术品）。这种极简主义对医学很有吸引力，这是精简的案例研究和优雅的大查房的核心修辞特征，从不挑剔，而是坚守事实，将事情浓缩到本质（同样，少就是多），但也将病人客观化，将其简化为症状和公式（临床路径）。

Jencks（2007）开玩笑地表示，效率现代主义的梦想在1972年的一起具体事件中"破灭"，当时密苏里州圣路易斯市的一个极端现代主义住宅区因居民的严重破坏而变成贫民窟后被炸毁。这个最初耗资数百万美元的项目是建立在 Le Corbusier 的现代主义原则——功能主义和清洁的基础上的，有高楼大厦的"空中街道"和高效的"盒式"住宿。这座以疏远人而闻名的建筑——Ballard（1998）的后现代小说《高楼》巧妙地捕捉了这类建筑所造成的紧张气氛——忘记了建筑也应该考虑舒适度和多样性，并保持一种亲切感、社区和街头生活，而不是把人们隔离起来，好像社会接触会招致交叉污染。在 Ballard 的小说中，高层建筑的控制和秩序因缺乏建筑所产生的社会联系而受到破坏，社会动荡和反社会行为逐渐成为常态，随之而来的是一连串的暴力和骚乱。这与弗洛伊德著名的格言相呼应，那就是被压迫者以扭曲的形式回归。

在后现代建筑中，巴洛克风格和高度装饰性，在现代主义的清晰线条中被压抑和否定——作为对 Le Corbusier 简洁而无菌空间的主导地位的挑战，为一个复杂和模拟并存的新时代提供了一种美学。Jencks（2007）呼吁对多样性和感性进行新的"反改革"，以挑战他所认为的现代主义的粗线条和简单化的抽象。回到本章开头提出的一点，随着专业领域之间的壁垒被消除，在这种新的、复杂的空间中学习也更具"游牧性"（流动性）和"去地域性"。新的身份不是通过严格控制的专业训练产生的，而是通过更多的流动性、更强的跨学科产生的。这样的建筑变革反映在医学教育对去区域化的担忧中——学生被要求流动，以便在临床和社区背景下获得广泛的经验，学习不仅限于课堂，而且是在流动中获得的，特别是在混合经济团队的环境中。

以工作为导向的教学：职业场所及其去领域化

如果说在新兴的当代医学教育中有一种占主导地位的中心变化，那就是更加强调以工作为导向的教学，特别是在本科医学职业教育的早期阶段。教育界存在着一场激烈的辩论，关于如何才能最好地构建以工作为导向的教学，以适应医生等职业的学习。我们应该如何构建以工作为导向的教学取决于工作环境，这让我们回到上面关于以工作为基础的简短评论，改变工作组织的历史模式，从手工到大规模生产、精益生产和大规模定制，转向协同配置或创新驱动的生产和社会生产的新模式，在这种模式下，病人作为"客户"逐渐获得更多的权力塑造医疗保健工作实践，因为实践本身对社会需求变得更加敏感，如员工士气和情感需求。

组织学习包括医学生如何在实践社区中获得合法的主导地位（而不是辅助参与）；教学环节如何围绕病人组织，让医学生主导参与进来，而不是凌驾于他们之上（需要借助大量新知识、新技能才能完成的任务）；以及如何最好地提供和整合反馈。这类研究缺少的是从工作本身的角度看待学习，而不是从医学或临床教育学的角度看待学习。临床工作过程构建为一种组织学习将成为可能，例如，医院和社区诊室与医学院合作，发展渐进式的工作和生产模式，这些模式在创造教学机会的同时，本身也改善以病人为中心的治疗和安全。医学生和低年资医生的学习往往会因临床工作环境而受挫，而这反过来又会陷入过时的工作和生产模式。

Victor 和 Boynton（1998）首次提出的五种历史工作模式的模型：手工生产、大规模生产、精益生产、大规模定制和创新驱动生产，Engeström 在此基础上增加了第六种模式：社会意识生产——一种也构建了社会意识身份的工作模式。Engeström 认为，在这些历史类型的基础上，缺乏对工作活动背景的描述，阻碍了对工作环境中学习模式的分析。例如，当有人争论民主或参与式"团队"的普遍有效性时，这就忽略了某种生产方式可能需要某种社会工作安排这一点。我们将通过三个简单的例子说明这一点。

大型卫生组织，如高度复杂的英国国家医疗服务体系（NHS，据说是世界第二大组织），已经从大规模生产，通过精益生产，转向大规模定制。NHS 是一项由税收支持的非营利性公共服务，因此有责任满足其客户——公民作为病人的需求。该组织生产的是"健康"产品。在医疗服务大规模生产和消费的时代，随着 NHS 的发展，病人的需求没有得到考虑。这样的的组织，虽然是服务行业而不是商品生产者，但在大规模生产模式下总是成本效益不高的。NHS 的各种"合理化"和彻底改革导致了"精益"生产服务的建立；然而，当这项服务侧重于生产率时，它在规划工作服务时并没有认真对待"消费者"（病人）的意见。随着大规模生产和精益生产的元素挥之不去，新的时代受到对医疗家长制的挑战以及病人自主权和选择权的增长的刺激，正朝着大规模定制模式发展（病人在巨大规模上的选择）。

由于 NHS 的规模，很难想象该组织能够走向创新驱动的生产或协同配置，客户（病人）与服务提供商（医疗保健提供单位）合作，通过创新塑造服务，以满足当地和个人的需求。下面，我们给出三个示例，说明如何在本地协同配置的服务中实现这一点。第一个问题是，加拿大一家医院联合病人的反馈和外科医生对完善技术的关注，对其服务（疝修补术）进行了修订。第二种描述了一种更复杂的外科程序——儿科心脏手术，在这种手术中，创新驱动的生产已经被用来直接惠及那些需要集中快速提供复杂服务的病人。第三项涉及英国国家医疗服务体系（NHS）内的一项特殊服务——在社区中治疗心力衰竭病人。这三个示例证明了从大规模定制转变为基于病人需求的本地协同工作配置是可能的。

Gawande（2008）描述了加拿大多伦多附近 Shouldice 医院非常具体的临床工作环境，这是一家完全致力于疝修补的医院。Gawande 称它为"疝工厂"。由于外科医生除了不同种类的疝修补术，其他什么手术都不做，不仅效率最大化，而且并发症也大大降低。工作满意度很高，因为这些外科医生不渴望多样化。相反，他们通过完善一个程序找到满足感。外科创新被开发出来，例如更有效的修复技术，避免使用外科补片，一些专家认为引入昂贵的异物是不必要的。

在复杂的外科程序结束时，儿科心脏手术已经在其他工作环境中进行了彻底的改革。有学者（Edmondson et al., 2001）描述了一种新型的团队教育，包括学习如何快速工作和如何适应创新方法。通过良好的领导，这样的团队能够有效地学习，因为他们培养了"心理安全"，任何成员都可以自由地评论团队的表现，提出建议和指出潜在的问题。此外，还明确设计了更好的团队，他们是通过协作和选择员工组建的，这些员工被挑选来匹配特定的角色，而不是招募恰好在那里的员工。因此，表现较好的儿科心脏团队通常有稳定的成员。

这两个都是 Victor 和 Boynton（1998）所说的"大规模定制"生产模式的例子。再说一次，这些团队"生产"的是健康。"顾客"就是病人。位置进行了微调，以实现最高效率。准备工作是最重要的，精确度是工作过程的目标。大多数医院的工作环境都不是这样的。医院主要从"手工"生产，到"批量"生产，再到"精益"生产。同样，让我们假设医院的产品是健康，顾客是病人。在工艺生产中，制造商对产品拥有完全的控制权，并为自己的个人主义和独立性而自豪。作为学习的场所，这个框架内的医疗工作完全位于传统教学医院的床边，作为传统的学徒制度。师傅向徒弟们展示他的技能和知识，徒弟们通过看、做、教来学习。病人是"工艺"的对象，对"产品"没有发言权。事实上，在传统的医学教育中，对病人的安全考虑并不周到，学生被允许以现在不能接受的方式进行处置。虽然安全实习和安全实习教学的协议比比皆是，但Gawande（2007）在一个通过反复试验学习如何放入中心线的生动故事中提醒我们，风险仍然是医学生学习的一个主要因素，而且"监督"是一个有弹性的概念。

手工艺时代的医学是独立的，等级森严。教育家、政治家或管理者对医学界的干预令人愤慨。随着工作责任制在医学中的扎根，经济责任制也随之而来，导致了对实践和地点的管理。在本章前面描述的从小型平房医院到现代工业化平台和塔式建筑的转变中，主导工作模式开始由大规模生产模式取代手工艺模式。医院变得工业化了，病人以一种不同于手工艺时代的方式对象化了，在那个时代，他们是有趣的教学"对象"。现在他们成了生产过程中的物品，但他们自己对这个过程是如何发生的没有发言权。场所和流程紧密相连，因为医院为了吞吐量（就诊人数）和效率进行了改进。如前所述，Le Corbusier 的现代主义原则占据主导地位，建筑承诺效率和健康（白色立方体），但实际上提供了控制。这构建了一种与工艺模式截然不同的医学教育形式——一条生产线，最大限度地提高了时间效率。因此，病人和医学生被剥夺了人性，临床医生也是如此，他们可能会发现在这样的环境中，更容易以不人道的方式进行工作。

在文化和建筑的现代末期或后现代时代，从20世纪60年代开始并一直存在，我们经历了对现代主义建筑残暴一面的强烈反对。如前所述，后现代混合建筑试图带回亲切感、低层和多样性，给生产线的工作带来了障碍。一种新的组织结构被引入，其中生产线让位于网络和网状结构，也通过涉及围绕单个病人的多项服务投入的病人路径护理模式进入社区。现在的工作方向是精益生产和流程改进，注重质量而不是数量。由于病人数量不会减少，病人在医院停留的时间减少，工作模式现在变得以实现目标和吞吐量（就诊量）为中心。我们的大多数临床工作环境现在都反映了这种模式。

在先进的计算机公司等组织中，要么是大规模定制（大公司），要么是创新驱动生产（小公司或分布式公司），工艺、批量生产和精益生产模式已经被抛弃。在前者中，客户参与生产过程，即使生产规模很大。在医疗保健方面，等同于让病人参与他们自己的护理。例如，大规模的健康教育活动可能集中在心力衰竭病人身上。这些病人尚未康复，但面对接下来的心脏问题，他们可能会保持良好的生活方式。他们可以在大规模定制的工作模式下接受护理，在这种模式下，心脏病专家、心力衰竭专业护士和病人及其家人一起工作，根据家庭以及社区护理的产生来协调护理活动。作为一种大规模定制的（例如，基于家庭的护理而不是基于医院的护理）被下放到每个病人及其家庭环境的特定需求，创新驱动生产占据了主导地位，并提供了病人智能护理。不仅咨询病人，而且塑造和推动护理工作。例如成立支助小组，加强医院护理和社区支援。

Engeström（2008）进一步发展了 Victor 和 Boynton 的工作环境理论，即具有社会意识的、具有社会生产力的工作环境，对病人和公众做出反应，关心工人的社会需求，并对更广泛的社会问题（如环境和全球健康问题）做出反应。慈善机构可能一直在宣传这类工作的道德和目标，但仍然可以通过其他五种工作模式中的任何一种来运作。理想情况下，有社会意识的工作环境是通过工作（重新）产生积极的社会价值观的环境。从本质上讲，为病人造福的临床工作是新生的社会生产性工作，是公民身份的典范。健康的生产也是关爱社会的生产。

临床工作具有社会意识，主要原因是它已经从以医院为基础的治疗转变为以社区为基础的护理，包括预防医学、人口健康和健康教育。社会意识工作的新形式创造了根据病人需要量身定做的护理环境。不同的地域具有不同的护理环境。加拿大埃德蒙顿阿尔伯塔大学医院的儿科病房环境说明了这种工作服务的转变，它是为在护理期间居住在那里的儿童而设计的。人们只需在还遗留有大规模生产模式的医院走走，就能理解转变为具有社会意识的工作环境有多难。这种不知名的、往往是残酷的环境在生态上是灾难性的，无法促进社会联系，也不会产生社会责任。相反，它们容易产生医源性疾病。

因此，当我们谈到以工作为导向的教学时，让我们记住，工作的场所是复杂和多种多样的。我们需要在理解各种场所、它们的类型和特征方面有更高的成熟度。以工作为导向的教学研究往往集中在一般性的教学问题上，并将工作环境视为同质。从业者往往会忍受他们的工作环境。出现了一种恶性循环，人们被工作场所本身所蒙蔽，因此很难与工作场所保持距离，也很难充分意识到工作场所的影响。因此，这些场所会出现症状，居住在这些场所的病人也会出现症状。我们受到统一的白炽灯照明的影响，这种照明让我们所有人都变得像干旱的办公室植物，垂头丧气，绝望不已；有时当病人想睡觉时，照明仍然亮着，会产生头痛，这被解释为源于压力或过度工作，而实际上也是照明本身给我们带来了压力。同样的症状也出现在你不能打开窗户的建筑物空调上。天花板（回想起 Verghese 对圣母医院老角落的描述中的"老妇产区高高的天花板"）不再像西斯廷教堂的彩绘天花板那样让你仰望天空，或者将你的目光从石膏造型周围吸引到地面精致的踢脚线上。相反，现代建筑的天花板是低矮和压抑的，迫使你在痛苦中躺下，而不是惊叹地望向天空，而且不是美观的，而是需要修复的功能性物品。这些物品通常会缺少一块瓷砖，露出电缆和管道（Bleakley，1998）。

　　我们认为，场所确实很重要。建筑师并不是故意要让我们感到乏味，而是要让我们参与到空间中来。仔细观察建筑的细节和宏伟计划，建筑应该提供美观的工作环境，而不是沉闷乏味的。场所不仅塑造了实践和学习，而且还促进或阻碍了病人的康复。

（胡少勃　译）

第十一章
模拟学习与学习模拟

要成为一名好医生，我们需要医学院坦诚地对待学生，告诉他们事情的真相。我们需要为医学生提供最强大但又是最危险的生命力量——现实。

Colin Guthrie（2002）

模拟时代

本章，我们继续医学教育地点的主题，但现在我们把工作地点从医院转移到临床技能中心。在这里，模拟学习已经成为主导的教学方法。

在前几章中，我们提到了从现代世界到另一种生活状态的转变，这种生活状态被广泛地称之为"后现代""超现代""晚期现代""流动""风险社会"和"失控的世界"。无论我们用什么术语描述这种新兴的文化状况，现代主义这一20世纪占主导地位的文化状况，其内部已经出现了裂痕。关键的变化可能是因为计算机的发明，计算机的广泛使用实现了互联网交流。对许多人来说，互联网是唯一有效的参与式民主的尝试途径。当然，学习医学所需要的电子资源已经彻底改变了医学教育，医学生可以虚拟地学习解剖学，而初级医生可以随身携带带有电子药物处方和处方指南的掌上电脑。医疗和外科实践也正在经历电子化重新配置，例如在没有外科医生的情况下机器人可以进行手术，而病例讨论会议可以在全球线上举行。

这些都是被称为模拟时代的积极发展，在这个时代，视图表象——电视图像、计算机生成的图像等，先于文字或取而代之。在电子时代之前，医学教育中的模拟已经存在，比如由有血有肉的演员扮演"病人"。这仍然是临床和沟通技能教育的核心部分。病人的安全日益受到重视,因此,医学生、医生,甚至接受专业培训的外科医生和麻醉师,当他们没有在安全的模拟环境中获得经验之前,是不能进行某些现实中如侵入性的程序、干预和密切检查等操作实践的。

有人认为,现在的安全议程已经矫枉过正,走得太远了,尤其对于学生来说,现在无法参与对病人实施干预措施,即使是在严密的监督下,而这些干预曾经在医学或外科本科三、四年级是很常见的教学内容。医学教育早已脱离了"看一个,做一个,教一个"的模式,现在的情况是"批量实践",学生可以"在安全模拟中多看、多做、多教"。

难道我们不应该称赞这样的事实吗? 与医学教育要求在安全中学习一样,巧合的是,我们迎来了模拟文化的出现。在这种新文化中,地图早于领土之前出现:主题公园在没有气味和不确定性的情况下再现了自然世界,并且套餐假期提供了净化的体验,而不是带有贫困和疾病的真实文化体验? 如果我们不赞同本章开头引用的 Colin Guthrie 的观点,即医学教育中的模拟与现实临床生活中的喧嚣之间存在令人不安的现实差距,这需要在不确定的环境中进行自发的沟通和职业行为,那么我们将给出一个毫无保留的答案"是"。一些模拟的支持者会争辩说,这是练习的重点——在安全和支持的条件下,把技术剥离开来,以便在接触真实的技术之前就能掌握该技能。

然而,从良好的教育动机来看,这种关于模拟的好处的说法可能言过其实,在认识到学习环境是学习迁移的核心时,因为模拟的优势,我们极力试图在模拟和临床现实之间架起桥梁。在第三章和第四章学习理论的讨论中,我们已经为此奠定了基础并且讨论了学徒制中的"情境学习"。在模拟设置中学习到的东西很可能不会轻易转移到实时的、基于工作的设置中,这正是因为在技术简化环境中,内容被剥离了。更糟糕的是,在真正的具体学习发生的环境中学生就好像根本没有学过在模拟环境中学习到的东西一样的。

简而言之,这导致了模拟研究中概念重建的第二波浪潮,此次浪潮已经从第一次浪潮的最初兴奋中冷却下来,正如我们稍后所探讨的,第一次浪潮宣传了一些错位的狂热。由英国伦敦帝国理工学院的 Roger Kneebone 和 Debra Nestel 领衔倡导(Kneebone et al., 2005, 2006, 2007, 2010; Kneebone et al., 2008; Nestel et al., 2010)的第二波思维浪潮在模拟和真实实践之间架起了一座桥梁。Kneebone 称这种"以病人为中心的模拟"在"沉浸式"学习环境中提供了"无缝对接"和"分布式"模拟。这是一种似是而非的"真实模拟"并富有想象力的方法（情境是真实的，但病人是演员），能够在技能学习和评估中融合沟通和职业精神，也将人脸还原到模拟中。这解决了教育学家提出的关于学习迁移困难的一些反对意见。虽然演员扮演病人，但是可以提供真正的临床团队，而且背景可以是从低复杂度到高复杂度的连续统一体。重点是，在学习情境下，将技术技能与向病人提供的人性化服务结合起来。

Roger Kneebone 及其同事们的方法在临床和沟通技巧的教学中有一定的有效性，尤其对情境中的学习卓见成效，并在不损害病人安全的情况下保留了学习临床技能的必要元素。然而，它还有其他三个重要特性。

第一，通过与表演和电视剧（医疗肥皂剧）专家的合作，通过使用化妆师真实地再现伤口和伤害，Kneebone 已经能够显著提高模拟的质量。在临床情境中，这些由演员扮演的病人对话脚本可以编写、即兴创作和重新再创作，以培养与各种从业者和病人角色的同理心，感同身受。例如，巧妙的化妆可以在假伤口上进行缝合，当伤口隆起时，针不会真正接触到演员的皮肤。

第二，在模拟无法连接到现场临床环境的情况下，通过阶段管理和电视舞台中使用的技术，模拟的临床环境可以是低技术的，相对便宜，但仍然保持保真度，如果这样的话，那么前一波高保真、资源密集和昂贵的模拟就失去了作用。

第三，也是最后一点，通过这种新的沉浸式、分布式和无缝对接模拟，学习有一个清晰的概念基础。身为外科医生和全科医生的 Kneebone 提醒我们，外科医生可以被看作是表演者或者执行者。外科医生通过反复的手术练习来学习，首先是做辅助工作，然后是独当一面。但是，在手术台上，他们不会像表演者那样事先进行"排练"练习。他们就是处于"表演"阶段。在许多模拟中，外科医生（以及大部分医学生）并不觉得他们是在练习、排练或表演，而是停留在一种悬而未决的状态中，我们将在后面详细分析。Kneebone 声称，他已经设计出（并继续开发）一种更复杂的情境敏感模拟形式，为学习者提供了一个机会，让他们在练习和表演之间找到一个"排练"的地方——既不是从表演中抽象出来的（因为实践可以），也不是真正的表演本身。正是这个介于实践和表演之间的地方，更为复杂的模拟形式才能使用。

我们可能会争辩说，对于一个已经具备一定专业知识的实习外科医生来说，这是有意义的。然而，对于一个医学生来说，这可能是没有意义的，因为他是一个新手，因此在临床技能场景设置中，最好安排学生在独立的台架式模拟实验台和人体模型上学习。我们不同意这个观点。再重申一次，医学情境就是一切。本着同样的精神，我们呼吁首先挑战课堂和实验室所带来的Flexner后遗症，然后挑战工作场所的Flexner后遗症，我们建议学生可以在工作场所进行安全的临床技能练习，作为真正表演之前的早期排练形式，借鉴Kneebone描述的真实模拟。目前，"实践"阶段太长，从实践到表现的跳跃太突然，因为初级医生（实习生）一直在研究中承担写报告的角色（Illing et al.，2008），在受保护的环境中学习的技能可能不会轻易转移到一个不可预测的现场环境，并会产生一系列病人反应。这种模拟方式同样适用于非技术技能，如沟通和团队合作。

　　尽管我们在本章中讲述了很多有关通过模拟学习的缺点以及模拟运动可能言过其实的话，但我们承认，在医学中通过模拟学习的未来可能依托于上述那种"混合"学习所拥有的力量。我们之所以这么说，是因为"混合"思维将更广泛、更关键的议题引入到了谈判桌上。除了显而易见的教育潜力之外，混合学习还提供了一种道德和政治上的宽泛性，可以挑战现代主义的传统思维方式，即对立主义：认为某些东西不是这个就是那个的观点。在这本书中，我们不断挑战这种思维，因为它如此迅速地恶化为我们在现代已经习惯的令人窒息的习俗。如果某物不是白色的，那它一定是黑色的，文化与自然演变成为生态危机。我们同意Hardt和Negri的观点"混杂性……是一种现实的政治差异。"换句话说，混杂性鼓励"某些东西既是这个也是那个的"观点。在容忍"这个"和"另一个"的过程中，每个术语都是在彼此不同的情况下实现的，但是两个术语都不把另一个术语归入到自己的范畴内。我们需要差异，或者用Hardt和Negri（2006）的话说就是"多元个性"，但必须尊重差异。以病人为中心的模拟，通过结合易于被反对的东西，在支持医学教育中的民主方面做了良好的道德和政治工作。

　　让我们先界定我们的术语。此后我们再更详细地研究学习中的模拟，讨论另一个重要的位置：临床技能实验室或中心。在本章中，我们经常使用"模拟""异化"和"拟像"。字典的定义（牛津英语短词典）将simulation和dissimulation结合在一起，两者都是"假装……"的同义词。然而，在通常的用法中，simulation是假装自己没有什么，而dissimulation是假装自己没有别人所拥有的东西（Bogard，1996）。"拟像"是一个副本的副本（Durham，1999），或者是一个原件已经丢失或从未存在的副本（Baudrillard，1983）。日本东京迪士尼乐园中的灰姑娘城堡清楚地说明了这一点。这是一座宫殿的复制品，除了作为电影形象，在美国佛罗里达州建成并在日本东京进一步复制外，从未存在过。

模拟理论：从古典到后现代

弗洛伊德（2002）在一篇最初发表于1910年的文章《野性的分析》中提供了一个治疗实践的提示：不是对表现症状的表面分析提供了治疗神经症的方法，而是对病人在表面分析中表现出的阻力做更深层次的分析。弗洛伊德说，表面分析"对神经症状的影响就像饥荒期间分发菜单对饥饿的影响一样大"。模拟学习与向饥饿的学习者分发菜单（而不是食物）一样危险。

在《理想国》（第七卷）中，柏拉图（2003）描述了洞穴中的人们只能直视前方的墙壁。在他们身后燃烧着一团火，而在洞穴外面是一群拿着东西的人，他们的影子投射在洞穴的墙壁上。柏拉图说，"在这种情况下，史前古器物的影子会构成人们唯一能认识到的现实。"在离开洞穴时，人们最初被阳光弄得眼花缭乱，无法相信他们现在看到的现实，但当他们适应现实世界时，他们认识到洞穴是一个模拟世界。

作为一个理想主义者，而不是现实主义者，柏拉图将地球上的"真实"世界等同于洞穴的黎明世界，在那里我们可以继续被囚禁，对理想的超验主义领域一无所知。他问，为什么一旦我们品尝了这种超然的境界，我们还会想回到洞穴的幻象和阴影中去。他认为洞穴等同于凡人的世界（人间）。让我们把柏拉图带回到现实中，回到医学教育中来，这会是让人感到痛苦的实际工作。模拟世界可以等同于柏拉图的洞穴，在那里"史前古器物的影子"构成了"现实"。Lyotard（1984）所说的"后现代状态"可以看作是对柏拉图洞穴的回归。一位母亲推着婴儿车里的小孩。她遇到了一个以前没见过这个婴儿的熟人。女人朝婴儿车里看了看。"多漂亮的孩子啊！"她惊呼道。"是的，但你先看看照片再说吧！"母亲大声说。复制品现在优先于真实，因为模拟已经变成了一个拟像（Baudrillard，1983）。

Baudrillard（1983，1990，1994）描述了历史上出现的四个层次的模拟。第一，复制品很容易与原件区分开来（例如，中世纪或文艺复兴时期的标志）。

第二，复制品与原件无法区分，甚至可能会歪曲原件，比如设计师设计的物品的多重复制品。在此背景下，Benjamin（1999）探究了在机械复制时代，他称之为一次性文物（如一幅画）的"光环"（单一存在）的命运。"原创"是否带有真实性的光环？众所周知，Andy Warhol 反对这一观点，他不仅复制了如汤罐头等工厂制造的多种日常物品的物质世界，还让一群助手用丝网印刷等廉价媒体制作了多种复制品。具有讽刺意味的是，这些印刷作品所依据的原作，在被赋予了 Warhol 反对的原创光环后，售价高达天文数字。第三，是复制品的复制品，它现在与现实世界几乎没有相似之处，提供了超现实、虚拟现实或拟像的作品。在这种情况下，就像前面提到的，复制先于并决定了现实（后现代条件的中心方面）。一个有力的例子是公众对急诊医学的了解很大程度上受到电视肥皂剧或戏剧（如急诊室）的影响。

当模拟取代现实时，我们忘记了现实是什么样子，忘记了如何与现实互动，不得不学习新的应对方式。这对于选择迪士尼世界或主题公园度假而不是在荒野中行走的人来说是很熟悉的。打包度假取代了心血来潮的冒险，电脑游戏取代了玩乐。然而，现实并不总是令人愉悦的，现实是艰苦的工作。模拟很容易破坏我们对现实的品味，因为它遵循快餐的模式。

Baudrillard 的第四种设想是未来的幻想，如果模拟作为拟像，完全脱离现实并自由漂浮，该怎么办？这就创造了一个自我参照的条件，而不再是通向"真实"世界的桥梁。Baudrillard 的论证分为两个阶段。第一阶段，像迪士尼乐园、主题公园、电脑游戏和其他虚拟现实这样的自由漂浮的超然和隔绝的世界，可以被视为"真实"世界的替代品。Baudrillard（2005）的第二阶段论点更为激进。例如，迪士尼世界被认为是一个拟像而不是模拟，那么迪士尼世界就不再是"真实"世界的怪异版本，而是先于并形成了"真实"的世界，在那里日常生活开始看起来和感觉上就像迪士尼。如果我们继续把迪斯尼世界视为一个"幻想作品"，我们的视线会从弥漫在日常世界的"迪斯尼化"中移开，而这个"迪斯尼化"现在是一个超现实的世界。电视反映了这个过程：它曾经反映了现实，但现在它通过精心编辑和特写"自然"的视觉效果提供出超真实的"自然"节目，而这个"自然"是你永远都不可能"自然而然"体验到的。"真人秀"节目加剧了这种效应，"名人"是在没有天赋或实践的情况下凭空产生的。这与医学和医学教育有什么关系呢？如前所述，部分公众现在从看"医疗肥皂剧"中获得他们对医学的见解和理解。这是有教育意义的。在这类节目的最后,片尾会打出一些类似于"如果您对节目中的任何内容有疑问的话,请联系……"之类的字幕,并会给出帮助热线电话。

在一次研究生教学会议上,一位非常能干而敬业的英国初级医生(实习医生)偶然对我们中的一位说了一句话,这位女士说她将在那年晚些时候访问芝加哥。当被问及是出于家庭原因,还是去看令人惊叹的建筑和艺术画廊时,这位初级医生毫不讽刺地说:"不,我想去看'急诊室'的家!"用一句话来说,医学的职业已经完全被后现代的术语重新定义,通过一个模拟,一个定义医学本身的医疗肥皂剧;医学的精神家园一举从古希腊转移到了当代的电视世界里。

模拟学习的优点和缺点

真实与虚拟

"虚构的"空间是医学教育有效和可靠的场所吗? Gaba(2004),医学教育中的"模拟社区"之父,用他自己的说法,将模拟的目标描述为在模拟的临床环境中"无缝式沉浸",参与者确信环境的"真实性"。在这里,柏拉图和弗洛伊德出于不同原因而共同关注的真实和复制之间的距离被取消,复制环境重叠并取代真实环境。Gaba 声称,完全沉浸的理想例子(当然是虚构的)是《星际迷航》的"全息甲板"(比较像现在某社交软件的 2D 视讯装置的进阶版),在这部电影中,人们无法分辨模拟体验和真实生活之间的区别。他指出,"完全沉浸"只能作为一种隐喻来理解("公认的虚构"和"全息甲板"不能从字面上理解)。这就产生了矛盾。如果一个人不能获得除了隐喻或虚拟以外的任何经验,那么学习仍然停留在拟像的水平上,这种情况可能不容易回到临床的现实。

基于模拟的临床技能教学已经建立了一段时间,这是一种专门构建的学习环境,它超越了课堂中教学内容的贫乏单一的形式,借鉴了临床的实际情况。我们中的一个权威人士能够提供批判性的回顾性观点,有助于在马来西亚和利物浦的国际医药大学(Bligh, 1995, 1998; Bradley et al., 1999, 2005)为本科医学教育建立一些初始临床技能单位和资源中心。除了临床技能单位提供的模拟设置外,虚拟空间现在是学习医学的熟悉领域,如虚拟学习环境和在线社区。

"虚拟解剖"新实践的操作方法(van Dijck, 2005)将一个人的身体完全转变成一个由电子数据构成的可移动的学习对象。当然,缺失的是使这个人拥有成为真正人类的一切特征。

评估

如前所述,Roger Kneebone 和他的同事提倡"以病人为中心的模拟",因为他们希望在学习过程中包含真实的、情境驱动的沟通和专业精神,通过模拟学习带来人性化的体验。具有讽刺意味的是,在客观结构化临床考试(OSCE)和综合结构化临床考试(ISCE)等临床技能的评估中,正是这些人类维度很容易去模拟或拟像。学生可以模拟"良好"的沟通和专业精神,扮演这个角色(具有讽刺意味的是,演员病人也如此做);或通过轻易地掩盖不良习惯或日常行为进行伪装。例如,一个惯于尖锐、爱评判和爱讽刺挖苦人的学生可能知道如何在实际考试中施展魅力(伪装或假装),但他会在下一次考试前恢复到原来的样子。

理论

当然,大多数学生在模拟环境中既不会模拟也不会伪装学习,但是会积极地利用这个环境。模拟学习带来的诸多益处在现有的文献中已有详细说明(Weller, 2004; Wind et al., 2004; Blum et al., 2004; Flanagan et al., 2004; Issenberg et al., 2005),包括专业期刊增刊。然而,尽管在模拟团队工作的一些作者试图与他们的研究方向保持一个批判性的距离,模拟研究文献还是通常更多地保留描述性评论,而不是批判性反思。医学教育中的模拟团队还没有建立一种基于三种多重跨学科工作的脉络体系,该体系包括:文化研究中的模拟(Eco, 1987; Baudrillard, 1983, 1990, 1994, 2005; Bogard, 1996; Kroker, 2003)、评论拟像文化的当代超现实主义写作(Eco, 1987; Wallace, 1998)以及后现代世界中大量关于身份建构教育理论的工作,在那个世界里,模拟与自我的形成和职业身份的管理紧密相连(Bleakley, 1999, 2000a, 2000b; Paechter et al., 2001a, b)。

　　一些关于模拟的文献呼吁采用基于理论的方法（Bradley et al., 2003；Kneebone, 2005, 2009）。例如，Kneebone（2005）对诱惑和沉迷技术都提出了警告，其中"模拟环境正变得越来越普遍，当接近它们时，可以听到诱惑的声音"和"模拟通常被不加批判和甄别地接受，因为过分强调技术的复杂性，而牺牲了基于理论的设计。"然而，这些作者所说的"理论"指的是**学习理论**，而不是**模拟的文化理论**。例如，模拟的文化理论作为理解模拟学习与学习中的模拟之间差异的框架，会对身份的构建产生影响，因此对模拟的文化理论的考量被模拟界所忽略。

　　当学习理论被用于探索临床教育中的模拟时，在学习的文化理论的主要研究文献中，并没有对诸如学习中的模拟和通过模拟学习等敏感问题进行充分探讨（Bradley 和 Postlethwaite 在 2003 年也隐含地指出了这一点）。正如第四章里特别指出的那样，学习理论家最近开始将学习描述为一种有意义的参与和身份构建的"文化实践"（Crook, 2002），从而认识到学习本身可以通过文化框架来形成理论（Paechter, 2001a, b; Lea et al., 2002）。教育中的"真实学习"运动（Tochon, 2000; Stein et al., 2004）提供了基于工作和模拟的方法之外的另一种选择，它阐明了一门学科（如医学）的内部规则，通过这些规则，学习者可以对该学科进行连贯性学习和受到"启迪"或社会化教育，从而对该学科进行批判性反思。这种方法鼓励从学科本身的合法参与者身上对其进行批判，挑战被动的社会化，以便主动积极重建学科本身的身份。正如我们之前所描述的，作为学习者，从业者反思性地使用学科的工具来"质疑"学科，或者在新的文献阅读中批判性地解决学科的主体问题。这保证了实践者注重知识产出和信息再产出的学习。

　　这种教育模式显然借用了处理反思性社会生活的文化理论，但往往不能清楚地说明这些来源。正如我们在前几章中所描述的，学习理论在新兴的教学法中已经从个人学习转移到社会学习，因此从教育理论中重新唤起了他们的关注。然而，他们并没有充分借鉴其他学科，如文化研究和文学理论，以提供更全面的学术研究。我们建议模拟团队能够熟悉我们在上面提到的关于模拟和拟像文化的大量文献，具有模拟学习的背景可以让人更加批判性地思考。

　　正如 Kneebone（2005）所警告的那样，模拟团队似乎很容易被新技术所诱惑，使兴趣的焦点转移到这些技术上，而不是真正的病人和学习者身份的转变。因为完全合情合理的原因是：模拟男人和模拟婴儿成为客体，它替代了主体即真正的病人,且剥夺了病人在互动中可能带来的反应。扮演病人的方法带来了自身的困难,因为对答的内容被剥夺了复杂性和不确定性,除非我们遵循前面讨论的"以病人为中心的模拟"的混合路径。

在高度保护的模拟环境中,出现了这样的问题:那就是在模拟研究和学术研究中医学生等学习者的原始职业认同的构建一直被忽视。总的来说,我们可以预测学生将能够充分应对模拟和真实环境的转换,表现出根据环境灵活管理专业身份的能力。然而,正如上面所讨论的,我们还可以预测,少数学生不会很好地处理从模拟到真实的转换,这可能与在模拟环境中不恰当的身份构建有关,这无意中促进了学习模拟,而不是通过模拟学习,包括无可辩驳的伪装。这些有争议的领域迫切需要深入的研究。

最佳证据医学教育(BEME)系统回顾了高保真医学模拟的特点和用途,缩小到109篇相关文章(Issenberg et al., 2005),研究结论是,"大约80%发表的研究结果最多是模棱两可的,而我们审查的研究报告中只有20%的结果是明确的,而且可能是真实的。"作者们不仅呼吁加强这一领域的研究,还呼吁建立医学教育领域的奖学金。文献报告还谨慎地得出结论认为这种模拟方法可以在"合适的条件下"促进学习。然而,我们注意到关键的形成条件,并不是像人们所期望的那样,有重复性练习心理运动技能的机会,也不是精通学习(精通学习在十个模拟的好处中被列为第二重要的好处),也不能提供一个受控的环境,让学习者可以在没有不良后果的情况下犯错误,也不能提供安全敏感的实践方法(被引为第七大最佳好处)。相反,通过模拟学习的主要好处是提供"教育反馈"的机会。然而,这本身并不能证明模拟方法的合理性,因为在这种方法中也可以很容易地在教室或临床实践中进行反馈。文献报告谨慎地得出结论认为,"基于模拟的教育是对真实环境中真实病人的医学教育的补充,但不是重复。"

最佳证据医学教育系统的审查本身并没有提出它的主张,即模拟文献没有提供一个如何获得奖学金的体系,因此读者不确定在审稿人心目中哪些奖学金可以支持模拟团队的研究议程。读者也不知道是什么想法决定了当前模拟文化走向"完全沉浸式"模拟模型(即现实和模拟是不可分割的)。这样的发展轨迹显然是由于对技术的沉迷推动的。正如Bogard(1996)所指出的那样,技术在提供控制的地方是诱人的:"今天的模拟技术的卖点是诱人的主张,即任何图像都是可观察的,任何事件都是可编程的,因此,在某种意义上是可预见的。"在模拟团队中缺少自我批判可能是因为缺少对作为文化和历史现象的模拟理论的关注,从而导致无法解决模拟项目核心的一些实际矛盾。这种与理论的距离可能是模拟学习本身固有的一个方面,即技能的获得可能发生在理论真空中,因此"我所做的"与"我所知道的"明显脱节。

模拟项目:模拟与基于工作的学习之间会出现对话吗?

我们认识到,在本章的前半部分可能因为误入不熟悉的领域而疏远了一些读者,比如关于源自文化研究的拟像的辩论。在本章的后半部分,我们将以图解的方式回顾一下我们的论点,也许与医学教育者和临床教师有更大的相关性。

模拟项目

医学教育模拟团队的目标是在课堂和工作实景体验的之间架起桥梁(如情境1~3所示,图11-1~图11-3)。

传统的教育模式是课堂学习。它是自封闭的、可控的,在一个稳定和调节的环境中;可以作为一个整合的体验进行规划;为教职员工和学生提供明确的职责;并鼓励有重点的员工发展,例如通过教师教育项目。

图 11-1　情境 1:课堂学习

基于工作的学习是混乱的、不可预测的、不受监管的、碎片化的且理论弱化的学习方式。工作环境往往难以构建,因此会构成了一个复杂的系统,在这个系统中,学习可以被视为该系统的一种突发性属性行为。角色多变而不明确,活动经常是不固定的更可能是即兴的。教职员工的发展是可变的,常常是参差不齐的,而且对这种工作环境的了解和研究基础相对较差,往往停留在描述的水平上。

图 11-2　情境 2:基于工作的学习

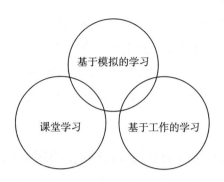

图 11-3　情境 3：基于模拟的学习。它是课堂与临床之间的桥梁。在过去的十年里，模拟技术有了巨大的发展，现在它已经成为许多"现代"课程的关键部分

为了重复我们在本章前半部分所提出的更为详细的理论论点，在医学教育中，桥接基于课堂和基于工作的学习的主要途径之一是开展基于模拟的学习（见图 11-1～图 11-3）。模拟的目标是为临床技能的实践和提高提供安全和可支持的环境。

从初始仿真模型（情境 3）开始，早期仿真学习符合 Baudrillard 模型的第一阶段——副本很容易与原始模型区分开来。然而，模拟团队的一个关键目标始终是实现 Baudrillard 模型的第二阶段，其中模拟和现实几乎无法区分（"交互式"模拟被"完全沉浸式"所取代）。通过专注于高保真方法，达到模拟环境与真实环境相匹配的目的。

从理论上讲，这似乎是一个值得称赞的目标，因为它提供了一个与现实密切匹配的具有安全性能高和支持性强的学习环境。然而，正如前面所描述的，在模拟的"现实"项目中还存在着隐藏的问题，而这些问题可以通过 Baudrillard 的第三和第四阶段的模拟历史映射出来。在 Baudrillard 的第三阶段，模拟变得如此有效，以至于它逐渐取代了真实。当拟像出现的时候，我们再也不能识别出复制品的起源——一个没有原型的复制品。模拟现在由它自己的内部规则来管理。

模拟团队过分沉迷于技术驱动而形成的学习环境（从简单的人体模型到模拟男人和模拟婴儿），一旦复制这些模拟设置，就会失去与真实环境接触的机会。这种运动的一个症状是调用现实生活中的事件，如人际交往技能，其中模拟团队声称，心理应对（如临床团队合作）最好是在模拟环境中学习。矛盾的是，学生在这种情况下学习心理运动技能，会因为在模拟学习中获得的经验与真实环境遇到的困难不一样而感到沮丧，而且事实上，与学习社交技能和做决策相比，手部灵活性技能学习在这种情况下通常被认为是低效的（Blum et al.，2004）。

正如前面所讨论的，在模拟物出现的现阶段，学生也可以学习到模拟良好沟通所带来的效果，并学会掩饰实时沟通中的实际困难（使用模拟环境作为障眼法假装这些困难不存在）。学习沟通技巧可能会变成一种自我拙劣的模仿，由于学生们明显过度使用眼神交流和前倾的身体姿势，因此现在已经成为公式化和不自然的模拟，就像是为了模拟而模拟。更重要的是，这可能是在一个情感真空中进行的，在那里它脱离了现实的社会环境和复杂场景（线索），通常形成一个合适的社交反应。在模拟环境中进行的评估可能会加剧学习中的这种潜在复杂性，而模拟环境可能会变得类似于监视仪器，而不是通过反馈来支持学习。

Foucault（1991b）对 Jeremy Bentham 的"全貌"或"全视野"监视概念进行了这样的描述，称其为在监狱等机构中使用的根本不存在的监视工具。如果这些牢房位于通往中央瞭望塔的走廊上，那么囚犯就会知道他们一直受到瞭望塔的监视。最终，当警卫不在岗时，囚犯们仍然会表现出同样的行为方式，就像在不断监视之下一样。虚拟测速摄像机也是这样工作的。如上所述，在这种内在化的"监督模拟"（Bogard，1996）下，学生可能会以他们认为设计环境所期望的方式塑造他们的反应。这偏离了他们需要为真实的临床情况所做出的自然反应和对环境的敏感反应。同时，学生可能会被引导去模仿和伪装自己的行为，或者去模仿学习而不是通过模仿学习。据我们所知，这种模拟情境的医源性效应尚未在医学教育中得到系统的研究。

情境 4 和情境 5（图 11-4 和图 11-5）代表了 Baudrillard 的第二阶段和第三阶段之间的过渡。接近真实的仿制品（有效的模拟）已经改进并形成真实的模拟物（模拟物阶段）。在这里，心理和人际交往能力通常是在实时环境中学习的，如情境驱动下的沟通、团队合作和决策，这两种能力被吸纳至模拟团队中作为人力资源。

在这种课堂之外最安全的学习方式中，学生可以与工作场所的混乱现实分离开来。这是在本科阶段最常见的教学安排，具有许多课堂学习的特点。在本科阶段，工作经验往往与模拟临床技能学习相分离。然而，教育工作者希望这两者能在学生的头脑中融为一体。

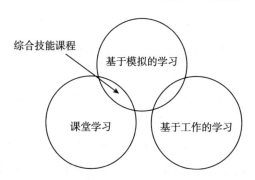

图 11-4　情境 4：保持模拟贴近课堂，将临床技能与基于工作的实践分开

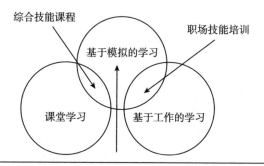

超现实：模仿优先于现实，并可能替代现实。拟像占主导地位，与课堂、临床没有明显的联系；结构化评估（如OSCE）充当了具有讽刺意味的混合者。

图 11-5　情境 5：危机四伏或模拟考虑不周

为人际交流而模拟学习

出于安全考虑，某些临床程序只能通过模拟学习。然而，正如我们在其他地方所指出的，大多数医疗错误不是由于手的灵巧性问题而产生的，而是基于系统的沟通和决策问题中的认知和人际关系导致的（Kohn et al., 1999）。即使对于外科医生来说，熟练的手术并不局限于手的灵巧性，而主要是一个决策过程。学习沟通、团队合作和决策现在不再被认为是获得心理运动技能的增值因素，而是模拟学习的主要好处，因为我们可以通过这种方式挽救病人的生命。

Flanagan 和他的同事（Flanagan et al., 2004）声称，"尽管模拟器的所有用途都是有价值的，但最大的影响将出自使用模拟器来**教授一些无法用其他方**

式轻松教授的东西，包括团队合作、沟通、压力管理、决策和任务优先级"（强调我们自己的）。虽然人们普遍认为，心理和精神运动在技能执行中密切相关，而模拟为学习一系列心理运动技能提供了一个安全的环境，但模拟环境是否就一定是学习医学的心理和人际方面的最佳环境呢？"融合"这个词是否被用作一种方便的隐喻，来合理化通过模拟对社交技能学习进行垄断的做法？这让我们回到了 Roger Kneebone 的论点，即沟通和专业能力最好是在真实的临床环境中学习、锻炼和评估，而功能性临床技能或身体检查可以通过与演员 - 病人结合起来使用模型来模拟。

通过对 300 名麻醉师的模拟训练促进了临床团队对危机管理的学习，Blum 及其同事（Blum et al., 2004）得出结论，模拟情境的"真实性"实际上是课程质量最薄弱的方面，而"沟通是……模拟培训最重要的方面。"同样，预期的模拟——在学习技术技能方面的成功，并没有完全实现，但是学习非技术技能的增值部分，如团队合作，却实现了，然后作为模拟的一个主要优势得到了推广和运用。然而，同样的，是不是只要这些经验的构成包括合理的参与、反馈和反思，就能像情境学习模型所建议的那样，在工作场所也能够更好地学习团队合作呢？这种能力可能不容易从受控的仿真环境转移到复杂的工作环境中。

Weller（2004）描述了参与者如何在"中等逼真度的模拟器"中学习医疗管理紧急情况，报告称他们学到的最好的是通用技能。具体来说，"学会与团队合作"和"系统地解决问题"（64% 的正面评价），而不是使用药物和氧输送服务等技术技能（34% 的正面评价）。Weller 认为，"系统解决问题和团队合作的这些属性很难通过其他方法来解决，模拟可能会填补目前本科课程的空白"（2004）。为什么这些属性很难用其他方法解决，这并没有得到解释，也不符合 Issenberg 等人（2005）对文献的系统性回顾的结论，即基于模拟的教育并不会重复基于真实病人的临床工作经验。

理想情况下，随着模拟团队变得越来越复杂，它开始承担适当的风险，从在准课堂环境中进行相对安全的综合技能课程，转移到在工作场所整合最好的技能培训。模拟情境将课堂学习和基于工作的学习融合在一起，因为它仍然保持了基于这两种环境的最佳品质。

然而，当出现 Baudrillard 的拟像的第三阶段时，这种在原生环境中的基础可能会被放弃。模拟团队不断成长并形成自己的文化，但这是一种自我参照，现在面临着这样的危险：有可能切断与课堂学习和工作场所学习的联系，而被专注于高保真度和沉迷于技术且与世隔绝的模拟环境学习体验取而代之。矛盾的是，"保真度"（完全的"沉浸"场景）是在真空中进行的，因为文化不再是复制课堂学习或诊室学习，而是开始以更复杂的形式自我复制。这就是拟像，不是真实的，它将决定自己未来的复制品。

这是 Baudrillard 模拟的第四阶段的一小步，在这个阶段中，拟像现在变得完全是以自我参照和与世隔绝的（图 11-6）。对于其有效性（如在沟通技能培训方面）的主张仅在模拟团队的参数范围内提出，而没有参考现实生活中的证据、环境的需求或技能迁移的困难。我们无意中又回到了柏拉图的洞穴中。

在最后的情境 7 中（图 11-7），模拟的价值得到认可，但其主张的观点受到质疑。基于工作的学习在动态、实时环境中的价值得到了更大的关注，课堂学习作为一种资源，在诸如实时的由学生主持的病房等环境中，模拟舞台逐渐被纳入与教室和工作环境的完美融入中，该系统完全由瑞典 Linköping 医学院开发（Wahlstrom et al., 1997），并在英国进行了改进版本的试验（Freeth et al., 2001；Reeves et al., 2002）。Linköping 跨专业模式包括一个由学生管理的老年病房，从办理病案到出院，由资深医疗和护理人员提供"不干涉"的监督。这是医学生体验长期急性护理的绝佳环境。

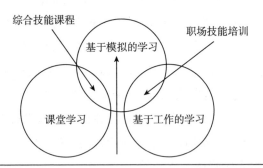

图 11-6　情境 6：模拟团队以自由的状态运行，脱离了教室和诊室。
我们是在柏拉图的洞穴里吗？

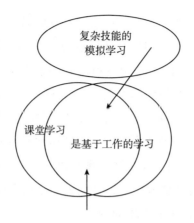

图 11-7　情境 7：职场范围的开拓与重建

Linköping 模式为医疗健康专业学生提供了以病人为中心、以工作为基础的理想学习方式，但仅限于大四学生，因此在转换到英国医学院背景下存在着是否具有可行性的问题。因为医学生的工作时间受到限制，只有少数学生可以在任何时候待在病房里，在引入这种以工作为基础的经验之前还有一些潜在的法律和伦理问题需要克服。在广泛的实时临床环境中，通过结构化的学习、监督、指导和支持系统，重点关注各种不同的位置仍然是首要重点，为此 Linköping 模式的临床设置可谓是锦上添花。面对必要的实践限制，在真实的临床环境中更广泛地使用模拟病人为充分利用模拟和基于工作的学习提供了一个很好的选择。

为了走出柏拉图的洞穴，回到现实世界，一些现在经常在模拟环境中学习的临床技能（如沟通技巧）可能会回到工作中，医学教育工作者有义务设置有效的学习环境，在这个环境中，学生可以反思、反馈和利用以前的经验。教师必须遵循 Kneebone 及其同事的研究计划的示范性指导，从学习理论和相关研究到动态和复杂背景下的学习，参与并获得当代医学学习理论知识。这将防止在学习中发生诸如非迁移学习的困难、潜在地滑向拟像和超现实主义的现象、身份建构的困惑，由于模仿和伪装的诱惑而加剧学习的负面效果，学生屈服于"监视式的模仿"效应，在这种效应中，他们表现得就像不断受到父母的照顾，而不是被允许培养和锻炼适当的自主和协作能力。这些问题的出现对潜在的模拟学习提出了挑战。

Issenberg 等人（2005）在系统地回顾了关于医学教育中高保真模拟的目的

和用途的文献后,迫切呼吁在三个领域进行发展研究和学术研究。第一,是对上文提到的模拟文化理论的批判性反思应用,以达到理解医学教育中通过模拟学习的文化过程。第二,从第一点出发,模拟学习在医学教育中对专业身份认同的构建和管理有何启示? 第三,在模拟学习和基于工作的学习之间能否出现一种新的对话? 这种学习是以证据为基础,严格理论化的,并且对当务之急(如病人安全)以及整合心理和心理运动领域的学习需要而产生的敏感反应,它起到了桥梁的作用。再次,我们敦促读者看看 Roger Kneebone 及其同事的工作如何创造性地解决了这些问题。这项工作的下一步将是对结果的评估,以超越那些表面上有效的研究。

　　模拟在医学教育中占有一席之地,也很有价值,但是识别这个位置并注意不要创造新的教育冗余空间也是很重要的。模拟可以架起结构化课堂学习和复杂临床学习环境的突发问题之间的关键桥梁。我们看到了以病人为中心的模拟或"真实模拟"的混合模型的巨大价值,该模型认真考虑了学习的背景(研究中基于证据的反应),并为技术心理运动技能的模拟提供了平行的焦点,为沟通和职业道德的复杂情感学习提供了现实行为。我们认为重要的是要记住医学的核心是病人和他的医生之间的关系。再多的模拟和保护的实践也无法取代真实的东西——敏感的职业关系。同样,正如 Guthrie(2002)在本章的标题中所建议的:"要成为一名好医生……我们需要为医学生提供最强大和最危险的生命力量——现实。"在床旁、诊室和家中进行教学和学习应该是当代医学教育的核心,即使是在信息、"真人秀"电视节目、培养虚拟的时代也是如此。

（叶琳　译）

第十二章
全球医学教育困境

强势价值观的潜在影响

在关于医学教育归属问题的这三章中，我们对医学教育场所的定位出现了一个悖论的问题，因为它既无处不在，又无处可寻。我们认为，由于虚拟项目（在线课程）的出现，全球医学教育正面临着被同质化的危险。更重要的问题是，不管传播途径如何，是"谁的"医学教育正在被传播？又是谁来决定所传播内容的性质？从本质上来说，全球医学教育的教学法是不是只是西方医学教育理念的输出呢？

此外，正如 Said（1993）所描述的那样，西方医学教育是否是以类似于"东方主义"［注："东方主义"一词在英文中实际上具有以下基本的意思：一是作为学术研究的一门学科的"东方学"；二是作为一种思维方式的"东方主义"，它以"东方"（the Orient）与"西方"（the Occident）之间本体论和认识论上的意义区分为基础］的方式构建起来的呢？Said 认为，"东方"是西方假想出来的，他们错误地认为"东方"与西方主义理性思维相反，具有非理性的求知欲望。因此，西方医学教育是不是通过将其他医学教育方法看作不发达的教育方法，并以此来证明 Said 的观点呢？如果西方医学教育者真的做出这样的假设（即使在我们看来，这种假设不仅错误还具有误导性），他们就可能会自以为是地开始对这种"不发达"的教育方法进行批驳。我们将在本章后面给出说明性的例子。

关于医学教育归属问题的这一部分，我们本应以"未来医学教育"的一个关键方面——全球医学教育的快速发展作为一个线索，并结束这次讨论，然而,我们这一章讨论的重点就是这个概念下的一个特定方面。在这本书中,我们讨论了两个层面的根本性变革:通过医学教育实现医学民主化,以及通过医学教育研究的应用实现医学教育民主化。我们需要慎之又慎的是利用类似于小组教学的民主化教育模式,通过去文化差异性的方式,将我们的医学教育方法输出到别的文化中。但矛盾的是,这两层民主化变革,都建立在我们认为西方不善于塑造的人际关系问题上:如何宽容地对待他者。

对于临床医学来说,这里的他者最主要是指病人。我们还进一步提出,在临床教学和医学教育中,医学的道德维度是指教授和学习如何以积极热心的态度站在病人的角度上与病人相处,这才是医学教育的核心。我们不断地鼓励这样一种教育观,即从关注自我角度(反思性实践)转变为关注他人角度(病人或同事),通过内在的反思性话语,进而在符合我们的行为及其已知的价值观(作为一种反思形式)的情况下,引导我们说话和做事的行为方式,这就让我们从有限的反思性实践转移到无限的反思性实践中去。另外,反思性的医学教育方法要求我们思考这样的问题:什么样的价值观驱动着我们的世界和我们的行为? 我们如何理解其他的价值观和其他的存在方式? 这个思考过程甚至可能导致我们需要重新界定我们作为教育者的实践方式和身份认同。在本章中,我们将这个思考过程转移到全球医学教育这个大舞台上。但我们认为,在全球医学教育中,习惯的影响往往会根深蒂固。

在前几章中,我们已经涉及有关全球化的一些当代观点和论证,以说明在拥有更强硬的手段又或者是特权地位时,一种观点或一组人是如何强制另一组人并剥夺他们自己的实践方式和想法。以下是四个现代医生的经典职业特征:①带有家长作风;②在会诊时打断病人并占据话语主导权;③向病人描述时过于医疗专业化;④在多学科环境中占有专业优势。我们认为这种职业特征具有强势特色,即控制别人的想法或话语,并专制地根据自己的思想去塑造它。在以跨专业工作、协作为主要工作方式和以病人为中心的新时代,传统的等级制度和家长式作风在不断受到挑战。研究证据表明,这种专制做法对病人并没有好处,一些有道德的公民也认为医生应该在会诊时表现得更加亲民。在这一章中,我们提出了一个问题,随着医疗实践更加亲民,未来医学会变成什么样呢?

我们主张共同了解如何才能实现健康、幸福以及亚里士多德提出的"人类繁荣",我们还将这种协同工作的突发状况分析为三种民主形式之间的互相作用：即参与式民主、代议制民主和监督式民主，原则上这会促使我们把医学教育不仅仅界定为临床教学和教育实践，而是对医生进行终身教育的过程。但恰恰相反，我们已经把医学教育定义为一种文化进程，这种文化进程与它明确的主导者——临床实践相呼应。这种呼应与病人的想法保持一致并随之而变，是医疗民主化的一种体现。

然而，我们并没有注意到全球医学兴起的实际情况。本章向读者介绍了这一关键领域。这是一个全新且尚缺理论支持的领域，但就像我们在前一章中关于模拟过程的思考一样，我们也可以通过借鉴其他学科的观点去确切地阐明这一领域。我们具备以英国文学、文化研究、人类学、政治、经济、历史、地理、语言学、教育和社会学为基础的学术研究产业，并且这些研究产业正在蓬勃发展。其内容范围之广，涵盖了身份建构、修辞术以及政治结构等。

印度学者 Spivak（1994）以她对文化政治知识（即知识如何在文化上合法化）的深刻见解而闻名。北美人类学家 Lingis 在一篇论文（1994）中描述了曼谷的一个"闷热的热带夜晚"，Spivak 在对这篇论文的评论中承认，即使自由派学者 Lingis 通常都对"他者"很敏感，但也会在没有意识（缺乏自我反思）的情况下写作。Spivak 说，Lingis 的描述显然表明他"并不住在那里"。例如，对那个社会中的普通人来说，这不是一个"闷热的热带夜晚"，而是一个"闷热的夜晚"。让我们更深入地想象一下：一位北美人类学家访问孟买，他看到了混乱的交通，几乎没有秩序；这时一位妇女走在回家的路上，她对这种混乱浑然不觉，却被路边烹饪的香味吊起了胃口。这一幕发生在一个闷热的夜晚，并且在人类学家的眼中产生了一种神奇的吸引力。在步行回家的女人看来，也许她已经筋疲力尽了，只想着一天的工作结束后还要为家人准备晚饭，烹饪的香味其实一点也不令她兴奋，反而让她感到恶心，因为她实在太累了，不想做饭了。对她来说，这样闷热的夜晚代表什么呢？这儿的天气每天都是这样，难免让人感到压抑。"混乱的交通"也是如此，因为每天都是这样，女人早已对此感到平常。

人类学家 Lingis 采用了 Said（2003）提出的"东方主义"的框架。正如我们在本章开头所描述的，对于 Said 来说，西方世界并没有发现"东方主义"，也不是重新恢复了"东方主义"，而是凭空构建出来的，那些所谓的怪异、阴谋、神秘、野蛮、落后等特征也是凭空想象出来的，是试图采用单一的、僵化的方法对文化进行分类的产物。这种不尊重不同文化的分类方法应该受到严厉的抨击。Lingis 和上文中那些靠想象发表观点的人类学家们应该实事求是，不要把曼谷刻板地说成是异域的"热带"城市，把孟买人的生活定性为"混乱"且"迷人"。当然，这对人类学家来说也许是迷人的，但对走在回家路上的当地妇女来说并非如此，她们可能因为需要回去准备晚饭，或者因为环境带来的压迫而感到沮丧。作者已将场景"东方主义"化，他们希望，甚至是无意识地，使他者适应他们预设好的模式，并想为当地居民做决定。Spivak 还指出，这种写作还可能存在性别差异——一个男性观察者用一种穿透性的"男性凝视"，将"本地人"变成一种富有异域风情、充满好奇心或极具魅力的对象，类似于医学界著名的"医学凝视"，可以将人变成"病人"，病人变成"症状"，症状变成场所，而这样带有性别差异的描述视角也同样应该受到批评和质疑（医学界更倾向于讨论稀奇古怪的症状）。

比较教育学

着眼于全球教育实践，作为教育的分支学科，比较教育学是一个充满活力的领域，著有大量的文献。例如，教育的子领域，如课程研究，吸引学者们产出了很多有分量、有价值且极具有挑战性的概论文本（Pinar et al., 1995；Pinar, 2006），这些文本越来越多地跨越学科界限，成为跨学科的教育研究对象（Pinar et al., 1992；Jardine et al., 2006）。这种跨学科现象本身就是一个重要的提示，创造这种学科边界的一种现代主义现象，即领土主义本身正在去属地化的后现代被瓦解。有趣的是，这种去属地化是如何以及为什么发生的。一些评论家认为，打破曾经来之不易的宝贵界限，只会消解不同思考方法的独特趣味。评论家们说，我们正在进入一个不幸的教育同质化时代，在这个时代，教育遵循着北美的某些品牌的全球化模式，为全球产品创造市场。去属地化的支持者反驳说，世界教育的各个角落已经被同质化了。例如，印度次大陆已经遵循了英国和美国的方式。去属地化的做法是鼓励本地化创新来填补空缺，从而创造差异。跨学科的教育方法遵循这种异质的推动力，从而创造多样性。

比较医学教育尚未确立为医学教育的一个分支学科。"比较"本身是一个有趣的描述词汇，比较可以寻找事物的共同点，而对比可以寻找事物的不同点。我们是否应该使用"对比教育"这个术语更好地描述一种基于异质性的教学方法,而不是基于同质性的方法呢? 但比较方法的危害在于,我可能会去寻找与我自己相似的地方,而不是容忍来自他者的不同之处,并从中学习。那么,就像我们上面概述的那样,我们是否应该从本地化开始进行对比医学教育? 首先讨论病人和医生之间的差异(当然,我们不假设他们是同质群体),然后讨论医生和其他被认为是"同事"的卫生和社会保健从业人员之间的差异呢?

西方医学教育是否具有影响力?

西方医学和医疗技术正以迅雷不及掩耳之势输出到世界各地。Horton(2003)和其他学者,在理所当然地承认西方医学在广泛治疗和治愈疾病方面取得了惊人成功的同时,他们还专业地分析了围绕着向发展中国家出口西医(对抗疗法)药物的一些伦理问题。此外,在全球医学研究中,不平等现象持续存在,其方式被生动地描述为"90比10差异分配",即只有不到10%的世界生物医学研究基金用于解决造成全球90%疾病负担的问题(Resnik,2004)。

然而,我们在这一章关注的并不是西医的传播。我们希望解决的是伴随而来的西方医学教育输出的问题,这种输出往往被视为西医的一揽子计划的一部分,而没有充分考虑到它本身作为理论和实践领域的潜在影响。我们认为,当医学教育工作者提倡传播西方课程、教育方法和教学技术时,他们也在发展新的方式来反思他们正在做的事情。

毫无疑问,绝大多数人都愿意支持有价值和野心的事业,即创建一个超越国家和政治边界的医学教育,从而造福人类。在经济、学术和人道主义方面的国际医学教育合作的好处是不置可否的,世界各地也正出色地开展着有利于全体人民的工作。举几个例子,在国际卫生组织、世界医学协会、世界医学教育联合会(WFME,2003;Karle,2006)、世界家庭医生组织(WONCA)和"健康统一网络"等这些组织的帮助和协助下,许多国际合作伙伴关系和国际课程项目如雨后春笋般地出现,分享和传播着由医学教育研究发现的新知识。

然而,由于从研究中可获得的比较医学教育知识有限,我们指出在这个国际格局中存在如下困境:Krishnan(1992)曾形容印度的医学教育体系完全浸没在倾向于"上层人士优先"的思想中,"医学生总是不能用当地语言与病人交流",并且"教科书中经常提供与印度无关的医学例子"。同时,教学方法以"讲课和死记硬背"为主,课程设置存在明显的差距,比如缺乏对"本地化社区卫生"问题和"团队合作"的关注。总而言之,"教育体系不是以病人为中心,而是以医院或疾病为中心。"

也许国际课程将挑战这些不同的特性。然而国际课程会如何应对Krishnan(1992)得出的结论,即在印度,"除非政治和经济体系对人民的健康需求做出更积极的反应,医学教育问题才能得到解决"？Supe和Burdick(2006)对印度医学教育的评论指出:"课程改革已经倡导了30多年,人们呼吁应当增加课程与社区需求的相关度",这表明,自Krishnan早期的评述以来,几乎没有发生彻底的结构性变化。同样,国际课程是否一定能解决这些本地化问题呢?

这种比较医学教育文献中弥漫着一种焦虑的气息,因为如果国立医学院不(或不加批判地)采用西方大都市的最新学习方法,那么就不能算达到标准。例如,Onishi和Yoshida(2004)指出,如果日本医学院想要超越基于严格等级制度且具有历史约束力的封建学徒制度,那么,他们必须采用课程创新,如PBL、OSCE和基于结果的教育模式。然而,根据Rao(2006,2007)的最新报告,日本的医疗质量"确保了其公民在各个年龄段的任何方面都能优于美国公民"。从美国来访的Rao对日本的医学教育状况表示失望,他说,"对于一个像我一样来自美国的外人来说,改变似乎……不仅是显而易见和必要的,而且早就应该改变了。"然而,正如作者在上述引文中承认的那样,日本的医疗保健一直比美国的医疗保健做得好。Rao的语气是否也提醒了我们,我们在尊重差异时,也应该避免那种家长式作风? Rao可能会说,日本封建学徒制是家长式作风的缩影,但有人想让在这种制度下工作的日本医学教育工作者先检讨这种外界的批评。

Rao(2006)在报告中指出,"日本医学教育对临床技能的发展只是口头上的承诺",没有临床教学或案例研究方法。尽管如此,书本知识还是"令人眼花缭乱"。日本的医学教育因其长期以来的文化习惯而受到批评:学生是被动学习(一种"明显的失败"),"提问是对老师的不尊重",永远不应该给老师反馈;教学是通过讲座来进行的,"课堂教学的重点也非常狭窄",并且没有"小组讨论或PBL的概念"。然而,Rao认为PBL为"日本医学教育的未来提供了最大的希望",并描述了在没有老师或上级的情况下,学生如何能够积极参与PBL过程,并将这种过程定义为一种解放行为。这篇报告的结尾段很有说服力。它用一种传教士式的口吻，承诺要解除由"那些年轻人头脑中根深蒂固的、文化上程式化的被动性以及对互动教育的蔑视和忽视"所构成的压迫。作者总结说，只有将当前体系的这两大支柱同时推翻，日本的医学教育体系才有可能进行改革。这种言辞很有趣——这是一种具有对抗性的言论，而不是对合作改革做出的承诺。但战争是谁挑起的呢？

最近在其他比较医学教育的报告中，充斥着对不符合西方教育要求的焦虑情绪。在对东南亚医学教育的回顾（Amin et al., 2005）中表明：学者们并不情愿采用"以学生为中心的学习方法，包括基于问题的学习"以及缺乏对"组合和自我评估与同伴评估"的吸收。Khoo（2003）敏锐地注意到"没有人质疑PBL 环境下，学习者期望的结果是否适用于来自不同文化背景的学生"，并得出结论 PBL 可以在日本等医学院成功实施。然而，当我们仔细阅读时会发现，只有通过将学习者重新融入西方大都市的思维定式，以牺牲其他观点为代价，PBL 才可能实施成功。Khoo 没有做到的是，就像 Krishnan（1992）之前在印度的情况下所做的那样，一种特定的以教学为中心的医学教育如何转化为医生以病人为中心和对环境具备敏感性的实践。此外，还有一个假设，即基于问题的小组教学方法，自我评估和同伴评估以及组合的使用显然是优越的教学方法。然而，基础证据表明并不支持这样一个强有力的结论，部分原因是这些庞大的描述词涵盖了多种弊端的杂多异质性。如果"小组"只是一个简单的小团体，缺乏适当的促进作用、对集体动力的敏感度、稳固的相互支持和评估模式，以及对研究方法的反思性说明，等等，那么小组学习就是毫无意义的。此外，Rao（2006）指出，如果没有小组讨论或基于问题的学习（PBL）（本文的重点），我们要如何在概念流沙或概念真空中进行教学实践？

重要的是，更为紧迫的结构问题可能会轻而易举地掩盖教学技能的重要性。例如，人们把"无法适应大学生活"看作是阿根廷医学生相对高的辍学率的原因（Centeno, 2006）。某些国家试图集中规范医学教育的"评估、课程结构与内容、教学法和领导力发展"（Conaboy et al., 2005）。

全球医学教育视角下的缺陷

近年来，在一所虚拟的全球医学院里一同建立国际医学课程的想法方兴未艾（Harden, 2006）。新的学习技术提供了令人欣喜的机会，自然而然地催生了这些方案。从博洛尼亚进程（Christensen，2004）等倡议中，我们可以看到整个高等教育的全球化议程进一步推动了这些计划方案的发展。然而，任何全球性举措都包含着显而易见的风险。即便是最积极的全球视野支持者也无法否认，不从本国情况认真考虑就推行国际倡议等同于自寻死路（Schwarz，2001；Horton，2003）。一些全球化倡议项目，如《赫尔辛基宣言》，因其试图将西方价值观强加于非西方文化而受批评（Macklin，2001）。如果医学教育中有价值的国际倡议由于它们的发起人被指控与强加价值观沾边而失败，那将是不幸的。

开发一门国际课程最主要也是最明显的问题是，任何大规模的共识协议都必将是人类创造的产物。一门课程可能由许多人进行开发，在判断这门课程是否具有全球普适性时，每个人都会将自身既得利益、特定的意识形态和价值体系融入其中。西方医学课程被视为国际文本，浸泡在一套很少受到质疑的特定文化态度中。现代医学教育全球化倡议大多是由"现代西方大都市"的人们所倡导和资助的（Lazarus，2006），他们具有推动现代医学教育的资源和影响力，当全球化的支持者只看到 Lazarus（2006）所描述的"这股潮流，无法逆推却又益处颇多的潮流，将使所有船只扬帆起航"时，难道他们没有意识到这股浪潮是价值观强加的新浪潮吗？

全球的、本土的还是"全球和本土的"？作为商品的知识贸易

教育与价值观相关联，而国际教育与比较价值观有关。对于医学教育者来说，重要的一点是，必须融入更广泛的批判性框架，这就意味着要反思或解释驱动他们实践的价值观。这种教育思想输出是一种辞藻华丽的命令，一种说服他者进入自己的价值结构的渴望。如果本土意味着的是对有价值的进展充耳不闻，那么是否存在一种非妥协的混合状态，超越了全球的和本土的之间毫无成效的对立呢？Jencks（2007）等评论员将"全球本地主义"视为后现代环境的一个决定性特征，即后工业（如当代医学）进步的益处是以本土可持续发展的形式实现的。

我们建议读者阅读一些社会现实主义的描述，如 Horton（2003）的《健康大战：现代医学的全球前沿》和 Orbinski（2009）的《不完美的产品：来自医学前沿的电讯》，这有助于衡量将医学教育与当地政治和文化背景隔离的难度，

仿佛置身于一个教育泡沫之中。通过细化，我们再现了模拟文化中狂热者所犯的错误，我们在前一章提到，这些人沉迷于技术而脱离了现实。作为医学教育家，我们不能陷入对 PBL 这类技术的狂热之中，这些技术会成为引发教育狂热的意识形态工具。Horton 和 Orbinski 在他们的书名中都用了同样的措辞："前沿"思维是必要的。换言之，医学教育方略不能仅仅在大学里编制，然后输出。它们必须针对具体情况以及符合实际目的，并且要在具体实践中得以阐述。有趣的是，当 Orbinski 的书在美国出版时，其副标题改为"21 世纪的人道主义行动"（而不是"来自医学前沿的电讯"），从而化解了政治影响并（安全地）强调了社会保障。但是，这本书作为非政府组织的政治论述，如果失去了激进和出人意料的观点，那么它也就没有了政治意义。非政府组织的工作自然是关于人道主义行动的，而不是在手术室里进行的——他们在行动第一线，且经常身处他人的激烈冲突之中。

对医学的人类学解释还有助于培养一种思维模式，使人在冲动行事前停下来，然后用自己认为最佳的观点来启发他人。已故的 Helman（2006）是一位备受尊敬的医生和医学人类学家，他在《沙曼郊区：医学前沿故事》一书中也紧扣"工作第一线"这个隐喻，该隐喻主张基于文化背景的相对治疗方法。Helman 提醒道，多民族城市环境（譬如伦敦）中的家庭医生常会遇到本章所提到的问题，即无法从病人自身的文化角度解读病人，而是习惯性地幻想能够一劳永逸。作为一位备受好评的演讲者，Helman 致力于研究文化冲突，他经常向听众介绍法迪曼的著作《精神灵魂控制你，你就跌倒了：一个少数族裔儿童，她的美国医生，以及两种文化的碰撞》（1997）。

故事大概是这样的：1982 年，居住在加利福尼亚州的老挝难民，3 个月大的女孩 Lia Lee 被送往当地医院的急诊室。这对父母不会说英语，也找不到翻译。医生诊断女孩患有癫痫。她的父母认为她的灵魂离开了她的身体，所以"灵魂抓住了你，你就跌倒了。"她的父母采用了传统的治疗方法，如草药疗法，而没有给 Lia 使用处方药物，导致她的病情恶化。因为双方沟通存在巨大鸿沟，女孩的父母始终不明白，为什么给孩子服用西药的时候，会出现不良反应。Fadiman 意识到并清楚阐述，本族文化的熏陶培育了对胁迫思想的反感表现。父母不能容忍医生（和医疗系统）的坚决主张和家长式作风，认为这本身就是不好的治疗方法。医学诊断是正确的，但是老挝苗族家庭认为，对诊断所采取的行动是专横的，这在家庭和医疗体系之间造成了悲剧性的裂痕。

这是一个警示故事，混合的"全球本土化"并未实现。全球产品在技术层面是正确和适宜的，但却错误判断了当地的接受度。这种错判是沟通的失误引起的，而不是技术失误。

Verghese(2009)的小说《双生石》在国际上广受好评，它宣扬了"全球本土化"的混合体的优点。Verghese是斯坦福大学的医学教授，他写了一些关于医学和生活在那个世界上的人物的真实的和"派系的"社会现实主义以及虚构的描述。小说《双生石》的故事主要发生在埃塞俄比亚的亚的斯亚贝巴。Verghese本人在埃塞俄比亚出生、长大，父母是印度人。在书的后面，故事背景转移到了美国——确切地说是纽约的布朗克斯，以及马萨诸塞州波士顿的一家高档医院。小说以价值和情感的普适性(信任、同情、愤怒、痛苦、喜悦、安慰和绝望)为卖点，而西方医学的价值却与特殊的地方问题相对立。通过笔下的人物，Verghese并没有反对这些势力，而是将它们置于对话之中。主人公马里昂·斯通在美国接受训练，立志成为一名创伤外科医生。他在一家为穷人(主要是西班牙裔)服务的医院实习，医院工作人员主要是非白色人种的移民医生。故事回到亚的斯亚贝巴，马里昂的双胞胎兄弟希瓦作为一名外行的、非医学的阴道瘘专家，一时声名鹊起，成为"世卫组织预防瘘管运动的高手"，这"与西方处理问题的一般方法相去甚远"(Verghese，2009)。

一位与马里昂·斯通共事的印度医生说，纽约是"孟买的缩影"。Verghese指出，美国的全球主义实际上是在其自身的边界内成长起来的，是本土主义在不太富裕的移民群体中的矛盾融合。蓝领阶层现在是多元文化的，多元文化的医疗力量为其提供服务。美国的全球价值观可以回溯起源，并通过种族多样性文化在当地折射出来，然后被重新塑造。马里昂·斯通为了品尝家乡的味道而光顾的埃塞俄比亚餐厅，其内部国际化的装修(更"全球本土化")灵感来源于埃塞俄比亚航空公司的日历。最正宗的埃塞俄比亚餐厅是位于波士顿的"示巴女王"，而它也是按照全球本土化的规则装修的。

当我们开设国际医学课程时，也许我们会自然而然变得"全球本土化"。但在这个综合体里，我们希望看到的是更多的本土化而不是全球化。对于有出口价值的业务来说，我们需要十分谨慎地考虑哪些价值适合我们以及哪些价值有问题。回想一下老挝难民的困境——尽管加利福尼亚医生的诊断是正确的，但他们永远也不能接受，因为诊断以错误的方式呈现了，这是一种强制要求，而不是一种请求。在美国有像"祝你过得愉快!"以及"玩痛快些!"这样的问候语,但问题在于这些问候也已成为强制性的。你将度过美好的一天!
西方战后再启蒙思想着重强调"本质"或"核心"价值,这种价值是在假设事物
具有使其区别于其他事物的本质属性,并通过找出差异来了解本质的基础上
存在的。因此,举个例子,当Schwarz(2001)为医学教育工作者提供了一个案
例以提高他们对全球化的埋解,却在最后提出"全球内科医生需要什么样的核
心教育经验和基本要素?"时,他的问题是以西方的本质主义思想为根基的,
从而揭示了一种无意识的强权偏见。

因此,国际课程的语言与其本身不一致。虽然全球标准的支持者承认有
必要尊重本土差异并且赞成多样性,但他们同时也在推广西方价值观,这些
价值观通过具有"核心竞争力"的语言,以及维护公平的标准化得以表达。朝
着在符合全球认证标准的能力框架内建立共同的成果努力(Sefton,2004)。
在极端情况下,对标准化风险的强调与西方快餐文化的同质化过程如出一辙。
不过在这种情况下,在全球市场上交易的是知识,而不是汉堡包。

因此,制定全球标准和课程等举措产生了一个关键问题,即谁的知识是
企业的核心。再次申明,我们不是在讨论医学本身的知识基础,而是讨论作
为课程一部分的医学知识要如何组织和运作。为了制定一个课程,医学教育
者必须提出且持续斟酌一个关键问题:我们应该如何教学、学习和评估;医学
生如何学习成为一名医生;我们如何才能形成一种能够改善病患护理和安全
的医学教育研究思潮? 因此,从虚拟全球医学院的发展角度来看,关于我们
拥有新兴的医学教育通用词汇且可以提供现成的教学平台的猜想是合理的还
是明智的呢?

随着普遍议题的推进,危险随之而来,即越来越多的支持者将某些学习
方法(尤其是基于问题的学习)和某些教育框架(例如竞争力)视为课程必不
可少的基本组成部分。当这一趋势在医学教育界形成燎原之势时,西方课程
的这些重要因素将像巨无霸一样无处不在——被同质化、商品化、市场化、沦
为"必需品"和工具化。然后,我们又倒退回本土化与全球化的陈腐的对立,
而不是探寻"全球本土化"这个更具生产力又富有成效的混合体——尽管这个
新词不完美,但它或许是一个伟大的概念。

医学课程作为一项国际化体裁的文本,用统一方法对待临床实践中的专
业性内容和非技术性技能是否合适? 在这样的课程中,我们将如何在体现沟
通技巧、廉洁正直、领导能力、独立自主和团队合作精神的同时,在种族和文

化利益范围内提供公平和平等的机会?

当我们对医学教育的"国际文本"概念争论不断的时候,我们主张更多地了解当代跨学科的方法,并为当代跨学科方法提供便利。当代课程制定者看待课程的方式与文化评论家看待书籍、电影和艺术作品的方式不同——课程学者将其视为可以批判地审查的各种文本(Pinar et al., 1992; Castenel et al., 1993; Reynolds et al., 2004)。医学教育研究可以从中受益,因为在设计项目时,这种反思性的方法可以帮助我们检验准备要做的事。如果西方大都市的教育者只是将目光投向世界其他地方,即使我们的意图是好的,但却有继续进行这种行为的风险。然而,由于医生和教育工作者需要比大多数人了解更多的知识,所以总有很多东西需要学习:并且我们在与他人平等尊重的分享过程中能够学到很多东西。

权力与抵抗形式

我们在本章中所讨论的教育形式被认为是开放的,因此被广泛使用,但是,我们曾提到过,一些研究文献仍对此争论不休。例如,我们在第三章和第四章中对一个一目了然的设想提出了质疑,该设想认为人们是作为个体进行学习的,我们通过社会和物质材料将学习中介引入等式中。我们认为,个人主义的学习方法具有思想和文化特异性。我们还对不加批判地接受"团队"概念的行为提出质疑,指出了还有许多概念化"人们如何合作"的方式,也将重点从内容转移到过程。如今,作为西方医学院课程典型特征的教育实践核心——PBL(基于问题的学习)、小组活动、OSCE(客观结构化临床考试)、模拟学习,以及"评估推动学习"等(新)理念——都可以受质疑并批判性地加以探讨。这并不意味着他们是错误的或者不正确的。更确切地说,在某些情况下,这些教育方法尚未完善(例如将教学大纲误认为课程)。而在其他情况下,这些方法没有取得重大进展(例如模拟学习)。因此,正如本章所提醒的那样,我们不该急于输出那些可能未经证实、尚未完善或受意识形态驱动的东西。这些教育方法是可以随处渗透的资本形式,可能会催生出教育垄断。

通过简要地引用 Abraham Verghese 的小说《双生石》,我们指出了反抗的矛盾形式是如何涌现出来的。我们注意到,当一个移民医疗队伍在非白色人种占多数的社区提供医疗服务时,美国和全球化议程遭到微妙的抵制。例如,美国的资本、产品和价值观在少数民族社区得到反映和折射。这种价值观随后恢复为融合当地风格的价值观——美式墨西哥料理、西班牙哈莱姆、古巴爵士乐。如果加利福尼亚州的医疗系统不那么咄咄逼人和强制，那个老挝家庭可能就会听从诊断而不是一味抵抗，而 Lia Lee 的故事就不会演变成为一场悲剧。紧随其后的抵抗方式就是将"大"出口价值转变为对当地消费。

在医学教育中，这种狡猾的、颠覆性的、反抗性的对话是司空见惯的。例如，教育学家和社会科学家经常抱怨实用性临床社区在临床教学中缺乏批判性的学术见解。临床医生对学者彬彬有礼，但是，当两个及以上的临床医生聚集在一起时，他们尤其会表现出一种狡黠的客套，带有许多戏谑成分以及对学者们"花里胡哨和软绵绵的"产品的不信任。资深医生可能认为他们为医学生提供了良好的榜样，但往往会被学生们在背后讽刺。在医疗电视剧中经常可以看到，医学界最激烈的竞争之一是在管理层和临床医生之间。临床医生转变为管理人员后，他们的同事常常认为他们已经走向了"阴暗面"。管理人员试图让临床医生按规矩办事（特别是向来格外独立的外科医生），比如填写医疗事故表格。作为一种虚伪的客套，外科医生们说服手术助理护士为他们填写表格。最后，病人持续不断地陷入临床医生所说的"不服从"状态，特别是在药物治疗方面。这也可能是一种狡诈的礼节：病人带着他们的处方离开手术室时，有相当一小部分的处方药被冲走了。这也是我们现在在地下水中发现了抗抑郁药的成分的原因。这也充分显示了西方所标榜的民主和人权是虚假的，是一种狡诈的礼节。

在本章中，我们已经提出，西方医学课程沉浸在一套很少被质疑的特定文化态度中。从批判性理论角度来看，我们认为不假思索地将医学课程全球化会招致新一轮的价值观强加浪潮。这股浪潮是通过毫无自省地宣传"西方大都市是最好的"的概念框架和实践而复苏掀起的，因此，在输出医学教育实践时，我们应该意识到，采取必要的抵制模式和策略将会形成一种趋势，但这不是全球交流导致的症状——这应该解读为本土医学教育的地方病，也许是为了保持身份认同而采取的错位策略。

（叶琳　译）

第三部分
医学教育研究——
医学教育民主化的力量

第十三章
回归现实：医学生学习——源自病人，陪伴病人，围绕病人

只有教科书而没有病人，便不能称其为教学，病人就是最好的老师。

——William Osler

（引自 Roter and Hall, 2006）

医学交流的产出形式

Stewart 在 1995 年一篇文献综述里阐述了病人健康状况与医患关系的关系，其中一个显著特征就是，最有效的关系形式既不是强势的医生家长主义，也不是顽固的病人自主主义，而是密切的医患对话。医学交流的最佳"诊疗模式"不是医生"加上"病人，而是医生"乘以"病人。虽然这看起来显而易见，但越来越多的研究证据表明，大多数医生与病人的交流并不遵循这一模式。

在本章中，我们建立了一个以病人为中心的教学模式，尽管这些教育原则可以轻而易举地应用于整个连续的医学教育中，但是我们重点放在医学本科教育阶段。传统的家长式作风模式中，医生作为受人尊敬的权威人物，通过专业知识和社会地位对病人施加影响，其权力可以看作是医生与病人之间差距的产物，医患两者身份可以构建一个生态系统。事实上，权力不再存在于个人（权威人物）中，而是存在于相互关系的现有秩序或局部生态系统中。正如我们在第九章所讨论的，这是以微薄之力取代传统最高权力的一个例子。

　　我们可以进一步拓展这个概念。与其增加医生和病人中某一方的控制力，我们倾向于激发他们两者的对抗。医生给病人施加家长式的控制力，而病人也许会在得到授权后予以反击。此种权力结构的一个"症状"可能就是文献中所记录的病人相对较高的非依从率。DiMatteo（2004）在其对50年来关于病人依从性研究的综述中指出，1980年前病人依从性平均值为62%，而"改良"以后病人依从性剧增至75%。人们认为这种强硬模式是非建设性的，而且会对病患护理造成潜在的损害。毕竟，尽管医生行使的权力是合法的，但病人也有理由不服从。如果权力在一个系统内有序运行，且可以向各个方向流动，那么也许将权力本身视作产生新关系的方式，而不是简单地复制和强化各自传统身份认同的工具，或许会更有成效。

　　现在我们将医学生或初级学习者引入医患这一关系中。传统医学教育，医学生在高级教学医生的监督下从病人身上学到东西。然而，指导医生的角色可能会干扰医学生从自己和病人关系中去学习的潜力，因为这往往会将这种关系重新定义为学生受教于资深医生，而不是学生陪伴病人、源自病人、围绕病人进行学习。在本章中，我们提出了这三者间的新型教育模式，这种模式需要指导医生发挥促进、支持和阐释的作用。我们认识到，专注于三者关系可能会掩盖学生是在更大的临床团队中学习的实际情况，教学医生只是临床团队的成员或主要代表人物。我们也意识到，当我们谈及医学生-病人-指导医生的三者关系时，医学生可能是在同一专业的两人或三人组内学习，或在多学科专业组合中学习（例如，与护理、物理治疗、药学、临床心理学等专业的学生一起学习）。

构建真正以病人为中心的医学教育

　　50年前，Miller（1999）撰写文章时，他曾召集了来自布法罗大学医学院的12名医学老师进行了20个小时的圆桌讨论，与会者对当时的医学教育状况进行了批评。他们的结论简洁明了："老师可能是学生学习的主要障碍。"他们倡导一种现在很常见的"以学生为中心"的教育方法。

　　Miller的团队对20世纪50年代晚期的传统医学教育模式提出了批评，这并不令人意外，显然，教育模式早就该进行改变了。在那时，传统的学徒制"医学培训"仍旧普遍，并且很大程度上是以教师为中心。当时的课程主要是为了满足高级职位教育工作者的利益和优先权，而没有系统地考虑学生或病人的需求。当然，医学教师都有可能成为鼓舞人心的榜样，并在系统内为医学生提供高质量的教育。然而，人们却普遍感到学生的需求被忽视了。此种模式制度下，高级医学教师惯例性的强势和忽视，导致学生产生愤世嫉俗和不满情绪，这已经成为公认的问题。因此，提出并广泛采用一种新的教学模式势在必行。

以学生为中心的教育方法已得到广泛应用，进而在医学教育领域出现了许多改进和创新，惠及学生、教师和病人三方。然而，我们在其中也发现了令人担忧的迹象：在寻求改善以学生为中心的教育的过程中，病人作为实践和学习的中心，仍然受到排挤和弱化。

有大量关于以病人为中心的教育方法的文献，但它往往以医疗实践为中心，而并非以背靠恰当学习理论的、结构化或直截了当的医学教育为中心。当涉及医学教育时，以病人为中心的研究主要集中在医学生对病人的态度以及这如何影响他们的行为上（Krupat et al., 1999；Phillips et al., 1999；Silver-Isenstadt et al., 1999；Haidet et al., 2002；Tervo et al., 2002；Dogra et al., 2003；Masson et al., 2003；Walling et al., 2004；Woloschuk et al., 2004）。随着文献中出现这种偏见，人们往往认为以病人为中心是一套价值观和美德，而不是一种理论指导的实践。一旦将以病人为中心视为一种类似于利他主义、体贴入微或正直诚信的伦理关怀，那么这就很容易演变成为需要向资深的医生模范学习的职业素养中的一部分。

我们在关于身份认知的章节中指出，这种观念是医学教育中"专业主义"运动的特征，并且受自主权和个人主义价值观的高度影响。于是，医学教育的目的变成了仅通过医学教师进行系统性灌输来强化和评估学生"以病人为中心"的态度。但在实践中自相矛盾的是，学生们从其他医生而不是病人身上学到"以病人为中心"。即"以病人为中心"的教育可能简化为资深医生的角色示范，而荒谬地绕过病人本身。

对医学生和病人在诊室、教室和病房中实际接触的问题上，"以病人为中心"的文献对此只字不提。这意味着我们不太了解学生应该如何陪伴病人、源于病人、围绕病人进行学习，因为这种方法挑战了他们普遍对作为医学榜样示范的临床教师的关注，并需要他们将注意力更多放在病人与病情上。优秀的执业医师应当与病人合作以获得更好的临床疗效，从一开始就应该给医学生培养这样的理念。

最近关于医学生对病人的态度的研究表明，尽管学生在本科阶段学有所成，当代本科医学教育在帮助学生培养积极的以病人为中心的态度方面仍旧不甚理想。在早期与病人的接触过程中，尽管病人反映医学生在场会给予病人情感上的支撑（Mukohara et al., 2006），学生仍可能会感到不安或是能力不足，这是情有可原的。

学生可能会误判病人在脆弱的情况下的敏感程度，比如在性健康诊室，女性病人在面对男性学生时通常感觉不太舒服，一些病人甚至可能拒绝学生参与诊断过程（Ryder et al., 2005）。此外，还有一项"隐蔽的"或暗含的课程：随着医学生向医生的职业身份转变，他们可能越来越重视对自己医生身份的认同，以至于他们与病人之间的距离扩大到超出正常的职业界限（Haidet et al., 2002）。例如，随着学生学习的深入，他们可能不像病人希望的那样重视学生身份的告知，特别是在外科（Silver-Isenstadt et al., 1999）。在经历诊治越来越多的病人后，医学生逐步成为"冷静"的医生。

有时候，一年级的医学生在他们的首次临床实践中无法顺利表露出适当的价值观和行为，这是在所难免的。这种困境出现的原因可能是他们在此之前几乎没有应对某些群体的经验，比如接待不同种族的病人（Dogra et al., 2003）和残疾病人（Tervo et al., 2002）。然而，令人担忧的是，有证据表明，在医学院期间，病人和学生之间的隔阂非但没有缩小反而还扩大了。尽管医学教育工作者努力鼓励医学生培养专业精神，培养学生的有效沟通、道德行为、人道主义关怀和敏感度，医学生在学习之初也往往充满理想主义和同情心，但这些理想主义和同情心会随着训练和学习的深入逐渐消失殆尽（Kumagai, 2008）。

有证据表明，随着受教育程度不断加深，医学生普遍对一种具有社会意识的医学方法的价值失去信心，这种方法包括对病人生活背景的敏锐感知。例如，医科学生在本科毕业时对无家可归者的态度和本科入学时相比更加消极（Masson et al., 2003）。而在本科第二学年，医学生能够坦率并且一致地就两种类型的病人达成共识：一种是难处理的病人（例如那些粗鲁的人和因自身原因致病的人），另一种是他们喜欢的病人（比如有漂亮的外貌和善于交际的病人，以及有私交的病人）（Walling et al., 2004）。

男女医学生在对待病人的态度上存在一致且显著的差异。女性通常会被社区医学事业所吸引。尽管本科医学教育期间扩大的医患关系鸿沟仍旧显著，女医学生却一般会显示出更强的以病人为中心的价值观，并且随着时间的推移，这些价值观受的侵蚀更少（Woloschuk et al.，2004）。尽管女学生的人数越来越多，教育工作者也极力鼓励多样性，但男医学生在其本科生涯中对女性的刻板态度变得越来越强硬（Phillips et al.，1999）。

学生对病人的态度可以用医患取向量表（PPOS）进行衡量，这种经过认证的工具区分了"以病人为中心"的态度（即平等主义，以人为本）和"以疾病或医生为中心"的态度（即家长主义，对社会心理问题不甚敏感）（Krupat et al.，1999；Haidet et al.，2002）。这两极也被称为医学上"以照顾为导向"和"以治疗为导向"方法的对抗（De Valck et al.，2001）。虽然这个问卷对"测量"对象的概念比较模糊，但研究中再次显示，在医学院学习的过程中，男学生一致呈现出从"以病人为中心"的态度迅速而显著地转向"以医生为中心"的趋向。虽然女学生的态度也会转向"以医生为中心"，但这种转变不那么明显且更加缓慢。那些希望成为初级保健职业医生的学生也不会过快和过于明显远离"以病人为中心"（Thistlethwait et al.，1999；Howe，2001）。

越深入了解医学，就越容易发现医学的缺憾。医学生们越多地接触疾病和死亡，就越促使他们形成客观性思维模式，但其中也可能伴随着令人担忧的愤世嫉俗的情感。此外，医学生很快意识到，如今政客、管理人员和病人组织正在挑战医生的传统自主权，而医生过去期望得到的尊重，现在有时也很难获得。然而，英国医学协会（BMA）（2008）在一份关于以病人为中心的报告中煞费苦心地指出，使问题复杂化的其实是根深蒂固的家长式文化，而医学生们通过隐性课程逐步融入社会（社会化）。即使他们很想挑战传统，家长式文化却不容他们造反。举个例子，一些临床医生可能拒绝承认他们之间或与病人之间的临床判断存在不确定性。

医学生从病人身上学习，由临床老师支持：一个新的丰收季

与其将医学教育视作一项医学生和临床教师围绕着一个被动参与的病人的活动，不如倡导一种新型的"以病人为中心"的医学教育模式。在这种模式中，学生和病人之间的关系更为重要和活跃，临床教师则不再处于核心地位，而是扮演支持者的角色。

我们将使用一整套七个图表（每个图表都以前一个为基础）来展示医学教育的基本组成部分（即医生 - 学生 - 病人交互模式）在过去几年的演变过程。我们提供一种新型的交互模式的概念化方式，用以促进：①为学生建立一个更动态和真实的学习环境；②为病人尽到更有益和更负责任的职责；③临床教育者尽量不用家长式作风和专制方式去操控医学接触。基于当代的文学研究、文化研究和哲学中的"文本"工作，我们引用一个理论框架来指导新模型的建构。在接下来的章节中，我们利用文学理论去拓展这个文本模型，并结合一些实证研究结果，为该模式提供研究支持（Ashley et al., 2009）。

现在让我们来探索如何建立病人、医学生和督导教学医师或临床教师之间可能关系的教育模式。我们将一步一步来，逐步建立模型，该模型也必将变得更加复杂。

医学教育的传统形式是教学和传播或接受模式（图 13-1）。医生是知识、信息、技能、价值观的源泉，也是临床推理专业知识的榜样。这种权力结构是师徒关系，类似于传统的技能学徒模式。在这种模式中，学生在临床情境中学习到的大多数知识都是从沉浸式学习和随机病例中得到的。通常，这种模式因缺少"以学生为中心"维度而广受批评。很少有人注意到，这种模式真正缺乏的是以病人为中心的维度。

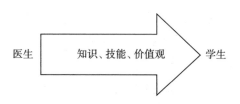

图 13-1　传统的传播模型

在图 13-2 中，临床教学医生的角色已经发生了微妙的变化和发展——不再只是一个传道授业者，而成为一个重视为学生建立合适的学习环境的促进者。学生不再处于被动地位，而是能够与临床老师进行对话。老师不再要求学生成为顺从的知识接受者，而是鼓励他们成为更为积极的知识探索者和演绎者。但是，在此种模式下的学习过程中，病人的角色仍然缺席。

以下医学教育模式（图 13-2）是 Flexner（1910）提出的。他认为医学教育应当采用两种策略，即将课堂带到诊室和采用小组学习方法。正如 Miller

（1967）在英国的背景下所作的论证一样，Flexner 的倡议注定会失败，因为这种模式给资源不足的医疗保健系统带来了过重的负担。教学医院作为一个专业而又先进的教育科研机构，其发展在第二次世界大战后被政治驱动的医学教育现状阻碍了。由于经济原因，学生不得不以大课堂形式学习，这破坏了 Flexner 关于小组学习变革方案的愿景。Flexner 想在诊室引入导师制，但是教学和临床场所分离让这个愿景受挫。这种物理上的分隔也导致了课程的脱节。本科课程被划分为临床前和临床阶段，但这可能是对 Flexner 的建议的错误表述，他提倡医学教育应提供扎实的以临床实践为指导的科学教育。

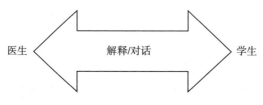

医生　　　　　　　　解释/对话　　　　　　　　学生

图 13-2　以学生为中心的单一专业模式

图 13-2 中的模式仅限于单一专业交流。这在将"医生"视为"专业"的身份认同构建中是完全合理的。不过，在当前的医疗环境下，这种模式看起来有点过时了。医科学生必须学会在由许多卫生保健专业人员组成的临床环境中进行跨专业合作。我们把"以病人为中心"的学习模式描述为：协同病人、源自病人、围绕病人。这借鉴了跨专业性的通行定义，即协同、源自、围绕其他医疗保健专业人员进行学习。

我们通过调整学习模式来反映教学焦点的变化，以及囊括一个观点：每个临床医生教师只是专业团队的一员，也可能同时是多个团队或活动的成员。现在医学生的教育范畴扩大了。虽然该框架仍然以学生为中心，但它现在增添了其他保健专业人员的力量（见图 13-3）。学习的重点再次轻微地转移了。现在学生获取信息的途径不再完全依赖于教师，而更多地基于协作实践。学生通过分散的理论知识、临床技能和价值观来获取信息。

在跨专业环境中学习包括在具有共同目标的团队（实践团体）内搜集分散信息并熟悉团队工作，通过这种方法可以产生新的知识、对话和实践技能，以扩展该团队的视野。但是，在这个模式中，病人依然是"缺席的"，他们是跨专业活动系统的对象，但又被排除在了教学议程之外。

　　在前一个模式中（图13-3），更广泛的临床或支援团队并没有以一种整合和共情的方式运行。各专业之间仍保持着严格的界限。因此，医学生接触到的是多专业，而不是跨专业的经验。

　　跨专业团队不同于多专业团队。当一个团队具备"边界跨越"和"共同配置"（Engeström，2004），且拥有不同角色之间的相互欣赏和强烈的团队协作意识，就可以称为真正的跨专业团队（图13-4）。这对学生的学习体验有很大的影响。然而我们可以注意到，与第一种传统的传播教学方法相比，尽管学习重点已经极大地扩充了，囊括了更多的参与者和情境，病人却依旧处于旁观者的地位。因此医学教育有必要向"以病人为中心"的模式更进一步。

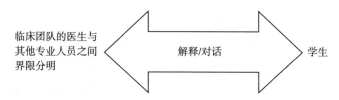

临床团队的医生与
其他专业人员之间
界限分明

解释/对话

学生

图13-3　以学生为中心的多专业模式

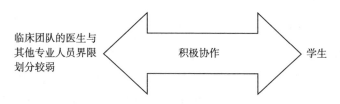

临床团队的医生与
其他专业人员界限
划分较弱

积极协作

学生

图13-4　以学生为中心的跨学科模式

　　当然，如果说前面四种模式完全把病人排除在临床医生-医学生学习关系之外，也是不公平的。毕竟在临床教学环节和查房过程中，病人仍然在场（尽管他们只是作为一个"病例"出现在了教学地点的查房活动中）。虽然第一到第四种模式（见图13-1~图13-4）确实涉及病人，但是病人绝对不是他们的主要关注点。从教育的角度来说，病人是医学生和专业老师之间关系的次要关注点。

　　即使病人被排除在临床教师和学生的对话之外，但他们仍然是关键人物，并发挥着强大的影响，尽管这种影响未被承认。de Certeau（1984）认为，外行人通常被定义为服务的被动接受者或消费者。病人有时也被视为医疗诊断和治疗服务的被动消费者。但临床医生皆知，被动性和消费性实际上可以强势操纵和影响人员及医疗形势。即使人们认为病人是在被动地接受医疗保健服务，病人也可以主动地提供复杂而重大的价值。因此，让医学生学习如何去调动病人释放信息以求更好的诊疗效果，就显得至关重要了。

不承认病人在就诊过程中的地位会导致严重的后果。如果病人觉得自己被剥夺了参与诊断和治疗的主动权，就可能会出现消极抵抗行为。医生们将其描述为"非依从性"。在 de Certeau（1984）看来，这种抵抗行为往往转化为日常而又复杂的"讨价还价"和"即兴"口角之争，这"严重扰乱"了我们作为执业者的预期，要达到良好的临床治疗效果便是难上加难。

同样，掌握 de Certeau（1984）的"消费策略就是弱者巧妙利用强者的方式"的真正含义，对于学生与病人关系的构建至关重要。例如，当学生和医生拒绝采用以病人为中心的方法时，病人可能会使用"迂回"（说一套，做一套）这种故意的战术来纠正权力的失衡。合作产生认知，即利用病人潜在的抵抗性（与病人共事），而不是激怒病人（设法说服病人或和病人对着干），这种方式似乎是最富有成效的医学教育形式，毕竟病人比任何人都想知道自己身体"出了什么问题"。

尽管图 13-5 是第一种表明病人积极参与医学教育的模式，但显而易见的是，主要的对话发生在：①学生和临床医生或医疗团队之间；②临床医生或医疗团队和病人之间。这种模式下，学生和病人之间的交流是有限的。学生和病人的交流往往是单向的——学生主动提出问题，而病人被动地回答学生的问题。医学生从病人身上学习，但大部分学习内容是由临床医生和医疗团队的其他成员筛选得来的。

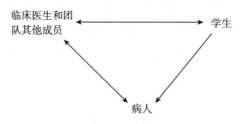

图 13-5　妥协让步的学生 - 病人交流

因此，图 13-6 和图 13-5 相比有了较大的提升。在这里，我们可以看到医生、其他医疗专业人员、医学生和病人之间的交流协作过程。这种模式旨在审慎地构建一个可以学习临床推理方法、临床技能、伦理与感知实践和身份管理的教学环境。这个过程明确地以病人为中心，但仍旧存在风险。如果将医疗卫生教育者视为这一过程中的平等伙伴，教育重点就总是会面临被这些教育者强行控制的险境。即便是出于好意，教育家们也可能压倒学生或病人的声音。因此，我们主张在这个模式所展现的权力关系中进行最终的、深刻的转变，即转向真正以病人为中心的医学教育，如图 13-7 所示。

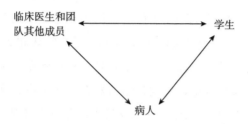

图 13-6　以病人为中心的弱交流模式

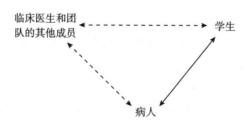

图 13-7　以病人为中心的强交流模式

病床边的实地教学或医疗咨询的医学教育三元组最终发展为：在医生、其他医疗专业人员、医学生和病人之间的合作交流过程中，重点应转移到促进病人和医学生之间产出知识的交流上。临床教师明确表示他们的目的是提供学习资源，而不是操控学生和病人之间的对话；换句话说，他们为学生学习提供帮助而不是塑造它。通过这种方式，我们现在可以得到一个真正完善的以病人为中心的教学模式，该模式真正地（并且全力以赴地）试图填补以前模式中的漏洞。

需要声明的是，我们讨论的并不是将治疗完全托付给学生 - 病人伙伴关系。医疗小组必须承担责任,以确保病人得到最佳的治疗,这样学生才不会陷入困境。我们讨论的是使医学教育更明确地成为学生-病人协作的产物。我们还应强调,作为临床教育者的医生不应与跨专业、跨领域合作情境相剥离。例如,若医生正在与病人讨论处方问题,药剂师可以作为临床教师为其提供帮助;如果有精神健康问题的病人正在接受全科医生的手术,并同意参加教学会议,那么社区精神健康护士或社会工作者可能参与进来。

随着学生对病人更为熟悉,在作为促进者的临床教师的帮助下,学生可能会对病人的描述更为敏感,而不急于将症状描述转化为需要解决的专业问题。对病人的了解也为医学生提供了一种新的身份建构的可能性,正如我们在前面的章节中所探讨的那样,这种认同的出现是基于对身份差异的尊重而非对"同我"的定位。由于对医疗实践团体(同我)的认同而排斥他人(如病人或医疗同事)是无用的。然而,通过尊重他人和差异而产生的认同是富有成效的,因为这会使人变得宽容大度和热情好客。正是在将病人视为"其他人"时,学生才能看到他自身与他人不同或缺失的东西。矛盾的是,这种身份认同是在隔阂与沉默中得以构建的。如果医学教育仅仅通过对"同我"实践团体的认同来延续和加强身份建构这一传统,那么我们就有可能再造出一个自私自利、封闭的专业族群。

如果我们想通过宽容大度来实现与他人情感和认知上的联系(这其实是一个医疗专业人员的基本素养),那么我们必须帮助学生通过认识和重视差异来构建他们作为医生的身份认知。因此,将医生-学生关系的首要地位转移给病人-学生关系不是某种政治正确或教育时尚潮流,而是反映了我们对如何形成职业身份认知的观念的根本性转变。过分强调"同我"可能会导致实习医生对"差异"感到不适,从而损害其作为一个"开放的"专业人员的身份认知。

病人、医学生和医生在医学教育中的交流

在医学教育背景下有关医患关系的文献,要么推崇理想的共情关系,要么就是描述医患关系中可能出问题的场景和轶事。这些通常用来充当学生的导向范例(Branch, 2001; Inui et al., 2006; Klitzman, 2006)。但这类范例不是真正以病人为中心的教育,原因:首先,学生通过代理和角色示范进行学习,即医生展示、学生跟随(或默认),医生并非学生和病人之间主要互动的来源。

如上所述,这种医生主导的教育方式将病人排除在外并且迫使学生成为知识的被动接受者,这些都不利于良好的临床诊疗。

其次,这些研究往往是描述性的,侧重于工具价值——"如何去做"。他们往往会将临床就诊教育简化为与沟通技巧教育(尤其是同理心)相关的定式概念,这通常被视为"专业"这一笼统术语涵盖的课程范围的一部分。这种方法无法授予他们丰富的理论框架,帮助学生在独立行医时更好地理解临床就诊工作。

维恩图(图13-8)帮助我们理解在医生(临床医生-教师)、医学生和病人之间的常见心智模型,该模型是以病人为中心的教育的基础。这张图引人注目的并不是在交流中共享的部分,而是缺失或沉默的部分——这就是认知的潜在差距。

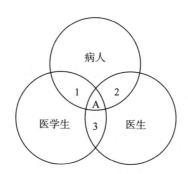

图13-8　医生、病人和医学生之间可能发生的交互

图中交互的核心是医生、病人和医学生共有的所有知识和交流(区域A)。病人和医学生重叠的地方(区域1)包含所有病人与医学生共享的部分(也包括医学生与病人共享的部分),但这些内容没有与医生共享。这些内容可能包括:基于对话协作产生的认知、对医生的共同看法、对医生道德的关注以及分享交流谈话和隐私等。

区域2表示医生与病人共享(以及病人与医生共享)但不与学生共享的内容。这些内容可能包括:用医生的专业知识解决的临床问题、对学生的共同看法、对学生道德和专业技能的关注、隐私以及备受关注的病人的安全问题。

区域3表示医生与医学生共享(也包括学生与医生共享)但不与病人共

享的所有内容。这些内容可能包括：医学知识和临床技能、临床诊断推理、专业认同的构建和管理、对专业认同的抗拒以及知识和技能的不确定性和欠缺等。

对于医学生而言，病人所说的内容是以医学专业术语为介导传达的，作为学生，他们已经学会用这些医学术语与医生交流。病人的体验受制于这种专业术语（并且出人意料的是，为了方便使用，两者都简化了用语）。例如，一个病人可能会抱怨他肘部的疼痛，而上周他在修剪草坪时发生了一场小事故，疼痛变得更严重了。病人可能会表露出担忧，因为这影响了他的驾驶。随着诊断的进行，病人的日常话语可能会被迅速转化和简化为"左侧肱骨外上髁炎"这一医学术语，学生能够理解并解释这一术语，因为他已经通过学习掌握了相关知识。因此，通过积极定位（角色模拟）医生为专家和将病人作为在对立面的"其他人"，学生完成了对自我的身份构建。在一对镜像中，医生是正面的榜样，而病人是"非医学专业人士"，由此学生开始构建自己作为"医生"群体中的一员的身份。

有趣的是，这张图的中心共享面积（区域 A）非常小。除了 A 以外的每个区域都是那些没有说的或者没有分享的内容：学生闭口不谈的事情，医生和病人了解但没有透露给学生的内容，只有学生和医生知道但没有传达给病人的内容，等等。这些区域中的每一个都涉及如何有效地开展医学教育的问题。例如，要达到什么程度病人才会获得图上区域 3"封闭的"专业内容？区域 2 中的医生 - 病人交互或区域 3 中的"经医学方法处理的"医生 - 学生交流是否会使区域 1 中的学生 - 病人交流黯然失色？在没有"其他专家"（医生或医疗专业人员）的情况下，医学生能否处理交互区域 1 中出现的心理动力学上的移情或反移情和对抗或反对抗等问题？

我们所说的"移情"指的是病人对医生说的以及和医生做的不恰当的事情，这是由不为人知的或无意识的自然过程引起的。这些过程曲解了医疗行为，其根源可能是悬而未决的心理沉疴。移情通常是积极的，表现为对医生的过度理想化，歪曲了医生在知识和技能层面存在局限的事实。消极移情涉及将恐惧、憎恨或厌恶非理性投射或转移给医生。

我们所说的"反移情"是指医生将未解决的心理问题"发泄出来"，就像病人将未解决的问题转移给医生一样。积极的反移情会提供一个失真的病人形象，比如理想化病人。消极的反移情则会导致非理性的厌恶、憎恨或恐惧。

如今，专业人员应该期望、理解、管理甚至利用病人的移情。然而，那些心理幼稚或涉世未深的医生，尤其是在缺乏教育和专业督导的情况下，对病人的理解只停留在表面并理想化病人。例如，他们会把负移情解读为个体批评，而不会利用负移情在自己和病人之间创建必要的"空间"，用以防止认同以及在保持专业的距离的同时不丧失温情。这样的医生可能会把病人理想化。他们也可能会通过公开表达厌恶、不信任或操控病人等消极反移情方式反击病人。这种反移情可能是针对一群被理想化的病人。

我们所说的对抗，是指为了帮助病人，医生有意提供真正的医疗建议和医药处方，但病人并不愿意接受。这种对抗是有动机的，而医生可能也清楚这些动机是什么。上述情况可能导致传统上所谓的病人"非依从性"或"依从性降低"，例如病人对处方药物或涉及生活方式建议的抗拒。我们所说的反对抗，是指医生对病人善意的或经过充分研究的建议表现出抵触。这种反对抗可能是由于医生不希望失去在双方关系中的权威或身份地位，或者是在其刻板印象中病人是"笨拙的"或"热衷于政治的"。"对抗和反对抗动态关系往往基于权力（权威）问题、身份问题，特别是性别差异和定位问题（病人在家里的表现通常与在诊室、医院和手术室中不同）。"

这种心理动力学很少作为沟通技巧的核心课程传授给医学生。Thomas和Monaghan（Thomas et al., 2007）在权威的《牛津临床考试和实践技能手册》中将心理动力学称为"仅适用于擅长沟通的、有经验的学生"，这一随意的评论暴露了临床沟通课程中的一个黑洞。我们不会遵循这条路线。如果学生没有"活生生地"暴露在会出现沟通问题的情境之中，例如进行私密临床检查、应付有学习障碍的儿童以及病人、向不同的生活方式、种族和性别的人学习，如果没有经历过这些，他们该如何做好应付未来职业生涯中可能遇见的病人种类的准备呢？

对病人的关心和富有洞察力的回应不仅基于专业能力上的自信，更基于对病人密切的关注和观察：病人说了什么和做了什么，或者叙事投入程度，连同道德情感经历等。这包括对缺失信息的敏感度——那些没有说出口或者可能被隐瞒的事情，抑或是太敏感而不愿透露的信息。对缺失信息敏感似乎是一个矛盾的术语，但它显然不是，因为我们通常会在"事后加以猜测"一个人在日常对话中说了什么。我们像阅读文本一样解读病人，就像在阅读一本小说。正如我们一直在讨论的，文学敏感性实际上是医学专业知识之外的一项有益的附加技能。William Osler 以及后来的医学教育家们一再指出,诊断是从病人的叙述中得出的。我们在本章开头曾引用 Osler 的名言:"只有教科书而没有病人,便不能称其为教学,病人就是最好的老师。"但首先,医生必须密切注意"倾听"病人隐藏的和呈现的信息!

（宋优　译）

第十四章
医学教育的文本、创作和阅读

以病人为文本

一个多世纪以前，William Osler 将病人描述为"文本"和关键工作（Daniel，1986，1990；Leder，1990），但这一概念，对于某些医学教育者来说可能是陌生的，亟待谨慎地解析和探索。乍一看，"文本"这个词似乎是用一种降格或还原化的方式来描述病人的存在，且医生更习惯将病人称为"病例"，并将这个"例子"以各种方式与同事进行分享，例如会诊的时候。病例是文本的形式之一，所以我们不应抵制将病人视作文本的概念，或在讨论、写作时将病人视为文本的实践活动。因为医生在接诊过程中，已经读取了病人的症状、肢体语言或社会背景。尽管医生们读取时不是系统性的，而是本能的，但这种"研读"是一项医生接诊的关键技能，它让医生能够更好地与病人沟通，确保信息准确传达，并最终关系到病情的诊断与治疗。前面我们也已展示了如何从理论角度来"阅读"病人、学生与医疗保健专家之间的教育关系。

如果要以这种方式阅读，我们需要有一个文本。这个文本不必是一本书或者一首诗之类的文字作品（Elkins，2008），而可以是任何可供阅读的人或对象。专家可以通过读取地貌景观，指出自然风光与人造景观之间的差异，或者直接阅览云的类型或风力系统概要图表预测出天气。艺术史学家能够解读一幅画，而天文学家可演绎遥远星河的图像。心理学家可以从交流中的非语言符号推断出一个人的感受，即使真实的感受被外在的言语交流所掩藏；通过视觉观察来开展工作的医生（例如皮肤科、放射科和组织病理学科室）可以轻松分辨不同症状之间的细微差别，并给出诊断或阐释。这些都可被视作通过教育习得的审美或辨别能力,源于丰富的专业知识、强大的灵敏性和悟性。这些行为有时也被称为鉴赏力。阅读病人可以被认为是一种审美行为(Eisner,1979;Barone,2000),其能力或潜力随着经验和专业知识的增加而增加。

如果以病人症状作为文本,我们可能会把医生看作是阅读这种文本的专家,但在接诊过程中,同样重要的还有:医生要反馈给病人已经发现的问题,还有什么问题已经(或者尚未)明确,接下来需要做哪些事情。医生的这一交流反馈随后成为新的文本,此时医生变成了作者。

传统意义上,原创者的身份被赋予了特权。在英国文学研究中,人们曾经以准确地弄清楚作者所说的文本的意思或意图为研究目的。英国文学专业的学生花了大量的时间试图找到单一的、权威的、周全的定义,但基本上是徒劳的。法国文化评论家 Roland Barthes 在一篇题为《作者之死》(1977)的文章中挑战了这一观点,他在文章中宣布了“读者的诞生”。Barthes 认为,文本的意义来源于读者对其的接受和解读。他认为,重点应从文本的作者转移到读者(消费者)身上。

在医患关系中,医生对于病患症状的解读是专业、权威的,但从 Barthes 的理论来看,病人是医生诊断的受众,正是他们给医生的诊断文本赋予了意义。Barthes(1977)认为文本总具有多重含义,因为文本的作者不能与文化和历史背景脱离。再者,“这个多重性只体现在一点上,那就是读者,而不是之前所认为的作者”,因为“文本的统一性不在于它的源头,而在于它的目的。”病人是医生所作文本的读者,只有把重点放在他们身上,我们践行“以病人为中心”的理念时才能有进展。

文本的概念可以扩展到所有的互动关系中,包括书面的、口头的和行为的(非语言的)互动。McGann(1991)认为,任何社会行为、各种社会实践和相关材料或物品(例如计算机、书籍、电话、建筑物、家具和服装)都可以被看作文本。我们已经多次提到,那些自称“课程认知主义者”的人将课程视为文本(Marsh et al.,2003;Pinar,2004)。课程分别是政治、种族、性别、伦理、制度、历史、经济、美学、精神和工具性文本。事实上,它所呈现的多彩世界本身就可以作为文本来阅读。但是,如果任何一样东西都是文本,这难道不会使“文本”这个词本身变得毫无意义吗?答案是否定的,因为我们可以谈论文本的多样性,但更重要的是我们有各种各样的方式来解读这些文本。例如,Kress 和

van Leeuwen(1996)讨论的是"文学和艺术文本",而不是"大众媒体文本",这些文本因语境不同而意义不同。一位社会学家研究流行歌曲的歌词,以衡量其对青少年的影响,他严肃地把大众媒体文本作为一种艺术文本来研究,不过因为该研究文本的语境非常重要。放射科医生和视觉系艺术家对 X 线、CT 扫描或 MRI 扫描图像的解读完全不同。这两种群体联系图案、含义和信息的方法非常不一样(Elkins,2008)。对于放射科医生来说,图像是一篇要阅读的文本,因为它携带的主要是可以帮助诊断疾病的信息。艺术家可能会觉得图像在视觉上很迷人,但它所携带的信息可能是肺肿瘤或其他可怕的病理,而这会涉及"以恐怖为美"这一复杂的伦理和艺术领域。而主要工作为阅览视觉文本的艺术家可以帮助医生以不同视角来解读信息(Bleakley et al., 2003a, b; Bleakley, 2004)。

因此,将任何社会现象作为一种需要解读或解释的文本的说法是合理的。这样的社会文本有多种形式,如小说、科学论文、绘画、涂鸦、皮肤病的瘢痕、听诊听见的声音,或叩诊、触诊中医生的感觉、实习医生(下级医生)的着装规范、手术室的布局、手写的处方,或全科医生给主治医生的转诊信。Culler(2006)将这些广泛潜在的文本称为"超语言学",因为它们超越了传统的文本作为书籍的定义。但是仅简单列举文本的一系列形式并不能让我们深入地理解文本的作用是什么。

Culler 提出,文本本质上具有生产力。它们没有固定的意义,其含义却随着我们的实践而进化发展。因此,病人起初并没有预设的意义,仅仅是一个人出现临床症状,而医生来解读这些症状。但在接下来的第二阶段,文本被解读出来或赋予了意义。重要的是,随着医生和病人的交谈,文本的意义被重新商定或出现新的内容。现在,文本成为一个动态的过程。

Culler(2006)提出文本应具有三种作用:

1. 它显示出一种已存在的现象(例如,在谈话之外),并提出问题:"这种现象是如何产生的?"再者,无论是把病人本身,还是医生对病人的回应看作是文本,都是为了表明病人是医患对话的"生产者"。

2. 使用"文本"一词表明这一现象存疑,有待进一步研究。病人作为文本不是封闭的只能阅读的书籍,医生对病人的回应,也并不如前文所述的:是专断的、毋庸置疑的权威所在,反之,读者(病人)的反应才是临床治疗质量的核心。

3. 文本的读者有义务让内容变得更清楚明了，公开透明。病人需要清楚医生对病症的了解度和是如何做出诊断的；反过来，医生也需要知道，病人是否能明白正在做什么和这么做的原因。

Culler（2006）对自己的观点非常确信："我所谓的'文本'意味所有被称为'真实的''经济的''历史的'社会制度的结构，简而言之，文本是所有可能的指称对象。"不过，就这点上我们还需再仔细思索，因为虽然说文本的定义是显然的，但解读文本是另一件完全不同的事。对医生来说，和 Culler 一样，"文本"是我们可以利用的"最复杂的结构之一"。

让我们回到本章主要关注的问题，即讨论如何将病人作为文本来阅读，并提醒我们自己，我们实际上谈论的是：病人是如何呈现在医务人员面前的——通过一系列复杂的方式，如视觉上观察、口述、病历本、互动，等等。除了研究病人如何将自身以文本的形式呈现的问题，如何理解与医生的互动，我们还应该自问，病人是如何解读医学生这一文本的？如果把病人、医学生和医生的解读相互进行比较和结合，将会如何呢？进一步说，当病人作为读者，来解读医生所创作的文本时，他的作用是什么？病人如何解读医生的文本——医疗诊断和治疗计划呢？

文本的阅读既不直接，也非公开透明。新手皮肤科医生无法像专家那样发现皮肤病灶周围的细微颜色变化。但是专家们可能会对症状中的模糊表现产生争议。法国语言学家 Pecheux（1983）让他的学生们阅读一本政治上中立的经济学教科书。他把学生分成两组，一组学生被告知教科书的观点是左翼的，另一组学生被告知教科书的观点是右翼的，让每个小组都阅读教科书并写评论。他发现两组学生的评论有显著的差异。小组学生读后写出的评论解析，都符合语言学家先前给出的政治架构。这说明无论原作者的意图是什么，读者的阅读总是带有偏见的。所以正如前面所讨论的，长期以来在文学研究中盛行的试图弄清作者意图的想法，现大部分已经被抛弃了。

如果我们喜欢一个文学作品，我们会对作家感到亲近，因此当我们意识到我们永远也无法弄清作者在开始写作这本书或这出戏剧时的意图时，我们会感到失落和沮丧。例如距离莎士比亚的《罗密欧与朱丽叶》写成已经过去了四百多年，沧海桑田，我们怎么可能寻回莎士比亚写《罗密欧与朱丽叶》时的初衷？更重要的是，文本的作者可能也不清楚自己的意图。歧义、悖论和矛盾是写作中不可或缺的部分。这一点对于语言表达尤其明显，无论我们的意图是什么，交流往往并不直接，我们经常是边讲话边构思，随时回顾自己所言，再针对语境和对话的人，发表一些恰当的言论。

学习文学或文化的学生可以通过各种理论视角研究文学文本（例如小说）和文化文本（例如超市播放的背景音乐），例如精神分析、历史批判、解构主义、新批判主义、读者反应批判主义等（Lynn, 1998）。医生阅读病人文本的方式不完全相同，但也有相似之处。比如在听病人叙述经历时，医学已经进入了文学和科学的领域。例如，你可以把一个病人的经历解读为一个人在面对社会的压迫和艰辛生活的不易，在这样的社会结构下，贫富差距大但却偏袒富人。那此时你就正在阅读一种特定体裁的叙事文学，其中有人物、有情节。也许病人是在公立医院就诊而不是到私人诊所，因为病人负担不起私人诊所的医疗费用；并且你很清楚，病人的症状是由与贫穷、经济状况密切相关的饮食和习惯所导致的。

也许，你目睹倾听了一位年轻的厌食症病人自残的故事，而她的故事就真正地刻画在她手臂上的伤痕之中。你也许会想到时尚的潮流给青少年施加了过大的压力；你也许会看到她在从少女蜕变为成熟女性的过程中的挣扎，因为她的暴饮暴食后催吐的恶性循环导致了停经。当你听到她的故事时，你可能会分析得出：年轻女性这么做是为悦己者容，或是遭受了时尚文化的操控。如果你这样想，那么你可能已经开始从错误的角度来解读这个病人了。

你可能会听一个35岁的单身男性谈论他的抑郁症，并寻求解脱。你会发现在这背后，是这个男人被他母亲精神控制，并且无法摆脱她刻薄的批评，所以现在他害怕与女人建立关系。如果是这样的话，你是在通过心理分析解读这个病人。

当一个人变成"病人"，他们的情况被以传统的医学病史的形式记录下来，医学社会学家就称他是被"医学化"的人。这个人已经化为一个病例、一个疾病、一份陈述、一组症状，被物化为手术室名单上的一个数字。虽然以客观的和降格的方式来对待病人，体现了"阅读"病人的方式。然而，简单地将病人作为一个文本，并不足以证明我们更接近"以病人为中心"的概念。要做到这一点，我们还需要发展一种"丰富"和"细致"的阅读，复杂和创新的阅读，最重要的是协作阅读的理念。

这本书中，关于"理论"我们还有很多内容要说。心理分析等观点都是很大的理论体系，他们可以提供信息并赋予意义。文本是呈现，理论是再次解读。当病人说话时,我们会接受文本。在医学上,我们可以称其为病史。但是,至关重要的是我们如何阅读这篇文本,以及通过哪个理论的角度阅读它。仅仅说医生通过科学的手段或通过诊断的技术来阅读病例是不够的。就像Pecheux实验中的两组学生对经济学的文章的解析是可预料的一样,医生在"阅读"病人时,相应也会带有特定的思维模式。所以,医生要能够对反省自身"阅读"病人的方式和价值观,这是非常重要的。我们也已经讨论过呼吁结束医学中以传统的家长主义来解读病人。

Culler(2006)承认任何社会现象都可以作为文本,但同时他也警告说要避免"文学的强制输出",如果那样,阅读小说的人可能会有恃才傲物的优越感或感觉自己有特权地位。我们并不认为医生应该开始研究形而上学的诗歌(除非他们自己愿意),并且也不要期望医生一定会通过寓言或浪漫主义的研究提升从业水平。但是,我们确实认为,医学教育者必须帮助医生去理解文本欣赏中的一些关键思想,以便将其应用于日常医学实践中,这一点很重要。

例如,"诗学"和"释义"之间有一个重要的区别。诗学可以被定义为我们在阅读文本时从美学角度欣赏和回应文本的方式;它实际上是在我们开始理解和解释我们所读之物之前出现的。

然后,我们可以很容易对医学中的美学、工具或技术实践和伦理实践(Bleakley et al.,2006b)提出要求。从根本上看,"美学"意味着"感觉印象",在形式上是增加感官的力量以便更好地区分特征。这是临床判断模式中识别的核心(Bleakley et al.,2003a,b;Bleakley,2004)。医生必须首先要重视病人的陈述,然后再进行解释,这是出于礼貌或对于承受痛苦的病人表示尊重。然后医生必须训练他们的感官以注意这一点。如果皮肤科医生没有先充分关注病人的皮肤状况,他如何解释病人的皮肤表现和症状呢?

探究实践和解释理论的研究领域被称为"诠释学"。我们认为,诠释学是诊断活动的核心,在这一活动中,病人作为文本被"阅读",并随后被解释。Daniel(1986,1990)提醒我们,将病人作为文本阅读往往会唤起二次阅读,比如体检、X线或其他图像的结果。当病人获得"记录"(病历)时,这本身就成为一个复杂的用于分析和解释的文本。正如Pecheux的学生以不同的方式阅读同样的文本一样,来自不同医学领域的医生也会以固有的专业眼光阅读病人的记录。事实上,Lorelei Lingard(Lingard et al.,2004)已经表明,转诊信的文本修辞特征反映了专家兴趣所在,这些写转诊信的医生会试图说服接诊医生接受他们所表达的观点。在医学元素被剔除以后,推测病人的记录可能是由病人或家庭成员或密友写的,这是很有趣的。当然,这些记录在科学上可能是毫无意义的,但在存在主义上有巨大的意义。

医学上常见的更广泛的修辞策略来源于两方面,一方面从应用于个体病人的实用知识角度出发,另一方面则从循证框架的角度出发,医生往往通过这两个方面的策略形成了医生所做的解释。Hunter(1991)将医学界文本的"特有风格"定义为一种侦探事件——将侦探故事中的暗示和线索组合在一起。侦探小说的作者 Arthur Conan Doyle 最开始是一名医生。医学文本的特有风格是一种特殊的科学,因为它不是基于普遍的定律,而是受高情境或特定语境约束的专业知识;换句话说,关注的焦点是这个病人,而不是所有人。

Leder(1990)将整体病人文本分成了四种类型:体验文本、叙事文本、体检文本和工具文本。体验文本始于病人最初是如何陈述自己的症状的。例如,病人是否清楚这些症状?病人怎么解释症状的出现(病因或诱因)?病人来看医生之前,采取了哪些措施来缓解症状?Leder(1990)引用"诠释学不完整"这一概念,即这个人不能完全理解正在发生的事情,也不能完成诠释学的循环。此时,这个人寻求医疗帮助,成为病人,于是叙事文本或临床病史开始成形。现在该文本由病人来叙述,但也受医生干预影响。此时,医生按照标准文本惯例,将文本转写为医疗案例。

体检文本是医生对病人身体的即时阅读。一般来说,医生有诠释文本的责任。但在这里,医生或医学生可以很容易地参与和指导病人,反过来病人也可以参与和指导,这就产生了协作阅读。最后,"工具文本"通过诊断实验和影像技术丰富了体检文本的内容。医生和病人都是作者和读者,这让我们回归了本章开头的观点。

我们在上一章中开发的诠释学模型是将病人、医学生和医学教育者置于不同强度的三角关系之中,并理想化地嵌入跨专业的团队背景——专业的互补增加了共同或协作阅读的可能性,同时也更容易发现文本中内容的缺失或空白。正如我们从火车步入站台时,必须"注意两者间的空隙"一样,同理,在多种阅读或解释之间(或者两者横跨)的多处空白也是需要我们注意的地方,新的知识正是从此处诞生。意见的分歧(特别在专家或专科医生之间的分歧)引发了有价值的争论,新见地总浮现于差异之中。积极的教育策略是从这些分歧中产生新的观点和创造新的知识,而不是让意见的分歧恶化为言辞尖刻的争执。

反对将病人描述为文本的主要论据是,文本是不会变化的,例如书籍,而病人则呈现出结构不良的、动态的变化。然而,我们对文本构成的广义看法也要求文本是动态的和基于事实的,文本对各种阅读方式都开放,所以阅读本身也是动态的。为了追求文本是因时而变的理念也要求读者动态地阅读,回想 Culler(2006)的观点,首先,文本是有生产力的。换句话说,把病人当成文本阅读并不会导致停滞的静态诊断或封闭的含义。相反,它为持续对话开辟了可能性。

这个理论行得通,因为随着时间的推移医生会不断了解病人,就如在社区医疗实践中,医患关系总在每次就诊时丰富、再生,具有新的意义。Culler(2006)说文本呈现出一种正在发展的现象,读者不仅要了解文本,还必须了解文本的生产方式及其生产轨迹(这个症状是怎样产生的;在这个人当下的生活环境下,将会导致什么后果)。一个文本也标志着一个现象是有问题的,需要解释。阅读文本要求读者的方法或分析过程是明确的,因为分析过程必然会影响正在进行的(必然是不稳定的)文本。一个文本仍可能有多种阅读的结果,尽管大家对文本主旨能够达成一致,但有时作者本身都不清楚自己的意图。文本的意义来自读者的反应与作者的初次解读进行比较和对比。文本性是一种合作或共同的风险,那些被认为是理所当然的、自然的、最明显的、习惯的和透明的内容,是对精读最开放的内容。最后,协作阅读文本产生特性——例如,一类特定的医生和特定的病人。

阅读病人的文本类型:总结模型

我们已经接受了 Culler 的(2006)的挑战,即文本工作可以向"广义领域"开放。通过将以病人为中心的研究重新定义为一种文本干预,我们强化了基于叙事的医学观点,即病人的呈现是文学作品、叙事和戏剧情节。因此,尽管必须以科学的眼光看待问题,但它并不足以支撑"以病人为中心"的实践。我们也认识到,医学生不是在研究文学主体,而是研究病痛之躯,我们的呼吁是让知识渊博的医学教育者,将跨学科研究的细节和想法转化为医学实践,例如仔细阅读病人,倾听病人叙述中更广阔的含义,这些超出了医疗病例的构成要素。

在这一点上，我们将以图形的方式总结我们的模型（图 14-1）。例如，病人是文本，同时也是医生诊断的读者和解释者，而医学生是第二读者和解释者，协作阅读随之产生。这是一个互文性文本（Orr，2003），两个（或更多）阅读相遇并产生一个进一步的立场。这种情况发生在各种环境或地点，包括物质的（如临床环境、病人的家庭环境、社区环境、护理环境、学校环境等）和社会心理的（病人和学生的生活）。我们会问：病史是在什么情况下发生的？我们对病人的生活环境了解多少？对医生有什么影响？

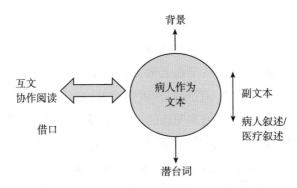

图 14-1　就诊中文本的各个方面

伴随着文本的是各种潜台词和副文本。这些在医疗事故中通常是缺失的，但却是造成医疗事故发生的重要原因。它们是迫切需要解决的交流中的问题，包括接诊时的沉默、不坦率和误导。例如，潜台词可能是病人对医生有偏见，反之亦然；或者病人有一种根深蒂固的信念，即只有用药才能"治疗"，医生接诊的重要性次于顺势医疗法。病人就医时会有一个借口，这些借口通常是基于症状提出的对医疗护理的合理要求，但这些借口可能是含糊不清、令人困惑的。例如病人会向全科医生陈述一些非特异性的身心症状，或者他们只简单地说"感到不适"，或感到非常笼统的、模糊的抑郁或焦虑。最后，就诊过程现在经常被转换成超文本，因为病人再来就诊时，通常早已"心里有数"——在网上查到的不论好坏的信息。

文本不是答案，而是问题

虽然将病人描述为要阅读的文本在医学教育中变得越来越普遍，但这对病人是否公平呢？例如，它是否降低、物化了病人，使病人脱离了"人"的身份？我们并不这么认为，事实上，我们的观点恰恰相反。如果病人是文本，那么医生、学生或其他医疗保健从业者作为读者为了获得最佳理解，他们的仔细阅读是非常必要的。正如当代文学理论所指出的，文本总是大于其作者和读者。这意味着总是有一些文本内容仍然无法解释，文本总是处于在写作和重写的过程中。医学生或医生这些读者需要忍受一定的不确定性，包括一定程度的"未知"。然后，学生们必须培养诗人 John Keats（他自己曾是医学生）所说的"消极能力"（2004），他们必须学会克制住自己完全掌握文本的渴望，并学会忍受无法弄清一切的模糊性的存在。

文学理论家认为文本有自己的生命。当我们将病人视为文本时，这一陈述就显得非常正确，因为它从字面上来说，就是正确的。但文本本身也有生命力。也就是说，文学文本不仅仅是作者向读者传达信息或故事的一种手段。阅读一本书的方式不是单一的和明确的，每个读者都能从中找到不同的东西。不仅如此，意义也随着时间的推移而改变。因此，无论我们多么努力，我们都不再能够像我们小时候阅读《小熊维尼》一样来阅读其他文本，也不再像它1926 年发行时第一批读者那样来读它。这样，我们可以看到读者在创造意义方面发挥着积极的作用。他们和作者"合作"使文本产生了新的意义。

虽然严谨的批判性阅读是文本合作过程的一部分，曾经的心理分析家Macherey（2006）随后将注意力转移到文学上，他的观点更为深刻。他建议心理分析法可以为精读提供信息。由于文本不是直接为自己说话，而是需要读者协作来产生其意义，因此不能将其理解为透明的。通过这种方式，文本可以就某些缺陷的部分进行阅读，如他们无意识回避、错过、压抑、否认、保持沉默，或者在他们声称提供合理的论点或理由的同时，内心感到自相矛盾。文学文本是意识形态生产网络的一部分，并通过其修辞手段促进意识形态生产。同时，通过仔细阅读，该文本揭示了该意识形态内的矛盾、不一致、局限和缺失。因此，一个文本可能违背其表面上的意图。

Terry Eagleton（在他 2006 年对 Macherey 的前言中）提供了一个有力的比喻，可以更好地理解 Macherey 的作品中这一方面的内容：他说，文本声称透明和统一的地方，就像一幅整齐的刺绣挂毯……里面没有一根线走错了地方。然而，当我们把挂毯翻过来（揭示文本中的矛盾、沉默、空白和局限）时，我们就暴露了编织过程中杂乱无章的针脚，恰如我们揭示文本中的矛盾、沉默、空白和局限。这是我们较早时用来描述医学教育的两个面孔的隐喻,即外在稳定和发展,但掩盖了目前尚未形成和尚未实现的潜力。

大多数临床医生阅读这种关于文本本质的观点后,将能够立即看到病人如何像一本书。通过仔细阅读病人,医生试图与病人合作以了解病人的情况,但这些情况往往是变化的、矛盾的和不清楚的。且还有很多未说和未知的。当我们考虑病人如何被标记为"不服从"时,这一点是很重要的。如果医生表现得好像病人是透明的,问题就会出现。一旦发生这种情况,医生很容易会过早结束阅读病人,同时合作意义的不确定性也会消失。但是,当我们匆忙地对病人或文本做出结论时,我们正在做的只是复制我们已经知道的东西,而不是努力产生新的知识,这些知识通常隐藏在对特定的环境、特定的人物的症状的解析中。医学生需要在这些领域发展专业能力,这对当前个人应以病人为中心的共享和分布式实践的观念提出挑战。我们需要发展 Virno(2004)所谓的"大众的语法"。

基于问题的学习还是基于病人的学习?

正如我们前面提到的,Hunter(1991)认为医生对诊断的关注类似于侦探故事的一个分支;得到正确的诊断既是必要的,也是令人满意的。医生把重点放在临床诊断上,这并不奇怪,事实上也是完全正确的。这样的关注重点也在全球的医学院校体现出来。其"症状"是,以问题为本的学习方式是理性的和系统的,是基于结果和证据的,并且这样的学习方式广为传播和接受,也有很多充分的理由说明为什么应当这样做。从医学角度来看,这种形式的病例研究为诊断提供了必要的焦点。

然而,正如我们所指出的,如果接诊过程中,权力的天平倾向医生而不是病人,那么执业医生可能会过于专注于消除不确定性导致矫枉过正,而不能很好地纠正病人的无知。医学生很快接受了这种社会化的典型案例,并可能无意中模仿和延续了带教医生的态度。于是,医学教育面临着一个挑战:学生如何与病人共同产生满足学习临床推理需求的知识,同时更明确,病人为自身文本的作者和共同创造者?

我们认为,将医学教育集中于病人和学生的对话,由医生作为专家支持,为合作产生知识提供了最佳条件。在这种环境下,学生能够以一种更整体的方式,在临床叙述的背景下,将病人解读为文本。应用这一论点,基于"问题"的学习课程可能成为基于"病人"的学习课程。学生同时学习从临床和通俗的角度解读病人的叙述,也在作者和读者的立场之间转换:病人、家庭成员、护理人员、医生,等等,目的是共同产生复合和复杂的叙述文本。学生不再只通过与行业前辈的联系来认可自己的医生身份。角色建立的方式让医学生在病人的面前有了身份认知,早期持续接触病人为加速隐性知识(连笔字的书写和识别、潜移默化)的形成提供了基础,作为临床专业知识的基础(Dornan et al., 2006)。

三元模型价值的证据

我们已经为医学教育的三元模型开发了一个严格的理论框架——包括医学生和病人之间的密集和伦理上的敏感接触,在这种接触中,病人作为文本,建立了合作阅读。Tim Dornan(现任马斯特里赫特大学教授)和在曼彻斯特大学医学院(英国)的同事(Ashley et al., 2009)在曼彻斯特大学医学院(英国)已经独立开发和经验测试了一个具有相同基本架构的三元模型,我们已经能够通过比较模型来获得互惠互利。这种模式成功的关键是专家医生 - 教育工作者的角色,他们可以向学生(和病人)简要介绍情况,发起接触,但随后在病人与医学生相遇期间发挥支持、促进和澄清的作用,并在病人就诊后的讨论中发挥有组织的教育角色,并听取情况汇报。

在汇报中,复杂的问题被揭示出来,比如接诊的"缺席"因素(什么漏说了,什么是心照不宣的,在结束时什么作为"炸弹"抛出,暗示了什么,哪里有不够直接或误导的地方,哪里有模拟和掩饰,等等)。正如我们已经指出的那样,这种促进作用很容易被扭曲或滥用,在这种情况下,资深的医学教育者掌管着医学接诊的缰绳,实际上剥夺了学生学习的经历。

一项研究(Ashley et al., 2009)为三元模型的价值提供了良好的证据,在这种模型中,学生、病人和辅助的支持性临床指导老师组合工作。数据表明,该模型为医学生提供了有效的学习体验,并满足了病人的需求,这位老师扮演了一个监督者和教育者的角色,可以塑造一个更具有支持和促进作用的环境。这项研究旨在优化门诊(门诊和全科)接诊中的学习。经过 25 次三元模型接诊后,研究人员分别采访了病人和三年级的医学生。在最有效的、学习成果最大化的例子中，"医生通过将病人相互定位，为他们互动创造条件；促进和规范话语，帮助学生完成实际的任务，并在接诊后听取他们的汇报，从而促进了病人和学生的共同责任感，促进了他们的参与水平。"然而，仍然会存在医科的学生担心自己表现不佳，或缺乏知识和技能，病人也会表现出被动、恭敬的角色。作者指出重要的是："接诊的教育价值取决于医生促进学生和病人之间有效互动的能力。"

同样，学习三元模型的成功取决于监督医生（教育者）表现出一系列的干预技能，这些技能塑造得非常微妙，例如，帮助医学生完成实际任务时，知道何时不干预，何时简单地支持或澄清，以及何时干预。因此，医生的角色现在被重新定义为一个领导者，帮助病人和学生找到有效地相互联系的方法，而不是传达主题。最有效率的老师将学生面对病人感到自己能力不足的恐惧变成了积极参与（Ashley et al.，2009）。

在三年级结束时，尽管学生已经有了这样"成熟"的经验，经历了一些基于工作的实习，但必须注意的是他们仍然是医学实践的新手。还有一点需要注意的是，有学者（Ashley et al.，2009）将"以客户为中心的临床教育"描述为一个"复杂的适应性系统"，在这本书中呼应了我们对复杂性观点的强调。这个复杂系统的一部分是学生的工作场所，学习经历与他们大学课堂经历的关系。Ligand 和同事（Ligand et al.，2003a）在实习案例演示中描述了"学校"和"工作场所"之间的"体裁张力"，在这种情况下，教导学生在学校环境中以正式和传统的方式进行陈述，可能与工作场所案例演示的期望相冲突。在学校环境中的学生希望能够不受干扰地进行演示，在工作环境中，教师期望以打断和提问来建立专业对话。学生必须学会容忍各种各样的案例展示。

从身份、场所和权力这三个方面来看，权力现在被允许从系统中产生，而不是被施加为权威，有时是出于强迫性的控制欲望。身份被重新塑造，病人作为文本，学生作为病人的协作读者获得信心；病人也能获得信心，因为作为主要作者和读者的监督的医生（教育者）学会抑制他们训练有素的塑造、控制和解释的冲动，以便更好地提供支持、当场指导和控制干预时间。教育的重点从角色建模转向学习相互关系的潜力。上述的 Ashley 等人的重要研究成果（2009）促进了 Lave 和 Wenger（1991）模式的价值，即学生真实参与以工作为基础的社区实践，并增加了结构化学习经验（简短、支持的活动或汇报）的教育价值。但作者没有注意到，实际需要实证研究的，不是"存在"的三元关系（病人、医学生和监督医生展示的三重关系），而是"缺席"的三元关系（无声的话语如何微妙地塑造和影响就诊过程）。

我们鼓励研究人员通过近距离研究就诊录像来绘制缺席事件的影响图。回到我们引用的关于 Terry Eagleton 在文本上的工作的隐喻，如果病人叙述和医学叙述交织产生一个挂毯，可以引诱研究人员相信他们在追踪时对就诊过程具有连贯的了解，因为他们跟踪了这个挂毯的制作，有时解开了一部分编织。但当我们把挂毯翻过来，露出一团乱麻时，这样的研究会是什么呢？

我们不应该对这些问题感到沮丧，而应该把这些问题作为加深理解的必要挑战，研究就诊过程的习惯方法包括如角色建模、人格问题、非反思性地使用"同理心"和"关系"这种描述语言作为工具或技能培训问题，我们要理解这些习惯方法都不稳定，从而需要打开新的观点。如 Jullien（2007）在一本比较"欧洲"和中国传统思维习惯的书中建议，除非我们质疑接受智慧，"当我们拔断网络时，我们什么也没有发现，只有我们已经熟悉的、已知的想法。"

（陈瑜　译）

第十五章
医学教育研究的不足、轨迹与断层

站在十字路口的医学教育研究

Lough(2005)在其于《英国医学杂志》上发表的《教育者在说什么》一文中,对一篇刊载在《柳叶刀》上的"少有的关于医学教育的社论"表达了自己的看法(这篇社论我们在第一章也提到过)。这篇由 Davis 和 Ponnamperuma 撰写的社论表明:医学教育研究已经站在了十字路口上,并努力争取获得外界的认可。Lough 在总结医学教育研究这种摇摇欲坠的境地时指出:医学教育研究由于长期无法获得充足的资金资助,形成了一种损人利己、恶性竞争式的文化,需要我们颠覆这种研究现状。他认为,需要抛弃单个的研究,用多中心合作研究取而代之,从而构建产生质变的研究。此外,医学院校应该推行最佳循证的医学教育项目,否则,医学教育研究的结果只会陷入实践真空中,对于病人没有任何益处。另外,医学教育研究者长期需要接受各种医学项目的教育,以提高其在本领域的技能和认识。重要的是研究人员要认识到,医学教育研究的进步,是通过合作来实现,而不是大幅增加对资源的竞争来实现的。我们在医学教育研究发展的轨迹中,得到了重要的启发:随着该领域竞争日益激烈,研究得到资助越来越难,但是研究一旦得到资助,因其过程能促进合作,就能在医学教育中发挥着民主化的作用。

我们已经论证过,医学教育可以通过将垂直的等级关系转化为水平的合作关系,通过将单向的独白转化为双向的对话,来实现医学实践的民主化。反过来,医学教育研究可以通过改变其原有的基于逸闻和观点的潜在的、压迫性的、习惯的研究实践结构,将研究视为基于循证的实践活动,来实现医学教育的民主化。这种民主实践很大程度上是从医学实践中浮现的一种选举式或参与式民主。而医学教育研究在此类实践中起到了民主监督的作用。在这两种民主实践中，都出现了十分适应该民主环境的领导层，因而代议制民主随之产生。最后，潜在的合作研究机会更是在此基础上增加了一层民主化的力量。

亚里士多德在他的《诗学》中描述了一种情况："情况的突然反转快速将一系列的常规事件组合，从而变成故事"（Bruner，2002）。这种变化可能是颠覆现状的"转折"，也可能会将医学教育研究带入"困境"。医学教育研究就处在这种变化的关键时刻，变化固然令人不安但又不免让人期待随之而来的好处。在这个时刻，一个新的、引人入胜的故事即将展开。而我们选择了这条路，意味着我们将面临更严峻的挑战。可以说迄今为止，医学教育研究提供的多是乏味的系列常规事件，没有太多趣味的故事，也上不了头条新闻。医学教育研究的领头羊们正在呼吁通过三种方式来改变这种情况，分别是增强研究的严谨性、系统性和计划性。

第一，就严谨性而言，他们呼吁，提高科学的和叙事性的医学教育研究的设计质量，从局部的、描述性的研究向多中心的、协作的和精心设计的研究转变。尽管定性研究仍然在医学教育中占有一席之地，但正如我们在本章通篇提到的那样，这类研究的设计和执行都很糟糕，因其很少关注理论支撑或理论成果。在医学教育叙述性研究领域，一个典型例子就是：研究公然忽略基本概念，例如，"思考故事"（thinking about a story）和"用故事思维思考"（thinking with a story）之间的区别（Bleakley，2005）。此外，当前医学教育研究在研究设计方面尤其薄弱。我们常常看到已发表的文章对已有研究的不足进行追溯性审查，而当审查涉及定性研究的时候，结果往往显示出此类研究严重缺乏研究计划和研究设计。

第二，医学教育研究往往是非系统的。更准确地说，它们往往是零散的、孤立的、与之前的工作无关的。当前，研究需要建立在先前研究的基础上，实现的方式有两种，一是通过重复已有研究来拓展其研究的范围，二是通过文献的荟萃分析。

第三，医学教育研究往往是非计划性的、局部性的、特异的，尽管这些研究结果对于当时的情况来说非常令人兴奋，但这些结果往往缺乏外推性。医学教育研究迫切地需要更大的、相互协作的研究项目。而这些项目应增加研究的专业知识和项目参与者的数量规模。

在本章中，我们将回顾如何解决医学教育研究中普遍存在的问题。我们刚刚概述过这些问题。同时，我们也将考虑此类研究的历史发展轨迹和断层问题。"轨迹"，就是指发展的路线，例如研究设计逐渐变得更精密复杂。"断层"，指的是研究进行方式和理论化方式的突然和深刻的改变。它是医学教育更大范式转变的一部分。我们的目标不是提供一个入门读物（相关领域充斥着此类的出版物，例如，通识教育研究领域），告知初学者如何在该领域做研究，而是提供一个对于本领域健康状况的诊断性的、批判性的概述。和之前一样，我们把医学教育当作是我们的病人，它受到诊断、病症描述和可能的病症管理策略的影响。这一次，我们将诊断的目光投向医学教育研究这一复杂的主体。

Cook 等人（2008）代表了一种评论家的典型观点，那些评论家认为医学教育研究界缺乏其特有的本领域专业知识（并且在研究文化方面还落后于其他科学界）。他们怀疑，当前缺乏"科学方法"的医学教育研究是否能真正地指导实践并且"推进科学进步"。假设医学教育研究应该是科学的（这个观点有争议，我们稍后讨论）。在制定"医学教育研究目的分类框架"时，Cook 等人（2008）指出：不像其他的科学界，医学教育研究文化未能遵循最基本的理论开发和预测原则，未能遵循维持研究循环的基本原则，即新研究应构建于先前的、可靠的研究结果之上。简而言之，他们认为现有医学教育研究未能将研究系统化，并建议该领域若想在研究方面进步，就得从证据力弱的"描述性研究"转向证据力强的"论证性研究"和"澄清性研究"，以建立"最佳循证"的研究实践文化。

描述性研究还停留在观察阶段，没有在研究组之间进行比较。论证性研究的设计要更加严格，在其中，一种方法或者教育干预方式会与另外一种进行比较从而回答"这有用么？"这一问题。尽管论证性研究设计可能用到随机对照试验方法，但其不能构建模型或者进行预测，因此其应用范围有限。相比之下，澄清性研究采用的方法更为科学严格，并通过具有目的性的循环进行：处于观察阶段时，在先前的研究的基础上构建模型，开发预测模型，测试预测模型，修订模型然后回到第一步开始新的循环。Cook 等人（2008）对2003—2004 年间六种医学教育期刊进行了调查，结果表明：在总量为 185 份的实验研究中，72% 是论证性研究，16% 是描述性研究，仅有 12% 是澄清性研究。此外,澄清性研究绝大多数集中在一个研究领域,即评估方法的评价这一领域。

早在 Cook、Bordage 和 Schmidt 文章发表的 10 年前(Bligh et al., 1999;Prideaux et al., 2002),呼吁医学教育研究更为精细化的声音,尤其是呼吁使用理论和概念框架的声音就已经出现了。如此一来,我们就很容易感受到,当面对整个领域的文化惰性时,这些关键的、经验丰富的研究者深深的挫败感,以及他们为什么倾向于用隐喻的方式表达紧迫感和危机感。在接下来的部分,我们将探讨造成医学教育研究文化滞后的一些原因,例如:临床研究人员中缺乏掌握最新专业研究知识的团体;多中心项目缺乏进展(通常是由于资金短缺);以及具有研究专业知识的学术界和临床界之间关系紧张,因为临床界研究项目聚焦于实际应用与病人利益而不是学术。

在本章中,我们呼吁采用科学的方法进行更严谨的实验研究设计,但与之相悖的是,医学教育文化中一些最有趣的见解来自描述性的、推测性的研究,而它们采用的却是定性研究方法,例如:基于专家小组讨论的主题分析。因此,医学教育研究的未来发展最好不要拘泥于科学方法和人文方法的相对优点(通常表现为定量或者定性两个分支)。相反,重点应该是要提高研究的严谨性,并通过混合研究方法制定更具系统性的、计划性的研究。

Jason(2000)认为:最佳循证医学教育的建立,也就是"值得信赖的研究发现开始取代个人意见,成为医疗专业人员教育者的决策基础",这一过程早应完成。他的"早应完成"这一词的使用和我们之前提及的"紧迫感"这一主题相呼应。好像医学教育界早已做好准备从青春期一跃进入成年期。然而,Jason 使用的"值得信赖的"一词的意义却模棱两可。当一个人一旦进入研究设计的迷宫中,他会发现对于什么构成了证据的"有效性"(Scheurich, 1997)以及什么构成了"证据"本身这些概念问题的解释颇具争议。对于什么构成了证据这一问题一直争论不休,因而决定什么可以被视为最佳证据也绝非易事。有的时候,证据不一定是由客观数据提供的,而是由一个好故事提供的(Bleakley, 2005)。

在临床试验中,我们认为最佳证据来自随机对照试验设计这一"黄金标准",结果却发现,这种试验有时也存在一定的缺陷,比如,某些试验倾向于男性样本,存在性别偏倚。对于那些想要扎根于医学教育研究领域的临床研究者,Norman(2003)提醒他们:随机对照试验方法实际上并不适用于教育研究。教育研究干预的领域过于复杂，而且由于因变量极度的不稳定性（矛盾的是，这些因变量之间又相互依赖），因而控制这些因变量所带来的收益不明。Norman 以挑衅的口吻指出，随机对照试验同样会产生令人困惑和没有价值的结果。最重要的是，此类干预（用于医学教育研究领域）测量的效果可能微乎其微。Norman 提倡通过一系列"小的、严格控制的、在许多实验室都可进行的、经过多次重复的、干预因素有系统变化的、受研究过程中各种理论驱动进行的"研究来积累知识。这是一个明显的研究系统化的例子；但这仍然将研究置于实验室中，而非医生的实际工作场所。反过来，这也会导致研究结果存在转移性和推广性不足的问题。

这样的研究同样容易受特定"过程理论"偏倚的驱使。举个例子，在临床推理实验室中进行的受严格控制的研究，其特点是专注于研究个体认知（由建构主义理论支持），而不考虑团体认知或者分布式认知（由自身认知理论支持），且未能研究理论之外的认知。尽管研究本身可能是完美无瑕的，但是其对于实际工作中临床推理的描述必然是有缺陷的。

医学教育研究的起源

尽管一个世纪以来，Flexner 报告（1910）被赞誉为医学教育的里程碑，但直到半个世纪前，医学教育研究领域才迎来属于其可以被称为里程碑式的研究。Norman（2002）谈到："医学教育研究专业始于 30 年前纽约布法罗大学医学院的一小部分临床医师和教育研究者。"实际上，Miller 的专家小组第一次集会于 1956 年在布法罗召开，那都是 20 世纪 50 年代的事了。他们当时提出的方法论和教育上的内容在许多方面放在今天仍然同样新颖而有趣，这提醒我们必须在这个领域保留一种历史感及传承感。

而对于历史视角的价值，我们将会在之后讲述的两位 Miller（George 和 Henry）的故事中阐明。这些陈述都是具有里程碑意义的，都是对医学教育进行不断反思的典范，都认为医学教育的一端是"研究"，另一端是"学问"。George Miller 的"教育学中的冒险"于 1956 年发表于《美国医学会杂志》上，而 Henry Miller（时任英国纽卡斯尔大学医学院院长）的"疾病与健康：一个英国医生的医学观"于 1967 年发表在英国文学杂志《邂逅》上（这个杂志面向有文化的普通读者）。

　　我们通篇都在强调历史视角，意在提醒读者：这种视角在医学教育研究中被忽略了，非常可悲！但值得注意的是，这当中也有一些特例，例如，Hodges（2005）关于医学教育中的"范式战争"研究［该词由 Bligh（2003）首次引入医学教育研究中］。在一篇发表在半个世纪前并于 1998 年再版的文章中，Hughes（1955，1998）用一种人类学的视角看待医学教育。在该文章中，Hughes 谈到怎样将医学教育看作一个医务工作者身份构建的过程，而不是将其看成简单的知识和技能的积累过程。此外，还有一句惊人的话语："有些人质疑让学生使用尸体学习解剖学这一历史悠久的习俗，质疑为什么不是让学生从活人的演示中学习解剖学"（1955）。最近 McLachlan 和他的同事们详尽阐述了这个话题（McLachlan et al.，2004），然而，McLachlan 及其同事们并没有提及 Hughes 的话语，他们称"在世界各地，接触尸体被认为是学习解剖学必不可少的环节。少有声音反对这些主张……几乎所有先前的关于此主题的论文都下结论认为尸体的使用对医学学习至关重要。"我们在此需要再次强调，历史视角是非常重要的（即拥有远见）。Hughes 早在 20 世纪 50 年代就发出了反对的声音。尽管，医学教育研究文化还很年轻，它历史中的一部分已经被侵蚀掉，或者已经排除在现有研究之外了。

　　回到我们的两个 Miller 的故事——George Miller 于 1956 年发表的文章涉及定性数据搜集和分析，并且有理论上的审慎思考，显然是学术性的；与此同时，Henry Miller 于 1967 年发表的文章是新闻性的，尽管非常优秀，但是借鉴的论点没有出处，提出的断言没有证据。举例来说，Miller 认为英国正在遭受医疗"人才流失"到北美地区的困境。Sennet（2008）在讨论 21 世纪初期英国的国家卫生服务状况时提到，自第二次世界大战之后，"少有"医生"为了美国更高薪的工作离开英国"，这与 Henry Miller 的观点恰恰相反。实际上，两者都没有提供佐证他们断言的证据，因而我们只能把他们的话当作趣闻看待。Henry Miller 的文章肯定不能被称为是一项研究，它更像是一种有见地的见解——一个好的故事，但这不妨碍它仍然具有巨大的价值和洞察力。Miller（1967）实际上是循证医学的早期拥护者。在这篇存在质疑的文章中，他说道，需要通过"对照试验评估"的方法来研究医学的"传统信念"。

　　George Miller 于 1956 年发表的那篇以美国人为研究对象的文章，如今我们再回顾就能理解其中的一些特质了。举例来说，Miller 所描述的医学教育文化是男性主导的——他的研究团队成员都是男性且提出的问题都是基于男性的口吻。但是，在该研究中，性别不被认为是问题。当这篇文章在 1999 年于《健康教育》杂志重新发表时，该杂志的编辑评论道："尽管这篇文章颇具口语化的句子结构和独有的男性视角都表明了这文篇章首次出版时的时代气息，但是请尝试忽略这些因素，仔细思考 Geoge Miller 对于医学培训过程的批判是否适用于你工作的环境。"（Jason，1999）编辑说道，你会发现 Miller 的言论非常具有当代性。

George Miller 的研究方法，是典型的那个时代的近似或者已经成为标准的做法：召集一组专家进行 20 小时的非结构化讨论。一个教育学专家用笔记记录，将这些讨论内容整合到一起并分析出其凸显的主题。当时讨论出来的重要主题，现在看来也是非常现代的，即教学可能对学习产生反效果，所以必须要给学习者提供支持自主性学习的环境。

我们需要牢记那些关键的研究者的呼吁，即由于循证文化的建立，医学教育研究需更加深入和严谨；同样的，我们也应该重视学术和专家的意见。实际上，讽刺的是，20 世纪 50 年代诞生于 George Miller 研究中的医学教育正是基于专家小组意见方法得到的。我们很难说这种方法是科学的，因为这仅是一位教育学家在非结构式的头脑风暴环节中对所记的笔记进行的主题分析行为。我们稍后将讨论一些关于当代医学教育研究状况的最有趣的专题概述，比如 Regehr（2004）的研究，同样是基于征求专家意见，遵循 Miller 广泛的非结构化方法，然而，他收益颇多。Regehr 将直接的声音作为数据，通过电话采访进行录音，开展对话，并对此进行主题分析。

同样，专家丰富的学术知识储备可以产出有价值的见解，因为它迫使读者必须秉持批判的态度，就像他们在阅读好的新闻和文学作品时一样。我们有时会忘记一件事，那就是"研究"即使声称其具有坚实的实证主义基础和客观性，但仍然是文章作者和期刊读者的一种复杂的对话。Henry Miller 的观点性文章提醒我们，从历史上看，医学和医学教育与更广泛的政治决策息息相关（这点虽然令人惊讶，但又让人感觉颇为熟悉）。

Henry Miller 的文章提出了许多与当前医疗工作直接相关的问题。第一，在做出有关医学和医学教育的重大决策时，关注点通常在于解决经济问题而不是医疗健康问题（例如，管理机构越来越多地促使医生精通卫生经济学的知识，并让他们积极参与到关于资源限制和卫生保健资源分配公平性的讨论中）。第二，医疗保健与物质环境有关，因此必然涉及建筑师和规划师。第三，

医学教育和医学人员配备与更广泛的问题密切相关。第四，在 Henry Miller
发表文章的时代（1967），人们认为 Flexner 式的革命从未发生过。这仅仅是因
为在医学教育中根本没有足够的投资来实施 Flexner 议程中的全部内容。第
五，英国的研究生教育组织不力且缺乏皇家学院的支持（2008 年 Tooke 报告
中，关于"医疗职业现代化"的部分表明此为周期性问题，并指出"现代化"尚
未解决研究生教育中历史性、结构性的问题）。第六，健康服务领域的高额资
助使得医学和医学教育研究都存在非常严重的资助不足，导致人才流失到了
北美地区。第七，全科医学衰落。在未来新兴技术驱动下的医学中，全科医
生不确定其所处地位且迫切地需要身份重组。第八，一组流行的观点悖论，即
我们对"疾病"知之甚多，却几乎对"健康"一无所知。最后，第九，医学教育
必须让基础科学家（及其研究领域）、医生、医学生之间采取更多的合作，从而
发展特定领域（例如"专业领域的……学术团体"）。最后一点是我们下面讨论
的学术界和临床界持续紧张关系的核心，即学术界和临床界在医学教育研究
的目标是什么这一问题上的需求和视角差异。

Henry Miller 的文章包含四项核心思想，仍在 40 年后的今天的议程上：

（1）全科医学应该被安置在普通的"医疗中心"中（当时因为"资金匮乏"
而失败）。

（2）在城市中应发展"综合诊室"。

（3）医学本科生的教育，毫无疑问，可以被提升，尤其可以通过消除临床
前阶段和临床阶段间的清晰界定来提升。

（4）医师（住院医生）"仅仅是高度专业团队的一个成员而已……我们（医
师）除非作为医疗团队的一员，否则一文不值，而在这样的一个团队中工作就
像是在管弦乐队中演奏乐器一样，兴奋且值得。"

Miller 对不够科学的精神病学方法的抨击表明，其对精神病学存在些
许的偏见（请记住，其作品写于 1967 年，在当时，受 Frantz Fanon 和 Michel
Foucault 启发，并由 Thomas Szasz、Ronald Laing、David Cooper、Gregory
Bateson、Felix Guattari 和其他人领导的"反精神病学"运动如火如荼）。同样，
他对社会科学几乎没什么耐心，他说道："如果最新的社会学和心理学方法取
代扎实的基础科学，并用于医生的培训中，这对病人来说简直糟透了"（Miller，
1967）。

对于一篇不是研究而是基于经验的新闻报道来说，这是一篇在当时很有

洞察力的文章。我们讨论它也是为了提醒自己历史的重要性。再次强调，在最佳医学教育浮现的过程中，我们必须给学者和专家的意见留出空间。我们同样需要认识到，有很多基于公认的、未经检验的（也许无法检验的）概念的糟糕的教育实践活动，例如我们先前讨论过的"成人学习理论"。在本章中，我们不打算争论特定研究方法的价值，但我们呼吁在研究和学术研究方法范围内追求高水准和清晰论证。

　　自 George Miller 召集专家组探查医学教育发展现状之后，已经过去了 50多年，现在的医学教育研究是如何将自己组织为一种实践文化和实践团体的呢？什么样的价值观主导着这样的研究文化呢？在接下来的章节，我们构建了一种类型学方法来考虑医学教育研究的各种场景，并将其作为文化、背景和概念的因变量。这种类型学方法是为了治疗持续出现的文化中的症状而构建的，而这种持续出现的文化中的症状就是定量和定性研究间无益的对立。

　　回到本章的开头，20 世纪 50 年代，George Miller 发表了开天辟地的文章。半个世纪后，Davis 和 Ponnamperuma（2006）在《柳叶刀》上发表了勾勒医学教育研究新道路需求的社论。医学教育研究仍然是大池塘中的小鱼，与临床研究和卫生服务研究这些主要参与者竞争资源，并努力求取认可。它鲜明的特点是缺乏严谨性，即使是重量级的研究者也未能完成好的文献综述。这种滞后是有原因的，例如，医学教育研究历史上的长期资助不足（Anderson et al., 2000）。然而，这种理由同样可以作为惰性的借口。现在，采取积极策略的时机已经成熟。事实上，我们有清晰的议程，我们在此简要概述，并提供一些解释说明。

改善医学教育研究需要开展的五方面工作

1. 构建概念性问题框架并决定什么才是证据

　　如果医学教育想要成为一种循证实践，就需要完成一些概念性的工作，比如围绕有质量的研究由什么组成以及证据的本质是什么开展工作。更广义的教育研究经常争论的问题，比如我们如何判断定性研究的质量（Seale，1999），往往被医学教育研究忽略。我们之前已经提到，即使定性方法受到广泛批评，而且教育专业人士在医学教育中的"专家意见"往往是有问题的，产生于专家意见、主题分析的非科学研究有时候仍是富有价值和洞察力的。

　　一般情况下，在医学教育中定量调查任何现象之前会有定性研究（理论的）工作需要完成。从广义上讲，我们需要鉴别并清晰表述被研究的现象，将其放入历史的环境中，从中提出假设，或者将其看作显而易见的可观察的事实。想想看，在我们能够清晰表述某一概念及其结构之前（例如情商），我们怎么可能可以实验性地研究它呢？（Lewis et al.，2005）这个问题同样适用于研究复杂的概念，例如自我评价。在清楚阐述"自我"的意义之前，我们怎样能研究并制定自我评价的测量工具呢？（Bleakley，2000a，b）？就像我们在前面章节中关于身份的定义一样，这种概念的定义是充满争议的。我们现今正处于基于探究方法构建探究"对象"的难局之中。

　　此外，我们也需要开展澄清性研究工作。例如，在为实践提供证据基础的时候，医学教育研究，是否应该像许多受过科学方法教育的临床医生声称的那样，是以实证科学为基础的？对于涉及医学教育研究的社会学家，尤其是心理学家，他们很熟悉实验方法和统计方法，也了解统计分析所带来的举证责任。但是，他们同样认可有良好根据、精心设计的、反思性的定性和描述性（叙述性的）方法对于研究的价值。这回归到了最核心的概念性问题上，即什么才算是研究以及什么才算是证据？

　　Bligh 和 Brice（2008）在他们的出版物概要中表明：医学教育更多地归属于科学范式而非社会科学范式。此外，正如 Watt（2005）所建议的那样，"卫生服务研究引领的方面，医学教育应紧随其后"，医学教育应该使用基于结果的研究来改善病人的诊疗。其中，"最重要的核心是评估医学教育研究的价值，而且要用委托人（医学教育研究的委托人）和使用人（医学教育研究结果的使用人）能够理解的方式进行展示。"Wolf（2004）的调查显示在医学教育研究中传统的定量研究远远重要于定性研究。医学教育研究者当时更倾向于遵循传统的实证主义，执行科学的、经验性的路线。

　　然而，正如 Montgomery（2006）所指出的，医学应用科学实践，它同样依赖于叙述性的智慧，因此，弄清楚在医学教育研究文化中，关于什么是实践相称的证据基础，即什么研究方法既是最科学的又是最具叙事性的，是十分重要的事。循证医学教育与循证的纯科学实践给人不同的观感：那些医学教育家认为是有效的和可信的证据，在科学导向的实践者眼中可能会受到怀疑甚至是蔑视（Norman，2004）。这些问题只是医学教育研究中面临的巨大问题的一方面，就像我们之前提到的那样，研究中，我们需要关注混合方法的使用，以及适用于研究问题的本质的方法的使用。

2. 构建计划性和系统性的研究

正如 Regehr（2004）认为的那样，研究需要兼具计划性和系统性。我们需努力推动研究从局部的、单个的或者异质性的转变为精心计划的、经专业人员评估后的、多中心合作的，以寻求可以在研究中获得突破性的结果。我们在上文中提到的 Norman（2003）的建议，即将多中心合作从随机对照试验方法中解放出来，小型研究中累积的数据也可以带来好的结果，但前提是这些研究从多次重复的实验中收集数据，与经典实验科学相呼应，并运行良好。

Norman（2002）通过观察医学教育研究"三十年的进步"得到一个经验，那就是此类研究不能模仿临床研究的惯例。教育干预措施不同于药品干预措施，因此其结果不能用同样的方式来衡量。课程是一件受多种因素影响的复杂事务，我们无法确定教学和学习的哪个部分会导致怎样的结果。一项教育策略的优劣可能无法通过结果表现出来，因为积极性高的学生不会对干预措施视而不见且会产生补偿效果。一项教育干预措施想要取得成果可能要花费相当长的一段时间，因此在措施实施的早期，我们可能无法捕捉到其效果。此外，更重要的是效果的影响规模可能很小。

3. 构建基于结果的研究

除了以上 Norman（2002）的存疑，Chen 等人（2004）坚持认为医学教育应该基于结果，很多的评论家的言论也反映了这一点（Bligh et al., 2008）。目前，很多研究的结果都难以对病人诊疗质量产生实质上的影响。Chen 等人（2004）挑战传统，呼吁建立医学教育与病人层面的诊疗结果的直接联系，将关注重点转向临床结果而不是教育结果。然而，现如今将医学教育课程或者教学干预与已有的病人预后结果的改善或者病人收益的改善联系起来的研究极少，所以作者能够引用的论文少之又少。这在一定程度上是可以理解的，因为教育干预措施往往是复杂的，不好评估结果，但是仍然可以通过研究的基本设计来克服这个困难得到一个相对正确的结果，例如设计不同场景进行比较，或者从基线开始进行长期监测和评估。

Norman（2002）声称 30 年了，医学教育研究需要在三个领域取得进步，那就是医学专业知识（临床推理研究层面）、基于问题的学习（PBL）的研究层面和本科及继续教育成果评估的研究层面。鉴于我们呼吁基于结果的研究来为病人提供更好的诊疗，我们能否就此认为 Norman 的提议是合理的？

举例来说,临床推理研究在"医学专业知识"的构成方面存在概念狭隘的问题(Quirk,2006)。我们又回到了权力和合法性的领域,在这个领域中,占主导地位但存在局限的模型(例如 Daniel Goleman 对"情商"的观点)边缘化了其他的替代模型。如前所述,当前对医学专业知识的研究,其概念关注点极其狭隘,聚焦于可以用心理学术语来解释的个人认知策略,而倾向于避免研究在更具有生态有效性,(且)更具有情感成分的自然环境中进行的推理活动,比如,临床团队在实时、协作环境下的推理活动(Gao et al.,2008;Higgs et al.,2008)。实际上,许多 Norman 提到的基于实验室的研究通常都是在学习心理学的本科学生中进行的,并随后推广到了临床环境中。此外,对医学推理的重视(Norman et al.,2007)已经掩盖了对于更复杂的健康进行推理的研究(Higgs et al.,2008);而对个体认知的兴趣将许多重要问题的研究边缘化,例如对多专业环境下共享认知的研究。

数十年来,基于问题的学习(PBL)是否有效的研究一直是医学教育研究的一个主要方向。认为 PBL "有效"的研究者过于专注结果(学习的效用)而忽视其在投入方面也需花费时间精力(丰富教育环境)。而结果的关注点几乎都在学生的学习成果上,而在学习成果中,又仅对考试成绩和学生满意度进行了深入的研究。PBL 研究同样存在设计不佳的问题,回到前文讨论过的 Cook 等人的分析框架,回顾迄今为止对 PBL 的研究,会发现其中 64% 的研究为描述性研究,29% 的研究为论证性研究而仅有 7% 的研究为澄清性研究。

本科及继续教育成果评估的相关研究在客观结构化临床考试(OSCE)的研究应用中达到顶峰并毫无疑问取得了成功。然而,Hodges(2003)发现了这一系列研究中也存在偏倚之处,即过分强调心理测量学导致将 OSCE 作为一种社会绩效来进行研究的研究很少。

以上我们对医学教育研究现状的描述似乎展现了一幅相当悲观的景象,表明想让医学教育研究界的研究真正做到以结果为基础,还有相当长的路要走。医学教育研究的现状正如 20 世纪 90 年代以前卫生服务研究还未成形的状态。而现如今,卫生服务研究已经转变了视角、方法和技能基础。有人呼吁医学教育研究应以卫生服务研究的转型为模板,谋求迅速发展(Watt,2005)。然而,我们同样也应该停下来思考,从一些专注于结果的、以随机对照试验为方式的、进展良好的研究中,寻求一些启示。

不论是原始研究还是评价研究都受制于伦理或其他标准的约束,且通常在研究的提案阶段就要求进行同行评议。专家指导委员会经常会对研究的设计和评估提供指导，而研究的主体人员，如全科医生和病人，也经常会参与研究的设计和评估。在实践研究中，他们甚至会变成自己实践工作的研究者。因此，相较于我们做了什么，我们应该更加重视研究的投入质量。例如，在研究设计阶段将"被研究者"纳入。如果这种投入是高质量的，那么我们就可以期待，在测试教育干预措施的影响时，即使是将一项干预措施与另一项完全不同的干预措施拿来比较，参与者参与进来也不会因不同的干预措施而吃亏，实际上，他们的工作能力都会因此有所提高。这种投入同样还可以提供理论构建和理论建模，这在结果不确定或者结果没有统计学意义时非常重要。与上述内容相关，目前临床教育研究同样有一种情绪，将关注点从想要去证明什么（结果或者证据）转变为应如何改进教育。

4. 构建专业知识

在医学教育研究文化中，无论使用哪种类型的研究方法，都需要累积大量的专业知识。然而，评论家指出医学教育界在定量（Wolf，2004）和定性（Britten，2005）研究方面严重缺乏专业知识。Wolf（2004）和 Norman（2002，2007）呼吁使用更好、更合适的统计方法。正如我们上面所说的，一般而言，教育学家都热衷于探索"混合方法"（Cresswell，2008），并在传统的定性和定量方法间建立连接，以挑战这种徒劳的定性、定量区分方法。在接下来的章节中，我们提供一种超越定量或定性这种对立的类型学的研究方法。

5. 在学术界和临床界之间建立富有成效的对话

Albert 等人（2007）讨论了"我们应该使用科学方法吗？"这一论题，并超越该问题，进一步推进到医学教育研究的另一个关键问题，即大学学者和临床从业者之间的毫无益处的紧张关系。学术界通常在研究中寻找探究的深度、知识的纵向延伸和理论的精密化，而临床从业者希望在短时间内就可以得到实用的解决方案。

制定了改进医学教育研究的议程后，我们将在下一章中探讨如何实施它。

（刘晨曦　译）

第十六章
医学教育研究框架：文化、环境和概念

定量研究与定性研究对立的惯例做法通常会导致研究成效偏低。本章我们打破这一惯例做法，倡导采用混合式研究方法，并按照新框架重新构建研究方法。Denzin 和 Lincoln（2003）提出了"研究景象"这一比喻，在此比喻的基础上，我们制定了医学教育研究框架，此框架由三部分组成：文化、环境和概念。这三个主题词各自指明了研究重点，同时共同构成强大而清晰的研究框架。好的研究应该考虑文化和历史因素并由此明确研究语篇定位，对研究环境敏感，且对待理论概念态度严谨，不仅吸收已有观点和理论（复制已有理论），同时还创立新观点更新旧理论（产出新知识）。

我们可以把文化 - 环境 - 概念三者嵌入已熟知的身份 - 权力 - 场所框架中，构建框架，对面向未来的医学教育进行概念重塑。这一主框架同时汇总了两个由三个部分组成的框架，信息量大，看似画蛇添足，给读者增加了理解负担，但我们认为整合后的框架能够提供有用的概念模型。医学教育研究关心的身份、权力和场所的重点话题，可以从文化、环境和 / 或概念这三个更为宽泛的医学教育理论和实践角度探究。因此我们创建了表 16-1 来阐明研究重点，指导医学教育研究。

表 16-1　新旧双框架研究重点

	身份	权力	场所
文化	研究不同医学专业的身份构建	研究护士抵制医疗专制的模式	对比实习医生在医院和在社区医院中的社会化模式

续表

	身份	权力	场所
环境	研究不同本土环境下实习医生身份的构建	对比大型教学医院与小型社区医院中病人所提出医护建议的影响力	对比特定用途儿科病区与改装病区的医疗成效
概念	研究医学培训中使用"自我评估"方法时"自我"的含义	研究医生主导的专题小组活动中主权与毛细管式分权的定义	研究急诊医疗情境下最高权力与毛细管效应之间的冲突

身份、权力和场所回顾

医学教育研究现状真的如 Davis 和 Ponnamperuma（2006）以及其他评论员所指出的那样糟糕吗？我们能够描述出医学教育研究的"文化"或研究人员"群体"吗？如果能够描述，那么如何发展这样的文化和群体？Norman（2007）在一篇题为"医学教育研究现状究竟有多糟糕"的社论中传达了乐观态度。Norman 认为目前医学教育研究富于创新，不过尽管如此，仍有一些基础工作需要完成。

根据框架中所体现的身份、权力和场所之间的相互关系，我们建议在开展医学教育研究时需回答以下问题。

有关身份的问题：

（1）谁最有资质开展医学教育研究？

（2）如果开展研究的人拥有一类身份，也就是"医学教育研究者"，那么医学教育研究者是否扮演多重身份？我们如何研究医学教育研究者多重身份的发展、管理和对抗？

（3）可以和不把自己视作研究者或没有意向成为研究者的人（比如病人和卫生保健从业者）合作开展医学教育研究吗？

（4）与病人合作开展研究能否给这些病人确定研究者身份？

有关权力的问题：

（1）什么定义了我们所谓的"医学教育研究"这一"领域"？谁来定义？

（2）哪些因素塑造了这一领域？某些立场如何得到认可变为主流？这些立场如何遭到抵制？

（3）有哪些既定研究类型？新研究形式和方法的出现是否颠覆了现有研究类型？

（4）研究者是否对被研究者过度行使最高权力？

（5）受试者如何做出应答？何为毛细管式分权效应的常见对抗形式？

（6）如果医学教育研究旨在实现医学教育民主化，那为什么默认研究模式未能体现民主参与的特点（比如协作研究）？

（7）如何利用监督式民主公平管理研究？

（8）研究的伦理规则能够保护被研究者的普遍权力并构建研究者责任框架吗？这些规则是否具有文化特异性？

有关场所的问题：

（1）开展医学教育研究的最佳场所是在诊室、病人家中、教室还是在实验室？

（2）地点能否影响研究方法的选定？比如，在临床环境中开展研究是否迫切需要分析研究录像以确保环境有效性？

研究景象：文化、环境和概念

为了回答以上问题，我们需要退后并审视 Denzin 和 Lincoln（2003）提及的研究"景象"。Denzin 和 Lincoln 把这些景象作为定性研究方法的多种变化体，进行了描述或归类，而我们希望不止步于描述，还要阐述其流程和具体操作。我们将"研究景象"分解为三个方面：文化、环境和概念。通过研究这三方面问题，我们可以探明如何占据医学教育研究景观的不同欣赏点（包括从近距离观察到山顶"概览"），并组合起来架构最佳景观视角，同时摆脱习惯性的，但时常低效的将定量研究和定性研究分割的方法。

文化

从"文化"这一角度分析医学教育研究能够拉长时间线，将其视为一种语篇（一套实践、指导思想、谈话和文本）以探查其历史变迁，并分析其在界定哪些活动正当合理（哪些可以做，哪些不可以做）和塑造身份（比如合法从业者兼研究者或学术研究者）方面所发挥的作用。文化的形成和革新是通过系统性活动和知识产出的（文化发展），而非信息复制（文化确认）。

我们在上一个章节讨论了 Miller 1956 年专家组对医学教育研究的形成性影响，用例证解释了文化的力量。该专家组所采用的语言带有明显男性特征。比如，Cixous（1991）认为以推理或逻辑为特点的"男性化"或"逻辑中心主义"论文风格主导着学术界。科研圈尤其推崇此类写作风格，因为论文观点"客观公正"或超脱主体，不由主体或个人意志左右。而另一些作者呼吁为研究论文赋予诗歌感，我们也认同这一呼吁，一直以来都主张医学教育论文应糅合文学中的感性特质。

Letherby（2007）采用客观研究的特征形容传统男性化写作风格，即态度客观且注重真相和事实，排斥情绪反应。科学研究十分注重"客观性"，要求研究过程不受主观价值影响且参与研究的所有人员需排除"主观因素"，若研究对象是人，那么受试者则被视为研究客体。如果受试者的声音已然被压制或忽略 [Kristeva（1982，1989）则将此类受试者称为"卑下的受试者"，英文为 abject，整合了研究的主题"subject"和研究客体"object"这两个单词，表示受试者既被忽略又被物化]，那么研究人员如何帮助这些受试者发声呢？此类政治性动机再次被"客观"研究排除在外。再者，如果研究排除主观因素，那么如何塑造研究者这一身份呢？一名敬业的研究者如果采用太过先进或离经叛道而被排斥的研究方法，能够处理好"卑下的受试者"这一身份吗？

一些现有研究认为，研究成果不能脱离研究环境。研究无法做到完全中立或客观，所谓客观中立不过是假象而已。科研界最好能够培养研究者对主观性的意识。Letherby 以一种调查方法和深度访谈或生活史研究方法为例，分别阐述了男性化与女性化研究方法。女性化研究方法着手改变研究惯例并将"受试者"作为参与者纳入研究，这一点在行为研究和合作研究模式中体现得尤为明显。男性化研究方法着手置身事外地描述（有物化受试者的可能性），而不是融入研究（公开肯定和深化"身份"这一研究核心）。

需要注意是：所采用的研究方法本身不一定具备特定性别特质，但是研究方法的使用有性别化区分。女性化研究强调参与式而非疏离式研究方法，从而在研究者与被研究者之间建立平等关系。研究者和被研究者的主观性是研究过程的关键要素，可在参与式研究准则范畴内自由讨论。目前女性在医学院入学新生中占多数，那么女性化研究方法是否会被更多研究者采纳？

第二个涉及文化议题的研究例证我们之前已经提到过。Hodges（2003）发现大部分针对客观结构化临床考试(OSCE)所做的研究都从心理测量学文化角度而非戏剧表演文化的角度考察考试评测结果,并富有洞见地针对这一现象提出了一系列问题。我们只从心理测量学维度研究OSCE并将所有资源用于研究心理测量学的细枝末节,但却忘记了可以把OSCE视作一出戏剧,剧中角色依照剧本表演。随后我们可以从社会学角度分析OSCE的表演维度而非心理测量学维度,从而可能揭示一些令人不安的可能性,比如医学生在"装模作样"。

OSCE设置各种模拟临床情境,让参加考试的学生像演员一样按照情节紧凑的剧本与病人模拟互动,所以OSCE中的戏剧或表演成分值得注意。社会学理论(尤其是George Herbert Mead的符号互动论和Erving Goffman提出的戏剧编剧视角)将日常人际交往比作戏剧表演。在Goffman看来,所有活动都按预先编排的剧本开展。从戏剧编剧视角观察社交,可以发现所有社交行为高度有序并合乎行为规范,且一个人的性格可以理解为"特定情境下的人设"。虽有剧本,但不排除会出现自发行为和博弈现象,演员和剧院观众对此也都心知肚明。

Hodges(2003)微调了OSCE的心理测量学指标,并指出"医生、病人、家属和医疗专业人员互动的社交属性和角色扮演"被忽略或贬低。因此,"仅从心理测量学维度研究OSCE就好像是将莎士比亚的诗歌简化为抑扬格五音步诗一样"。通过OSCE评估临床表现本身存在问题。人们一般认为OSCE可营造与可界定客观现实相仿的模拟情境,方便衡量学生表现,而学生再根据这一模拟情境推断真实临床情形。然而,Hodges认为模拟情境用于医学教育用途越来越常见,因而真实临床"真实"情形越来越受模拟情境界定;我们在第十一章详细讨论了这一现象。结果就是通过OSCE的学生在真实临床实践中会采取一系列新行为,有时也会出现不可取或虚假的职业行为,比如沟通中"空洞的"或预演过的共情行为(Bligh et al., 2006; Marshall et al., 2009)。Hodges从社会建构主义角度探讨OSCE,认为OSCE并不能模拟真实或理想的医患关系。虽然有些违反常理,但更确切地说,正是通过一些历史和文化介导活动(如OSCE),"典型"医患关系才得以社会建构和再建构。

Hodges(2003)认为医学教育塑造的角色和身份规范了"某些职业行为表现,包括以病人为中心的访谈、跨文化能力和跨专业沟通"。比如,刚够资格的医学生和医生可以通过"印象管理"(Goffman采用的术语)留下非常好的职业印象。如果按照 OSCE 清单向医学生提问，则一名医学生可以通过 Goffman 提及的"明显言语行为"（即可以轻松习得的话术）营造良好的第一印象。"无法规范的行为"难以习得，但这些行为可细微调整明显言语行为，对印象塑造和管理至关重要。例如，一名学生为病人做检查，表现出明显的真诚。Hodges 提出，虽然医学强调个性化定制，但 OSCE 却促进医疗"同质化"，颇有讽刺意味。当然，OSCE 考试旨在通过标准化促进公平，但却让学生的表现千篇一律，平淡乏味，颇为讽刺。

Hodges 在文章末尾呼吁开展一项研究项目，将 OSCE 视作社会情境及复杂社会学调查，并对其进行系统性考察，也就是摈弃从心理测量学维度对 OSCE 做定量研究，转而聚焦定性问题。比如：特别是当医患双方来自不同文化群体且利益不一致时，OSCE 可以如何构建"理想"医患互动关系？OSCE 如何促进职业社会化和身份塑造？我们身处后现代时期，真实性不再受待见，公众了解医学的途径又偏偏是通过电视中的医疗肥皂剧。同时，人们又普遍认为诚实和正直是医疗工作者的关键优秀品质。Hodges 所提倡的研究项目将会面临这些后现代时期有趣的概念性问题。

环境

医学实践和医学教育所处环境多样，这一点毫无疑义，不过我们在第十章中也讨论过，科研界依旧没有就场所如何影响医学实践这个课题达成共识。医学教育研究也容易受到环境或地点的影响。当我们把文化当作研究的一大范畴，那环境则指在医学教育研究所处活动和特定环境中，文化在何处如何得以体现。比如，哪些体制结构或组织结构会促进或妨碍研究？我们如何营造合适的体制和组织环境（比如"学习型组织"）以支持促进医学教育研究并强化研究者身份？学习型组织善于积极反思自身流程并采取相应措施予以改善。

笔者在此使用更多地理名词打比方，可能会为读者带来理解负担。学习型组织（如医学院）为学生、教师和研究营造了气候（Genn，2001）。气候可以理解为本土生长环境。Pauli 等人（2000a，b）将医学教育比作生态系统，也就是生物学意义上的本土生态环境，我们已经就这一观点做了一番探讨。生态环境"eco-logy"这一单词的词根为希腊语中的"oikos"，意即"家庭"。学习型组织能将"家庭"料理得井井有条。医学教育研究文化可理解为复杂自适应生态系统。我们已经提过可将医学教育看作自适应非线性系统,该系统复杂度最高时运转效率最佳,同时不陷入混乱局面(Prigogene et al., 1985; Waldrop, 1992; Kauffman, 1995; Bleakley, 2010b; Mennin, 2010)。

Hemlin 等人(2004)将"创造性知识环境"(CKE)描述为有意营造的,可促进研究创新的微观、中观或宏观组织环境。师生在这种组织环境中,通过跨学科协作聚焦产出性知识(创新),而非复制性知识(重复)。如果多个要素齐备,微观层面 CKE 便能够充分发挥效力,比如:创造性领导力、善意、共同愿景、充足资源、良好项目管理、能够接纳创新无拘无束的一面、投入跨学科合作而非多学科孤立开来、良好人际关系以及和 CKE 外部群体通力合作。CKE 是复杂自适应系统的典范,充满活力,在必要范围内灵活变通,且能够通过系统新特质产出新知识(Bleakley, 2010b; Mennin, 2010)。妨碍组织营造 CKE 的主要因素如下所示。

(1)缺乏资金(尤其是核心资金),由于市场竞争激烈且资金不足导致项目最终失败,而优秀研究者却以为失败原因在于项目本身。

(2)领导力差或领导力不足。

(3)时间有限。

(4)研究者人数太少,专业技能欠缺或其他事务占用时间过多。

(5)研究项目重点范围太过狭窄或宽泛。

(6)缺乏真正意义上的学科交叉、跨学科合作与跨学科研究(Dalke et al., 2004)。

(7)过度考核与其他问责措施,容易被解读为对对象能力的不信任和掌控欲,而非用于保证质量的辅助措施。

CKE 需要一定程度上的不和或冲突才能充分激发变革,有积极作用的冲突包括:年轻研究者与资深研究者之间的竞争关系,以及抱负与压力或工作繁重之间的矛盾。CKE 微观层面的领导者需意识到 CKE 中微观与宏观层面的问题,比如:博士研究生就业前景如何?哪些宏观经济和政治因素会渗透并影响 CKE 微观层面?更为重要的是,当地 CKE 成员如何在国家与国际层面参与引导政策制定?

医学教育研究单位可以反思以下问题。

(1)在何种意义上我们是在产出知识而非复制知识?

（2）我们作为创新者，过去的创新与影响力记录如何？

（3）其他类似单位如何看待并接纳我们？

（4）我们既有跨学科能力也有跨学科意愿吗？

（5）我们所营造的氛围能够激发创新吗？

（6）我们的领导力强吗？

（7）我们的招聘和员工培养政策是什么？

（8）我们如何促进并利用适当的创造张力？

（9）我们理解联结 CKE 微观、中观与宏观层面的动态机制吗？

（10）我们鼓励外部合作吗？

（11）我们是在"掌控"质量而非保障质量吗？

（12）我们既能够评估自身表现也能够接纳外部建议与指导吗？

医学教育单位如何组织营造创造式学习环境？ Van der Vleuten 等人（2004）和马斯特里赫特大学的同事们于 2004 年描述了营造医学院创造式学习环境的过程，总结了 30 年的体制发展历程。我们简要回顾下这所非凡学院在医学教育领域取得的成就。比如，Cate（2007）就提到以下内容。

有人针对 9 本 2006 年的医学教育期刊做了调查，并统计了 5 个特定国家第一作者的论文数量。根据相关医学院数量统计结果，荷兰似乎是医学教育研究成果最为丰硕的国家……毫无疑问，马斯特里赫特大学在统计中占比很高；van der Vleuten 可能是全球最多产的医学教育作者与合著者，成就尤为突出。

多产作者 van der Vleuten 等人（2004）在一篇论文中描述了一家医学教育研究单位的成立与维护，展示了一家研究单位渡过成型阶段并在逆境中维持运营的过程，因此成立不久且决心推进研究工作的医学教育机构可借鉴这一典型案例。该研究单位不仅提供教育服务和教育支持，还率先开展连贯的医学教育科研项目并为教育学者奠定学术地位，于 2004 年主要开展了以下四项活动。

（1）评估项目。

（2）开展一项研究项目，包括博士研究生指导。

（3）开展一项教学项目（健康职业教育硕士）。

（4）开展国际咨询或人脉交际活动。

值得关注的是，该研究单位建立了专业领域，尤其是学习评估领域。多位教育学者多次向医学院阐述教育与教育研究的价值，这个研究单位才得以成立。尽管学院于 1974 年就开始呼吁教育创新，但直到 1977 年教育发展与研究部门才成立，直到 1982 年学院所在大学才批准开展教育研究项目。因此，医学教育研究单位的基础架构耗时近 10 年才得以成型。

论文作者认为这类研究单位要想取得成功需具备两大先决条件："为教育学者奠定学术地位且开展的研究项目需得到认可"。研究项目为本地医学课程提供学术依据，提供员工发展支持，并推动国际教育创新与改革。医学院有五条标准用于确定研究项目可行性，而虽然研究单位已成立，但该单位（论文发表时）仅满足其中三条标准，因此无法正大光明地列为医学院下属部门。单位论文发表状况良好，博士学位完成情况很好（提供优秀国际课程），但是员工人数刚够临界值，难以吸引外部资金投入。这些医学教育问题在全球各地都很常见。研究项目的成功取决于其将理论与实践相结合的能力，而临床医生需与社会科学研究者合作以强化理论与实践的结合。我们可以回顾上述单位与其他成功医学教育中心（如多伦多威尔逊中心）的发展历史，并学习其成功特质，从而开发设计医学教育单位及其研究目的。

我们在上文中重点从研究单位的角度探讨研究环境，但却忽略了最显而易见的研究环境：研究者本身，包括研究者性格、身份或角色对研究的影响。这一点与我们一直以来强调的主题联系紧密，即医学教育工作者和医学教育研究者的身份塑造。

在医疗保健领域，Chesney 所做的研究提供了这方面的例证。Chesney（2001）支持女权主义与行动研究模式（比如协作式研究），不针对受试者做研究，而是让受试者作为参与者协作开展研究。Chesney 主张的不是将主观因素视作客观研究的干扰因素（主观偏见）从而要求超脱主体，而是更偏向将主体视作一种资源或一种方法使用。Chesney 是一位助产士与妇女医疗保健研究者，多年来应用人种学方法实地调查各地接生实践，足迹遍及英国与巴基斯坦。她的观点涉及我们之前提及的女性化研究模式和方法。女性化模式正在挑战主流男性化研究模式与方法，但类似 Chesney 的女性化研究模式却遭到后者排斥，认为这类模式"玷污"了现有科研模式。若资金认可主流研究模式而排斥非主流研究模式，不管后者如何令人振奋或勇于创新，研究者和研究单位仍会被迫屈从，谋求认可，放弃创新。

我们简要回顾一下科学研究的基本原则：忽略受试者的利益、价值观和偏见以从客观视角观察特定现象（比如在 Chesney 的研究中跨文化比较接生实践），即使所观察的现象涉及其他人。有些学者批判这种研究方法并指出其内在矛盾。科学基于受过教育或培训的经验观察，或者对感官富有想象力的运用（有时感官运用受灵感启发），那么如何能做到"排除"受试者呢？当然，我们也需要依赖一些检查手段来验证科学方法，比如重复观察、对其他数据来源三角测量、使用仪器以及在不同环境下观察等。

然而，客观性原则并不是已认可的客观事实，而是历史遗留下来的文化实践（Daston et al., 2007）。事物观察与记录方法由文化和历史构建而成，因此无法做到客观公正、超脱主体。Lorraine Daston 和 Peter Galison 描述了西方"客观性"研究方法的三个历史发展阶段。18 世纪到 19 世纪中期，观察结果贴近事物理想形态。大自然中的万事万物都由理想形态或事物原型衍生而来，因此记录下来的都是事物的理想形态，似乎所观察物体的所有瑕疵被原谅，呈现状态就是最完美的状态。19 世纪末到 20 世纪中期，人们使用仪器观察事物，尤其是使用摄影技术捕捉现实世界。科学家作为一名专家也可能受到主观因素干扰，但观察结果以仪器观测为准（实现了客观性）。从 20 世纪中期开始，专家们认为在"观察"时应眼见为实，赋予个人评判色彩。摄影技术有其缺陷，因为照片无法捕捉典型形态，只能呈现一系列特例的形态。比如，解剖图谱中的照片不能体现个体差异，无法精准呈现外科医生剖开某位病人后看到的个体解剖形态。因此，专家通过自己的感官捕捉观察到的个体形态，并对其进行评判。"主体"构成了一种观察"方法"，观察时无须超脱主体，不需要遵照理想科学观察的客观性原则。颇为讽刺的是，Chesney 在助产士研究中将主体当作研究方法使用，与 Daston 和 Galison 所描述的新客观性不谋而合。

在社会科学领域，已有学者针对排除或超脱主体以实现研究客观性这一做法提出了质疑，并推出了另一种客观性，即"带有主观色彩的客观性"或应用"反思性"（Alvesson et al., 2000；Taylor et al., 2000；Finlay et al., 2003）。我们可以把反思性解读为带有主观性的科学方法，也就是考虑主观因素，甚至鼓励以主观视角观察研究，但需不断通过反思性活动确认研究的相对客观性。作者需阐述其立场并考虑其他可能观点。反思性研究方法也能避免研究者只是在数据分析中客观描述客体，从而确认自己是否在主观"刻画"（建构或产出）研究对象，而非客观描述研究对象。

　　Chesney 认为将"主体"或主观因素作为方法资源纳入研究中有其价值和益处，不会妨碍研究，文化医疗保健研究中的人种学观察尤为如此。作为来自英国的助产士，Chesney 在考察巴基斯坦接生流程文化时采用了反思性研究方法，审视自己在研究过程中带入的个人价值观。传统人种志学者或人类学学者告诫研究者不要"入乡随俗"，也不要以所谓"真诚"的方式与受试者互动，而是建议从客观科学角度将受试者视作研究客体。Chesney 没有遵循这一建议，而是更倾向于与所观察文化群体的成员互动时考究互动方式，比如将考察对象作为参与者纳入研究中，同时不假定研究者能够"入乡随俗"。对于她而言，选择这种研究方式符合道德伦理。

　　Norman 呼吁研究应聚焦一般情形而非特例，而 Chesney 的研究工作违背了这一呼吁。Chesney 的反思式互动与反思式描述（后续书面描述）的研究方法可以推广至一般情形，但她的研究结果只适用于当地情境。后现代人种志学者重视对当地情境的详实描述，这一描述手法受 Geertz（1977，1992）等先锋人类学学者激励，逐渐演变为常态。这些学者建议在研究叙述中采用"深描"法：研究者摈弃自白式写作手法，不断反思审视自己的研究叙述，从而形成针对个案的封闭式多层次分析。医生应该对此很感兴趣，因为医生时常面临两难困境：一方面可以依据大规模循证研究结果制订治疗方案，而另一方面需要分析特定情境下与特定医生特异性互动的个案病例。

　　我们在本章前半部分提到了以 Gail Letherby 为代表的研究模式，而 Chesney 在此基础上巩固了这一研究模式。Gail Letherby 和 Chesney 都认为我们开展的是概念或理论驱动式研究，但是所采用的理论是在 Alfred Adler（Hillman，1994）所说的"男性化主张"推动下形成的。研究者若不假思索遵循客观性，则其采纳的就是"男性化"研究方法，也就是聚焦认识论问题（知识论）而忽略了本体论问题（"存在"与人格问题）与价值论意识（研究的价值观基础）。

　　"研究者"若采用常规或主流研究语篇（通过实验实现客观性，以探索真相、规律、规则或原则），那么该研究者的身份便能得到认可；研究在正当（受监管和管理）地点或环境（比如实验室、临床工作场所和机构单位）中开展，才能得到批准，进一步印证了身份、权力和地点之间的关系。此外，研究者需服从科研拨款机制、学术伦理流程和论文发表机制，其身份才得以形成与合法化。这一切都强化并延续了传统研究方法。

概念

在整本书中我们都强调，严谨的理论框架对医学教育和医学教育研究的未来发展全关重要。理论这一领域确切引发了医学教育和医学教育研究中的"危机"，令其走到了"十字路口"。在第一章和第二章中，我们提到反理论偏见从医学领域蔓延至医学教育与医学教育研究领域，临床界一直以来偏好实践或实用主义研究方法。其实，可以通过工作本位学习的学习方法在学术界和临床界之间搭建桥梁。不过，新的社会学习理论提出工作本位的学习方法后，我们也发现这一更复杂先进的颠覆性思潮可能会面临传播阻力。此外，我们也设置了一项挑战，即通过跨学科方法改进医学教育理论的质量。我们大量借用文学研究领域中的概念，比如，"文本"这一概念可以轻松转换为"临床环境"这一概念。

医学教育研究需要更先进且富于想象力的理论以进一步发展研究领域或研究文化，这一观点已获得广泛共识（Regehr，2004）。我们必须促进实践与概念之间的"复杂交流"（Applebee，1996），将实践活动与理论结合，构成一种"实践方法"。有时我们通过归纳推理把众多观点归纳为更复杂的理论；有时我们通过演绎推理检验观点，比如检验假说是否正确。我们所处文化隐含各种习俗规则，界定了言行举止规范，因此有时研究观点根植于我们看待事物的方式，潜移默化受到文化的影响。理论界定并指导实践。理论这个词可用于描述批判性思维，即颠覆既有传统观点，重新审视人们习以为常的观点或质疑他人的假说。这一概念突破了"理论仅指假设检验"这一狭隘的思维方式（Norman，2004）。Culler（1997）颇为挑衅地提出："理论"不仅仅是一种假设：理论并非显而易见；理论涉及大量因素间的复杂的系统性关系；且理论难以证实或推翻。

我们在整本书中都在强调理论的价值，在此无须赘言。不过，还是需要提醒读者充分利用著者索引中的内容。

景象

我们先来简要回顾景象这一统一概念或比喻。景象一词不仅用于描述医学教育研究的工作内容，还阐述了研究方式、研究参与人员和研究地点。"研究景象"这一比喻在定性研究领域由来已久,由 Denzin 和 Lincoln(2003)在一篇题为"定性研究景象"的概述中首次提及。文化、环境和概念一同构建了研究景象。研究者身处研究景象中,同时也参与构建研究景象。读者对景象这一比喻应该并不陌生,我们经常使用诸如"研究领域"或"边界清晰"这类短语,这里的"领域"和"边界"两个词也都是取其比喻意义。优秀学术论文(非小说类)有自己的行文风格,并运用多种文学写作手法比如比喻、情节和人物塑造(Culler, 1997)。景象这一文学比喻或修辞工具对理解临床教育研究至关重要。字典中对景象 landscapes 一词给出了如下定义:自然的一部分,通常比较广阔,可以从某些特殊视角观赏。我们身处景象中,随时间推移参与缔造与改造景象,但总是从"某些特殊视角"观察这些景象。Barone(2000)也运用景象这一比喻描述课程概况。

　　景象这一比喻有助于我们理解客观科学研究与公开式主观叙述研究方法(比如人种志研究和叙述性研究中采用的主观叙述法)之间的关联。哲学家 Thomas Nagel 巧妙地把客观研究方法称作"没有观察视角的研究方法"(1986)。Dalke 等人(2004)在描述定性研究时认为优质研究应采用"全方位的观察视角",注重"个人视角、个人经验和情境",不应超脱主体,而应纳入主观因素。

　　如下比喻可恰如其分地总结本章节:研究者需纳入主观因素,以全方位视角观察研究景象。我们在本书中已提到过,医学实践仍留存有某些收效甚微的活动,比如效率低下的沟通体系,妨碍病人获益,而医学教育可作为民主力量推动医学实践。医学民主化有望改进病人护理并增强病人安全,也可提振从业人员士气,提升工作满意度。我们也认为,面对工作模式的转变以及随之而来的身份切换,医生需要运用反思式叙述方法向更多受众(包括病人)描述工作内容。医学界一直以来珍视但有时滥用专业自主权,因此这种做法前所未有,但有助于医学界进一步实现监督式民主,以保证医疗质量。再者,我们也认为医学教育过去大体依赖直觉与个例情况分析,但现在更多依靠研究证据,因此医学教育研究促进了医学教育民主化。至于哪些证据形式正当合理,医学界仍未达成共识,但我们寻找理论与实践的证据的过程,也就意味着我们在不断反思监督自身工作或者通过研究促进民主化行为。

　　虽然医学教育研究文化作为变革原动力并未发展成熟且尚未成型,但我们提出了各种方法,为医学教育研究文化的发展提供有利环境并加强或加速其发展。医学教育需在民主制度下发挥重塑医学实践的作用，而在民主形式主要为议会（议会参与者及选民）及代议制民主的国家，医学教育研究主要以监督式民主的形式影响医学教育实践，也就是通过可靠有效的证据保证医学教育质量。此外，批判式思维引导我们质疑研究"有效性"与"可靠性"的含义，体现了监督式民主（Scheurich，1997）。监督式民主通过评估、反馈与反思保证质量，提供证据指导医学教育实践，并不断评估"证据"的性质，从而在伦理道德方面影响医学教育。

（王舟　译）

第四部分
未来的医学教育

第十七章
身份、权力与场所：医学教育何去何从？

最后两章我们将对医学教育新方法进行总结，并且将关于教育的思考拓展到政策层面。本章讨论医学教育未来状况后，下一章将阐述院校提供平台基础以促进教育与政策进行创造性对话的可能。我们力证医学教育能够并理应以有别于现有的模式构建。某些重要的变化已悄然而至，但构建一个有响应力的且具社会责任感的、面向未来的医学教育体系仍然任重道远。许多低效的惯性思维仍持续存在，必须接受挑战。

聚焦教育

到目前为止，我们的关注点一直在教育而并非政策。具体来说，我们已经解释了面向未来的医学教育将如何受益于当代社会文化学习理论实践以及两者对身份构建的共同关注。跨领域学习效力催生新的学习形式，给临床教育者、学术型教师、教育学者以及临床教育研究者带来了新的身份构建。医院提供的急诊监护与社区医院慢性病监护全科诊疗之间界限日渐模糊，而联合诊疗所等服务填补了两者之间的空白，各类医疗保健医师开始接手医生的部分传统常规工作，医学教育学习地点随之发生变化。医学教育全球化的同时，学习地点也拓展到国际平台。权力可以在微观层面上（即医疗团队和医患关系两方面）推动民主的发展，从而影响医学教育，因此我们已对其表现作了一番探讨。

医患关系随着医学教育的方式而改变，我们也已经说明教育方式必然与意识形态紧密相关。为了进一步深入，我们再次采用身份、权力与场所三者关系的框架制定未来医学教育的发展议程。接着我们拓展了这一模型，提出目前明确区分定量研究和定性研究的这一惯例做法无益于未来医学教育的研究进程。确切说，我们认为可以从文化、概念与环境三者之间的相互作用这一不同的角度探究医学教育研究的未来。

医学教育研究承担起了教育实践的举证责任，证明广泛采用如 PBL 等教育实践的合理性，但我们已愈发清晰地认识到，聚焦改进医学教育条件而非聚焦举证，可能更有助于改进医学教育现状。这也激发了研究的关注点，即以学术性教学与教学学术性方式产生的纯研究与纯教学实践间的模糊地带（Boyer，1990；Fincher et al.，2006；McKinney，2004）。过分强调要求临床教师成为专家学者，可能会加重临床圈与非临床学术研究圈之间的矛盾（Albert，2004；Albert et al.，2007）。未来的医学教育研究可能有赖于学术型教师与教学专家两大身份的清晰化构建，这可能会为繁忙、确实没有时间或意愿成为专职科研人员的临床教师卸下包袱。

危机与十字路口重演及方法建议

本书标题"面向未来的医学教育"，乍看像是在预测未来。然而，在第一章我们听从了 Kevin Eva 提出的挑战，即不要预测医学教育的未来，因为我们也知道这样的预测会使我们难堪。Eva 在 2008 年曾警告过，事情的实际发展状况往往会使预言者感到尴尬而不是欣喜若狂。

已故英国小说家 J.G.Ballard 提出了"近期未来"（Ballard，1994）这一概念。我们借鉴了这一概念，并用其描绘医学教育未来的发展。未来与预测正在同步进行，在预测过程中我们也敏锐地察觉到了未来的雏形。当前某些惯例做法和正统观念效率低下，需要我们不假思索予以抵制。通过描述这些过时的实践和观念，我们便可以清晰阐述近期未来的状况。

我们为未来医学教育所需的彻底改革提出的议程包括如下几条。

（1）阐明意识形态问题，为教学实践提供理论选择框架。

（2）解决工作场所和院校之间的矛盾。

（3）管理医学界人士应扮演的多重角色，以适应单一角色不再适用的失控局面。

（4）在医学教育中调动文化批评和文学感受的力量。

（5）解决在医疗实践中对民主的矛盾性抗拒，在医学教育及医学教育研究中发挥民主化力量。

（6）解决主流医学教育形式上的未公开承认的扩张主义，并阐述身份、权力和场所之间相互作用的多种模式。

在制定这几点议程时，我们不是占星预测，而是从 John Seely Brown 和 Paul Duguid 看似矛盾的建议中得到启示，即"前进的道路"不是"向前看"，而是"环顾四周"，再次敏锐觉察到"近期未来"（Brown et al.，2000）。我们不需要无谓的预言，只需判定哪些实践没有成效以及哪些惯例做法效率低下即可。在一些医学教育问题上，例如未来的解剖学教与学、知识为中心的讲授和知识点考试的走向、从课堂转向临床学习的时间节点、医院与社区见习之间的平衡以及以病人为中心的床边教学形式，等等，变化显然是必要的，或者迫在眉睫。事实上，在进步更快的医学院里，这些方面的变化已经开始了。

不过，我们在第一章也提及 Michel Foucault 的见解：当我们尝试进行"当前史"，也就是通过确定其展开的可能性条件来描绘近期未来时，结果显示，事后显而易见的信息在当时并非总是显而易见。例如，缺失的信息和已有的信息就是同等重要的。这些信息不是那么显而易见，其迹象更加微妙和难以察觉。医生，作为诊断专家，做疑难诊断时总是需要抓住缺失的或者隐藏的线索，因而对此非常清楚。贯穿全书，我们一直试图将隐藏的缺失信息挖掘出来，引出关注，引入现实，引发思考。其中最主要的是从病人在问诊中的表述推断出病人并未提及的信息；并学习如何从团队未清晰表述及散在的认知和影响中获取隐含的临床推理经验。

我们借鉴 20 世纪法国心理学家 Michel Foucault 描述的 18 世纪德国哲学家伊曼纽尔·康德的历史学方法阐述医学教育的近期未来。康德认为，任何事物都不能被原始感知，必须要经由诸如时间和空间等概念范畴的筛选才能被认识。Foucault 将这些范畴描述为文化语篇——即人们观察、谈论和实践的方式，且这些方式随时间而演变。Foucault 由此提出问题：诸如疯狂行为、规训与惩罚的方式、自我认同等现象是怎样及为什么会在特定文化背景中形成。他的突出贡献在于为这些现象的出现与合理性阐明了"可能性的条件"（康德提出的概念）。这些可能性的条件因既有语篇相互作用而形成。我们很容易追溯这些可能性条件，从而看清语篇如何催生诸如疯狂行为、自我认同这些现象。

我们举个例子解释当下医学界诸如"病人安全"的语篇是如何构建的。这个语篇由在管理框架下（诸如手术安全清单等流程）围绕一个核心问题（此处指在临床团队等系统内的对话交流质量）的对话与行为方式（如洗手等安全操作）构成。回顾历史，很容易理解关于病人安全语篇的可能性条件是如何形成的。在所有高风险背景下，"安全"都是对导致诸如空难、火车相撞事故与原油泄漏等重大事故的难以接受的风险进行反思行为的目标结果 [人们发现难以接受的风险等级容易引发广受关注的事故（比如空难、火车相撞事故和石油泄漏事故），并对此进行反思，进而高度重视"安全"问题]。

现代航空工业用了约 15 年才从"高风险"行业转化为以"安全至上"或"高可靠性"为文化的行业。这一转变的结果是显而易见的，如现在的航班确实很安全。石油、核能与铁路工业同样经历过类似的安全性变革。而与此同时，药品、手术与住院治疗仍有难以接受的高风险存在（Amalberti et al., 2005）。由于仍未吸收必要价值观以维持安全措施，医疗仍是高风险行业。

医学教育的复杂语篇与医疗中病人安全语篇的论述并非围绕着相同的问题，尽管病人安全问题始终是医学教育领域需要不断提升的方面。我们认为，作为一种语篇，医学教育仍然在反对从根本上转变价值观与实践方式，因为这种转变会导致文化变革。

采用 Foucault 的历史学方法，我们阐述了催生语篇的某些可能性条件，比如教育培养医生的新方式或新浪潮。我们在第一章中就提出，这些条件可以被视为趋势。当关键条件或者一系列趋势汇集、相遇，一个全新的语篇随即诞生——一套受新思维模式影响并且影响新思维模式的实践方式便会出现。全书中我们已举出一些新语篇产生的例子。

医学教育可以视作由一系列相关语篇，比如医学、教育、科学和公共卫生构成。相关语篇的波动使医学教育亦随之而变。然而若语篇的要素相对固定，则语篇本身也相对固定。我们将展示它如何在医学教育历史中制造出矛盾现象：尽管医学教育经历过大量边缘性变化，但医学教育实践的核心没有改变，其节奏仍保持不变。这是我们仔细观察到的现象。当然，我们在本书里呼吁的是医学教育的根本改变，但是我们注意到，首先，医学领域内改变会遇到极大阻力，其次，有时声称的"改变"实际没有发生。比如我们发现现在宣称的"病人中心"理念其实很空洞，实际上并没有把病人视为问题中心。

万变不离其宗

我们将当前医学教育中必须解决的主要错误观点列举如下。

（1）不加批判地接受工具模型，注重技能的培训而不是能力的培养。

（2）医学本科课程设计缺乏重要的早期临床实践。这包括医学生直接接触病人的学习机会减少；医学生与病人接触缺乏连续性，因而无法洞悉疾病发生的社会情境；以及由于强调医生主导的医疗活动而削弱了与病人的沟通。

（3）在团队合作至关重要的时代过分强调个人，进而引发连锁反应，导致体系内沟通不畅，掩盖了病人安全问题的重要性。

（4）模拟学习和医院及社区床边实时学习愈加脱节；以及这种脱节影响到包括沟通技巧在内的临床能力相关评估的生态有效性。

（5）当前医学教育研究以"求证"而非"改进"为鲜明特点，过分关注循证而导致研究成果贫乏。

但是这些错误的观点是否严重到足以构成当前的医学教育整体性的危机？我们在第一章中提及的危机与十字路口在现代各类医学教育文献中也有涉及。读者们完全可以认为，这些危机与转折并不一定代表着一种范式转变。我们借鉴尼采的"永恒回归"学说，认为医学教育中的危机是循环往复的，或者说，医学教育永远处于危机状态。文化陷于危机并不一定会导致相应的文化变革，文化可能会在遭受症状折磨的同时踉跄前行。

在 1969 年《学术医学》上发表的一篇核心论文中，Joseph Martire 报告了美国医学教育中的"危机"。1967 年，美国医学生协会（SAMA）要求医学教育常务委员会处理"学生们在医学教育中发现的整体缺陷与基础缺陷"（Martire，1969）。Martire 做了如下总结。

> 如果要解决美国医学教育的危机，医学教育者们必须做到：开发并实施灵活、创新、有意义且协调一致的新课程体系，……在测试、评分与教学方法上做出必要的改变以顺应课程上的创新……在研究与医学教育两个方面创造新的项目与机会。（Martire，1969）

我们倾向于将 Martire（以及全书中所提到的其他评论家）提到的危机看作慢性症状而不是急性病症。医学教育危机根本不是真正的"危机"，而是一种普遍或阵发性的疾病，其主要症状是瘫痪、对抗性抵制、自卑感和普遍抑郁及普遍焦虑。医学教育当然不可能自 Flexner 以来，在一个严重的危机状态持续一百年！相反，医学教育工作者可能是理想主义者，他们从来不满足于进步的速度。他们缺乏对自己生活的时代的历史感知，就像一些患有短期记忆问题的健忘症病人一样，总有一种不祥的感觉，觉得遗失了什么或者有待办事项未完成，并且会觉得他们渴望的进步是不可能的，甚至是一种错觉。因此，医学教育的主要症状是其缺乏历史视角，而具有讽刺意味的是，了解病人的"病史"又恰恰是医疗工作的核心。

对此我们的反应是：我们厌倦了这种反复出现危机、永远回到几乎相同的十字路口的坊间流言（尽管处于历史的不同点，来自不同的方向），并希望为此做些改变。这些流言掩盖了医学教育的低度自尊，对此我们认为可以通过"面向未来的医学教育"解决。

听听下面学者的声音：19 世纪末的 William Osler、1910 年的 Abraham Flexner 和 2010 年的 Molly Cooke 及他的同事们，他们所指出的医学教育的症结具有惊人的一致性。William Osler（1849—1919）是医师主导式医学教育之父，曾对医学教育状况提出如下批评。

我们如何才能让学生们第三、第四年的学习与第一、第二年的学习一样实用有效呢？我想我们都认为应该这么做。答案是，要把他们从教室里带出来，从阶梯教室里带出来，然后把他们放进门诊，放进病房。（Bean, 1950）

20 年之后，Abraham Flexner（1866—1959），学术主导式医学教育之父，结合他的实地研究结果将医学教育的现状精辟总结为："学生们每一天都被淹没在无穷无尽的课程与背诵中。"Flexner 又进一步批评医学教育未能引导学生从实践经验中学习，写道："医学教育应该同时包括学习与实践；学生很难有效学习，除非对所学知识有所实践"（Flexner, 1910）。换句话说，应该要把学生从教室拉到病人面前。

在 Flexner 的卡内基基金会的报告一百年后，Irby 等人（2010）受卡内基委托为 Flexner 百年诞辰制作一份关于北美医学教育状况的报告，在报告中，他们以谴责控诉的口吻总结出了如下的调查结果。

医学训练不够灵活，时间过长，且没有以学生为中心。对医学生与住院实习医生的临床教育都过分强调掌握知识、临床经验、住院医生的指导和临床教师以及医院的督导,而临床教师分配给教学的时间越来越少,医院也没有多少能力或意愿支持教学任务。通过观察我们发现理论知识与实践学习脱节,对病人群体、医疗服务、病人安全与质量改进的关注度也不够。医学生缺乏对病人体验的整体把握,对医生在社会背景下所扮演的超越普通公民的倡导者角色认识不足。最后,医疗保健行业的发展速度与商业本质往往会阻碍职业基本价值观的传授。(Irby et al., 2010)(我们强调的重点)

我们已经强调过理论知识与在工作场所实践学习脱节这一核心且令人担忧的问题,这一问题显然需要纠正。Osler 与 Flexner 也提到过,医学教育顽疾症结复发,或者从未得到有效治疗,这一点同样需要根治。1910 年与 2010 年卡内基基金会分别发布了一份关于医学教育现状的报告,Martire(1969)(我们之前引用过他的观点)在这两份报告之间发挥了桥梁作用。他认为,如果"传统授课模式仍是医学院主要教学手段",那么"课程体系必须走向创新"。

假设医学教育正在回归相同的基本问题,尽管是通过当时的文化视角折射出来的,但这样的假设并不显得悲观。尽管医学本身已经发生了根本性变化,我们培养医生的方式在过去的近一百年里却没有发生什么根本性变化,也就是"plus ça change, plus c'est la même chose",万变不离其宗。

这一评价公道吗? 当然,我们的确看到了医学教育实施中的巨大变化:尤其是广泛应用 PBL(基于问题的学习)方法,在本科教学中引入螺旋上升式课程体系和选课制,进行安全模拟演练临床技能,采用一系列新的评价体系如 OSCE(客观结构化临床考试),建立阶段性测试、标准化测评与能力检测体系,对包括基础项目构建在内的研究生教育进行全面改革,信息技术革命也对教与学做出了贡献,实施再评估等,这些变化十分明显。我们当然也看到了这些变化,其中许多是渐进的。但是,正如 Osler、Flexner 和 Cooke 及其同事所言,本科生课程仍沿用 Flexner 的 2+2(或 2+3)模式遗留,束手束脚又十分盲目,因为在这个模式中工作场所学习模式与全新的认知学徒制教育法的潜力与意义尚未被挖掘。

为什么医学生在实践之前必须先学习理论? 为什么先学习抽象内容后学习实用内容? 为什么医学院早期教育以科学思维为主导,而非临床应用前景? 为什么仍存在医学生与初级医生身份的割裂?

我们在第一章提及 Foucault(2005)关于新语篇形成的描述,在此我们再次援引他的论点："在我看来，对于思想发展的任一历史阶段而言，关键问题和挑战在于把握一定规模的文化现象在何时真正迎来……一个决定性时刻。"不管问题以何种方式形成，是微小变化如涓涓细流最终汇成江河，还是脱节问题突然急剧爆发，我们坚持我们的观点，面向未来的医学教育终需打破最根深蒂固的现有模式，即教室授课与临床实践无端脱节，这也与真正的"病人中心"的临床实践方式被破坏有关。

Ludmerer（1999）针对北美医学教育史出版了一部颇具影响力的著作，在著作中他也表达了医学教育急需变革的观点（我们在本书开篇章节中探讨过）。我们认为欧洲或环太平洋区域的医学教育并未能克服 Osler 和 1910 年与 2010 年美国卡内基基金会报告提及的问题。

我们通过诸如沧海巨变、身份认同危机和引爆点等短语与隐喻，进一步阐明医学教育如同一种深度转型的文化。但是，我们认为若能有意识地关注并引导，这种巨变便是有意义的，并能够指引面向未来的医学教育。对新生文化的"关注""引导"或塑造依赖于元活动，即清楚描述催生医学教育新语篇的可能性条件。我们出版本书的意图便在于此。本书中，我们将这些可能性条件描述为身份、权力和场所之间不同层次的相互作用。此外，我们广泛呼吁业内人士培养一种新型文化认知以理解这种相互作用的动态性和意义。我们所做的贡献便是具体描述这一文化认知的具体含义。

我们之前讨论过如何理解学习医学的新兴方式，尤其是在工作环境中，这些方式也包括复杂性科学和社会文化学习理论的特殊贡献。这些方法都从本质上挑战了医学教育传统的自主权、个人崇拜与美德伦理。在围绕病人展开的跨专业合作的新时代，更强调社区慢性病人护理与预防用药，我们需要开展诸如合作训练以及运用分布式认知模型培养认知能力的实践活动。

为理解我们所提出的"失控"的医学界局面，学生必须理解上述卡内基研究报告中提及的思维与感受"惯例"。一开始我们就在本书中讨论了似乎是一个显而易见的事实——医学生应当与病人一起学习、向病人学习并围绕病人学习。然而在我们看来，医学教育系统性地剥夺了学生与病人进行真实、持续接触的机会。在临床技能的学习里，我们发现有一些合理、合法的约束引发了模拟学习的革命。当我们对模拟学习的优势高度赞赏之时，我们却也担心模拟学习的文化本身有些脱离现实，实在自相矛盾。我们的贡献之一就是对这一领域提出彻底的批判,此外,由于大量借鉴文学研究与文化研究,我们再次呼吁一种新型认知能力。

再次申明,我们贯穿全书的论点是身份、权力与场所三者间的对话,聚焦点是提升对病人的关怀。为此,我们将第一章出现的小结图(图1-1)扩展并完善为图17-1。

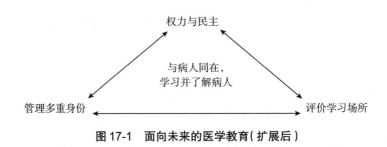

图17-1　面向未来的医学教育(扩展后)

让我们将医学、医学教育和医学教育研究想象成具有共同关注点,即病人护理和病人安全的重叠领域。我们讨论的重心是三个领域间权力运行的两种形式的互动。首先是传统等级制度和民主形式之间的显性互动或主权互动。已有证据表明医学领域的民主架构有助于改善病人医护问题。但是问题依旧存在:临床工作如何民主化?本书的观点是,医学教育可以以集中制(参议制)和代议制民主的形式,成为医学的民主力量。反过来,医学教育研究可以以监督式民主或质量保证的形式,成为医学教育的民主力量,为科学实践与叙事实践提供证据基础。其次,是毛细管力的隐性而微妙的影响。我们提醒读者,医学教育的新形式及其研究机构可能以多种形式出现并构成一种模式,以抵抗主流医学教育语篇的某些要素。

我们已经阐述过各种权力的行使如何构建身份。我们在这方面的贡献是双重的:比如我们诠释了这样的观点,在当今医学界面临"失控"局面且强调"多元"(如综合诊室)、"跨"(如跨专业、跨学科)与"多重"(如多专业、多学科)状况之时,从业者需要管理多重身份(学生、医生、跨专业合伙人、学者、学术教师、教育学者、临床教育者、学术医学教育者)的当代(新生)局面。这些迹象表明医学界对复杂性感兴趣,认为各个要素之间的关系比要素本身更为重要(Mennin, 2010; Bleakley, 2010a)。身份与权力在医学教育全球化趋势兴起之时相遇。医学教育者可能在不经意间用显而易见的西方典范和实践同化另一位医学教育者，那么这又意味着什么呢？

最后，我们深入思考场所如何与权力和身份紧密联系。我们思考所涉及的场所不仅仅是全球，也包括局部地区，即我们讨论过的医学教育场所，如实验室、技能中心、临床和社区医院，又比如当碰上临床医师无法脱身于繁重的医疗服务时，未来的医院与床边教学如何开展？传统医院采用现代野兽派的设计风格，环境漠然冰冷，毫无人情味，当然，从这一点便可以推知医院的实践质量。Moore（2010）描述这些医院如下所述。

> 病人如同身处筒仓……让人眼花缭乱的走廊网连接着一栋栋无窗的建筑，令人无所适从。医院作为生命开始与消逝的地方，你可能会认为这里要建造得富于体面和尊严，然而建造者们似乎并不这么认为。

不只是医院里的病人，这些医院本身也"病了"，或者说"有症状"。有研究表明医院的设计是影响病人疗效的因素之一，后来的建筑师与设计师也受到了这些研究的影响。

新型医院设计，如英国巴斯的环形医院（Moore，2010），不仅通过淡化临床区域与公共空间的明确界限而带来某种意义上的民主，甚至向大众公开手术室，重新定义了医院设计概念，以提升医疗质量与员工满意度。设计还采用了全天然材料与自然光，因此不会带来预算压力和眼部疲劳。人性化的医疗空间与人性化的医疗保健相辅相成。人类的健康与地球的健康一样都是我们共同关注的话题。同样的变革精神激发新的医学教育，并为研究机构注入新的活力。我们不仅要让医院回归本位，为病人提供温情的医疗服务，而且要让所有医疗场所提供同等温馨的医疗环境。

在展望面向未来的医学教育时，本书的副标题——身份、权力与场所，也应视为多元并存的。当下与未来的医学教育者们都应管理好多重身份，并在多种场所发挥多种权力形式的作用。不过，未来医学教育者还需自信地应用反映这些多元性的医学教育认知能力。重要的是，多元化管理也是不确定管理。我们在第一章至第三章提到，医学教育领域重要学者如 Kathryn Montgomery Hunter 和 Kenneth Ludmerer 等坚持认为，在医学教育向新文化转变过程中，对模糊性的容忍和对不确定性的管理将成为实践的核心，这是一个棘手的问题，且仍未在医学实践中得以充分解决。

我们在本书开篇写道："医学教育的目的是通过改进医生工作从而造福病

人"。医学教育在任何历史时期均应以此为使命。不过，当下和未来，我们实现这一目标的可能性条件是什么？我们讨论的话题将延伸到政策对教育的影响作用。

（向明　译）

第十八章
从教育教学到政策：医学教育监管框架

促进教育教学和政策之间的创造性对话

我们已经提到，当下医学教育和医学教育研究领域存在的危机好似疾病症状，周而复始回归爆发，医学教育也长期处于危机状态，原因就在于其内在顽疾未能消除。

国际医学生联合会（IFMSA）于 1980 年（国际医学生联合会，2008）在医学教育政策宣言中声明，"作为准医生，我们对医学教育现状感到忧心忡忡"（我们强调的重点），"如今医学教育基本上遵照传统模式，且采用的教学方法并不恰当，不利于医学生在未来工作中成就卓越"。2008 年该联合会再次发布了这一观点，且宣言中传达的批评态度意味深长，不仅适用于 20 世纪 80 年代时的情形，也契合当下现状。从这个角度看事物的变化，形式上越是千变万化，本质上越是一成不变，万变不离其宗。学生的倡议为政策制定提供了依据，这一点值得鼓励，不过仍需综合考虑其他利益相关者的观点，即公众（病人）、临床医生、学者和政客的观点。然而，我们仍可以深入分析该宣言，从而深入了解政策在医学教育中的大致地位，并促进政策和教育教学之间的创造性对话。

IFMSA 政策宣言声明：医学院校必须明确定义其教育活动的目标。教育目标必须反映医生服务人群的健康需求。医学院校必须与医疗保健规划人员一起确立教育目标，这些规划人员需综合考虑健康需求、医学院校教育工作者和公众代表。

上述声明采用的措辞是"必须做"而非"可以考虑做"，属于命令式指令而非促进性请求，传达了实施课程框架、教学内容与教学过程（教育教学）的坚定态度。然而，该声明并未详细说明课程的教学过程。声明中提及的政策为医学教育指明了方向，但无法为医学教育提供具体方法的依据。IFMSA政策中提到，一所学校可以声称其代表病人群体培训医学生，但是为实现这一教学目标而采用的教育过程可能并未经该学校或政策制定者充分考虑，最终导致政策行不通。政策宣言中虽然隐含以病人为中心（"公众代表"）的理念，但并未详细说明在实际教学中与病人的互动形式（和病人一同学习，从病人身上学习并了解病人）。

我们在整本书中反复指出，自Flexner报告以来，医学教育中便存在一项重大内在顽疾，即在课程设计并在随后的教学和学习过程中将病人降级至次要地位，与教学目标自相矛盾。我们在第十三章中特别提到，很多医学院校课程虽宣称以病人为中心，但实际上在传统"临床前"课程阶段和临床阶段教学时病人却缺席或沦为虚拟角色，师生互动时用"病例"和"症状"指代病人。此外，传统课程更倾向于师生交流（更差的情形是教师独白），而不是在教师支持下让病人与学生互动。反过来，这一现象可能也映射出其背后存在的长期结构性问题：医学院校错误地将教室和诊室割裂开来，致使医学生无法提早在精心设计的支持性学习环境中持续接触病人。

卡内基报告（Cooke et al., 2010）在第一章和第二章中讨论的正是上述Flexner的医学教育结构，讨论了医学教育面临的挑战，并建议开展多项改革，包括入校第一天就安排每位医学生对接"一组病人"。学生长期对接该组病人，以建立医患关系连续健康管理并深入理解此类护理所处的社会情境。我们对这些教学方法表示认同并重申其价值，根据工作本位学习领域的最新研究提供理论依据，并强调了理解身份建构的重要性。

上述医学教育内在顽疾呈现出多种症状，包括一直以来都将教学原理视作研究重点，比如基于问题的学习（PBL）的复杂细节，而忽视了在整个课程中规划基于工作学习的学习体验。研究人员在研究PBL时通常纳入其他学科（比如心理学）的本科生开展对照试验，颇为讽刺。不过，支持这一研究方法的人认为学习原理可以经科学证实并推广迁移至医学教育领域。实践推理理论（第二章和第三章）和情境学习理论（第四章）质疑这一观点，主张为学生提供精心设计以及"工作本位学习"的结构化学习体验并在学习结束后开展工作汇报，强调了深度融合科学学习与工作体验的价值。学生必须习得知识及技能，但也要学习价值观并了解如何构建身份（第五章和第六章），这一观点为工作本位学习提供了关键理论依据。

至于 IFMSA 的政策宣言，我们建议政策制定者需理解课程设计和课程评估等方面的教学问题，包括如何将工作本位学习这一新潮流融入教授与学习过程（Ainley et al., 1999）。工作本位学习通常被称作"认知学徒式教学模式"，着重学习如何"思考"工作与"开展"工作以及如何构建职业身份（也就是医生这一职业身份）。

简要讨论 IFMSA 政策宣言这一学生倡议后，我们针对未来医学教育收集了以下四点主要建议。

1. 医学教育界将临床前课程阶段与临床课程阶段割裂开来，体现了理论必须先于实践且抽象概念必须先于实际应用这一过时观念，这一现象是医学教育领域的主要历史遗留问题（Flexner 遗留顽疾）。医学教育者必须继续运用批判性思维解决（并补救）这一问题。我们呼吁医学生提早与病人密切接触，以聚焦工作实践的现代社会文化学习理论为依据，促进理论与实践的结合。

2. 政策制定者与医学教育者在交流中都必须运用批判性与创造性思维。比如，需禁用推荐"成人学习理论"的政策文件。

3. 政策必须与文化情境相关。医学教育者必须在政策引导下满足当地人群不断变化的健康需求，尊重并维护医学教育地区差异，避免出现千篇一律的情况。

4. 医学教育需以病人为核心，且公众必须参与政策驱动式医学教育。

将病人置于政策中心

本部分内容旨在促进政策与教育教学之间的创造性对话，从而造福病人。在本部分中，我们不按年代顺序回顾医学教育政策。若有读者对这一领域感兴趣，可以轻松查阅历史资料。比如，对北美医学教育政策感兴趣的人可以查阅 Ludmerer（1985, 1999）的重要著作以及 2010 年卡内基报告（Cooke et al., 2010）。对英国医学教育政策感兴趣的读者可以输入网址，查看英国综合医学委员会（GMC）的"医学教育政策历史记录和其他文件"。

尽管医学教育评估流程是影响政策的核心要素，但本节对此亦不予置评。

对医学教育评估的详细探讨和专业总结,可参见如 Wall(2010)在《斯万维克》(2010)一书中标题为"评估:改进实践,影响政策"的一章中的阐述及其他文献。在此,我们希望聚焦的问题是:在展望医学教育未来这一背景下,语篇如何影响并推进政策。在有关医学教育质量的章节中,Corrigan 等(2010)指出质量保障这一中介因素将医学教育实践与驱动这些实践的政策联系在了一起。持续保障质量的愿望驱动着目前所有评估工作,而评估工作又与政策决策相关。过去医生在专业自主权模式下负责保障医学与医学教育质量,且医生将医学教育更多视作一项业余爱好,而非工作职责。这种局面近年来快速发生了变化。

Ludmerer(1999)特别描述了在北美,公众对医疗从业人员丧失信心后如何导致医生失去专业自主权的情况,且大量质量保障机制涌现,比如医学委员会加大干预、行业透明度提高、职业活动中公众的参与增多以及清晰的职业发展流程得以规划(如重新认证与再颁发许可证)。英国 Walport 报告(《医学职业现代化》,2005)专注如何提供学术医学研究,包括培训与储备医学教育人才。医学界正式承认学术医学这一研究领域可为医生提供正当合理的职业发展机会,而不是医生需额外承担的工作职责。英国医学教育者学会(2009)在 John Bligh 主席的指导下发表了医学教育者专业标准框架。该学会的使命是"推进医学教育以造福民众"。

学会作为教育教学与政策交流的场所

尽管这些方案正式将医学教育视作潜在职业方向并因此受到欢迎,但是必定规模小,排他性强,且主要针对那些对医学教育感兴趣的医生。不过,绝大部分临床教学由临床执业医师完成,这些临床医师几乎没有或完全没有接受过教育培训,但热切希望顺利兼顾教育职责和临床服务。为支持教育者的工作,应该与专注质量保障的正规医学教育者群体建立合作关系,并由学会发挥主导作用。医学教育者,尤其是拥有临床背景而非学术背景的医学教育者,虽能在学术临床界拥有自己的一席之地,但不太可能在高等教育界确立自己的身份。比如,尽管英国高等教育学院(于 2004 年成立)在其 24 个学科中心之一中为医学、口腔科学和兽医学提供了政策框架,但是医学教育者更有可能加入仅聚焦于各自专长领域的学术团体(相当于受认可和信赖的实践共同体）。这类共同体不仅在制定政策和保障质量方面发挥极其重要的作用，也可以促进身份构建并可以鼓励其成员探讨所在领域有意义的教育实践。

医学教育学术团体包括：美国医学院协会（AAMC）、澳大利亚与新西兰医学教育协会、加拿大医学教育协会（CAME）、英国医学教育研究协会（ASME）、荷兰医学教育协会（NVMO）、欧洲医学教育协会（AMEE）等。这些协会都在全球设有分支业务。

英国医学教育者学会（Bligh et al., 2007）积极尝试开展组织变革，比如重新认证、资质认证、设立国家标准、引入教师资质认证、安排职业路径，等等，这一前瞻性的学会被明确视作专业机构而非学术团体。该学会明确参与到国家政策制定且不附属于任何单一机构。相比之下，北美学会附属于单一机构且加入会员可提供职业与财务奖励（纳入会员采用邀请制或竞争筛选制）（Irby et al., 2004）。

此类学术团体和专业机构促进政策与教育教学在共同基础上展开批判性与创造性对话，并表达实践共同体在医学教育文化方面的关注，授予成员医学教育者身份，同时深化临床教师的身份（我们在第七章中讨论过），让临床教师身兼"学术教师"与"教学领域学者"两种身份。医学教育者身份得到丰富后便填补了次要兼职教育者与学术研究者这两种身份之间的空白。学术团体也通过讨论会、研讨会、特别兴趣小组、教育项目、期刊、新闻邮件和电子公告发展人际关系网络，促进技能与知识更新、分享最佳实践、汇报工作以便同行评议并获取反馈、反思实践从而学习经验教训，最重要的是，通过同行评审认证、奖项、奖学金和公众认可正式表彰成员在各自领域内取得的成就。

政策即文本

我们呼吁政策与教育教学之间应开展建设性且富有成效的对话，而医学教育学术团体和学会目前提供了政策与教育教学交流的环境。此类学术团体和学会可以提出政策建议或游说政策，但通常不正式干预课程结构设置。课程结构通常由各州医学委员会或国家医学委员会设置，各个委员会对教育教学发展的敏感度不一致。

Musick（1998）指出，政策分析通常在整体课程评估层面开展，而非针对个体教师进行，所以实际上很难判定医学院校、工作中学习的场所和研究生中心日常应采用哪种教学法。何为教师个体特有的传授知识的教学法、教学模式和课程模式偏好呢？

若政府雇用一家独立机构或国家机构参与维持标准[比如英国高等教育质量保障署（QAA）]并保证高等教育质量，那么从理论上说，机构（比如医学院校）与政府组织之间可以就课程设计、课程实施和教师质量展开交流，且实际上交流形式更多是对话而非审查。此类质量保证合作项目原则上并不是"审查"项目，而是旨在促进评估者与执业医生开展建设性对话，并将学生体验质量作为共同关注的对象。Gelmon（1996）警告称资质认证环节更多倾向"审查"性质而非对话性质，须规避这一危险。医学院校等机构若已经实现了民主合作式健康环境与跨学科思维方式，那么在对质量进行自我评估时，就已为合作式而非审查式质量保障框架定下了基调。

自20世纪80年代以来，质量保障方面的最大变化便是将重点从参考专家观点转向收集质量证据。质量证据通过精心设计的评估方案收集，且设计评估方案时，需综合参照大量利益相关方的观点（包括病人观点，也就是医学教育所设计服务对象的观点）。再者，我们并不探讨政策评估本身，而是着重研究政策作为一种文本和语篇如何得以形成。哪些做法正当合理，何以抵制主导性实践？另外，不久的将来质量保障方面又会如何发展？

"质量"的定义方式影响着质量保障实践。有关质量的定义各异，我们可将质量定义视作提及或探讨质量的各类文本。每份文本以不同方式构建"质量"这一概念，并为其赋予不同含义。"质量"至少可解读为政治、教育、经济、科学、现象学、美学、伦理、国际、历史、精神和性别化文本。我们在整本书中已从历史文本这一维度探讨了医学教育。尽管我们认为精神文本是一项重要话题，但几乎没有文献从精神文本这一维度探讨医学教育。医学教育显然可解读为性别化文本，具有传统男性化特征且强调英雄式个人主义，然而，医学教育如今显然正向偏女性化方向过渡，不仅因为进入医学行业的女性数量超过男性，也因为医学教育更多聚焦协作活动，而非竞争活动（尤其是适用社会学习理论时）。

明显提及医学教育质量的一类政策"文本"是"**政治**"文本。政治（political）和政策（policy）有相同的词源，即古希腊语中的"polis"，指代城市和居住在城市中制定法律和习俗的人（demos）。我们已提到，医学教育有助于促进医学民主化，因为医学教学方式会影响医学实践。若未来医疗真正以病人为中心，且医学生学医时将病人视作核心要素，便能为医生赋予新身份。人们期盼真正意义上的民主，但这一愿望尚未实现。同样，医疗民主化虽已酝酿了一个世纪之久，但医疗行业也尚未出现真正意义上以病人为中心的医疗实践标准。

我们认为政策决策在不久的将来势必会造就医学教育民主化并促进以病人为中心的思维方式。上述道理虽显而易见，但医学界仍面临不争的事实：目前医学教育既不民主，显然也未能将病人视作重点关注对象。医学教育虽口头支持这一理想，但却未能落实到行动上。我们预计医学教育研究能够提供证据基础（包括从叙事研究的视角提供证据），从而促进医学教育民主化，实现监督式民主形式或强化质量保障。

由于医学教育政策与质量保障相关，我们也应该将医学教育政策视作**教育**文本。这个道理同样显而易见，特别提出稍显奇怪。不过，在本章开头我们也重申过，当前医学教育所采用的教育教学形式有局限性，因此我们更专注于挑战这一传统教育形式，并激发人们对更复杂教育框架的兴趣。我们预计在不久的将来，会有更多人对医学教育质量感兴趣，并从根本上挑战传统教育教学。我们认为社会文化教育教学将成为主流教学形式，为医学教育提供依据和思路。

正如我们在整本书中详细探讨的一样，目前为医学教育提供依据的工具价值组合，是将来我们必定要应对的问题。传统价值组合表现为狭隘的技术理性思维方式，重培训轻教育，且重岗位技能轻潜能。从严格意义上说，潜能指工作潜力，而岗位技能指实际工作表现。虽然医疗等行业采用绩效评估制较为合理，但这一制度应用不当，不利于学习潜能的开发。我们在第一章中也探讨了医学教育领域开发学生潜能的趋势，这一趋势目前常被称作追求"卓越"。大量政策关注如何在医学教育领域实现卓越，这意味着在不久的将来我们会大幅完善"还行"的评判标准（还行"the good enough"是岗位技能"competency"的词根）。医学教育者不应满足于岗位技能或"还行"（Tooke，2007）。

工具性思维之所以成为主流思维方式可能是因为医学教育重视经济价值与功能而非审美价值与形式。医学教育的特点体现在：任何事物都必须有用途，否则便沦为废物。创意必须有实际用途，其本身内在价值却经常被忽略；在研究结果必须能够迅速投入实际应用的情况下，"蓝天研究"（即没有直接实用价值的基础科研）被视作一种奢侈。质量本身更多地被赋予工具性质，被视作**经济**文本。质量保障的实际成本是多少？不久的将来实施经济紧缩后，医学教育会如何进展？培养医生的成本已然高企，我们不能再增加负担了。

虽然看似自相矛盾，但我们必须量化并检测研究质量，也就是评判研究价值。反过来价值可以通过研究成果评估（比如期刊影响因子）的方式实现转化并获得经费支持（比如中央政府经费）。医学教育必须考虑成本效益以应对长期资金不足的困境，因此不久的将来出现上述局面也在意料之中。不过，政策制定者紧缩医学教育研究也会带来意外收获。比如，目前医学教育面临成本失控的问题，而其中一项成本便源自模拟学习。由于过分关注模拟逼真度，模拟学习代价高昂。若我们重新思考学习地点，让医学生重返真实情境学习，并在必要情况下（考虑到社会伦理或法律因素）辅以技术含量低的仿真学习手段，那么，高科技人体模型和昂贵的模拟手术室被淘汰的局面可能指日可待（Kneebone et al.，2006）。

质量将日益转变为科学文本。政策分析框架已从早期社会科学框架转向信息科学框架（Musick，1998）。Pawson等（2005）指出，循证政策干预需依托复杂社会制度发挥作用，因此实际实施必然复杂。从他们对卫生政策评估的研究可以推断得知，政策关联医学教育不会如"灵丹妙药"般解决问题，但能提供有意义的见解。即使是精心设计的研究也经常会出现对研究结果的解读互相冲突的情况，且医学教育研究可能充其量只能提供探索性证据而非解释性证据。更务实的评估方法聚焦于情境，也就是评估在什么情况下对谁而言最佳做法是什么。虽看似自相矛盾，但若想更科学地评估医学教育质量，最好不要聚焦普遍原则，而应围绕本地制度新特性开展评估。比如，评估本地课程时应参照规定的理论框架与基本假设，并依据当地选民提供的反馈。Pawson等（2005）指出："面对复杂问题，务实的评估工作并不刻意简化答案。评估结果不能为政策制定者或管理者指明某一项措施是否可行，但却能帮助政策与实践群体从实践角度详尽了解复杂社会干预，进而在国家、区域或本地层面上规划和执行项目时获益更大"，我们认为这段话提示了政策框架内评估研究的短期发展方向。

质量也集现象学、伦理与美学文本于一身。我们联合这三个要素表达（刻画）职业身份。宏观层面的医学教育政策（比如政府受政治影响的干预措施）与政府微观层面（在政府微观层面，政策构建身份）密切关联。英国综合医学委员会（GMC）最佳医疗实践与最佳医学教育准则不仅设置了实践课程，还设置了身份构建课程，赋予医生四重身份：科学家、具有职业道德的专业人士、研究者和教育者（比如综合医学委员会 2009）。现象学文本从实践经验、个人品质、关系和身份管理维度探讨医疗从业者"是谁"以及"能够成为谁"。"优质"的医生务必在美学和伦理方面"塑造自我"，以成为医疗专业人员（Bleakley，2010b）。

目前业界对专业素质和身份构建兴趣浓厚，而医学教育又与医生的科学家新身份相关，因此我们认为短期内对医学教育的兴趣会日益浓厚。Nelson和 McGuire（2010）在前人研究的基础上（Pauli et al.，2000a，b），定义了医生的基本身份，即医生作为一名科学家需遵循整体治疗观念并能娴熟应对复杂状况。在 Nelson 和 McGuire（2010）看来，"遗传学是医学实践动态变化的缩影"，而未来医学教育者作为信息科学家需要应对这一变化。遗传学变革"体现了如下变化，如同风暴般席卷而来，势不可挡：临床意义尚未确定的原始数据总量呈指数级增长；通过互联网可轻松获取大量数据；对医生与病人之间关系的预期发生变化；且医疗保健服务发展出独有机制。"

医学教育于不久的将来必须接受并适应遗传学变革带来的变化，并以信息科学的视角看待整体医疗保健服务。一个崭新世界可能就此诞生，容易导致病人被物化为"设备读数"。Nelson 和 McGuire（2010）也指出，医学界"需要从专注事实性知识转为专注数据管理与数据阐释"。

医学教育与未来政策的互动最终可解读为国际文本与跨学科文本。近期未来医学教育势必以"跨界性 inter-""综合性 poly-"和"多科性 multi-"为标准，而这一"多样性"特点也正是"国际"和"跨学科"两者都具有的特质。我们之前已经描述了身份、场所和权力相互作用的新现象从而提及了这一标准，比如管理多重身份、设立多科门诊和通过民主沟通框架开展多学科团队合作的标准实践以保证病人安全。临床医护中将出现新型互文性（Orr，2003），要求医学教育者掌握多种学科语言并熟练应对跨学科与超学科情形。

这种多样性（或"综合性 poly-"）通常可以通过日益复杂精妙的信息技术与通信技术得以实现。这些技术可帮助用户同时管理多项任务并获得学习的新技巧，比如习得学习方法、在学习过程中开展批判性评估以及了解驱动学习行为的价值观。

医学教育政策文本的跨界性（"inter-"），也体现为其"国际性"（inter-）。医学教育政策在建立共同框架并规范专业认证时,能超越政治、种族、性别等界限吗？所建立的国际标准不仅适用于医学教学与学习,也适用于医学教师认证吗？在第十二章中,我们警示过,如果认为西式医学教育能轻松输出国门而不受当地文化抵制,则需注意这种认识中隐含的强制和霸凌倾向。医学教育政策作为国际文本也面临相同问题。

我们在第十二章中指出,Karle(2008a)将世界医学教育联合会的医学院校课程国际认证政策描述为"保证医学教育质量的一股浪潮"。为保证教育质量,"需要定义标准"并"引入高效透明的认证体系"。为此,我们又需要开展元实践以认证从事认证的人员。不过,通过国际化与全球化实现医学教育标准化有违医学教育的另一大美德,即尊重并包容差异(体现在平等对待所有病人这一核心美德上),因而此类质量保证工作看似值得称赞,实则自相矛盾。

因此,Karle(2008b)指出,建立医学教育课程国际标准与质量保障机制,终归是为了实现标准化,也就是"制定可用于评估医学院校的准则"并"促进建立国家认证体系和其他质量保障工具,从而为医学院校课程元认知打下基础"。

北美医学院校采用本国质量保障框架筛选来自全球各地医学院校且在美国找工作申请居住权的毕业生(van Zanten et al., 2010),这一做法看似完全合乎情理,但是除了保证质量以外,也可能被解读为对学习文化差异的抗拒。当然,拓宽视野才能更好地保证质量,不能只局限于 van Zanten 等人(2010)所说的"Flexner 式全球影响力"？这篇文章(van Zanten et al., 2010)开头十分怪诞:"Abraham Flexner100 年前发表的医学教育报告如今在美国仍具影响力,不过其全球影响力仍是未知数"。实际上,这几位作者仍然沿用 Flexner 首创的框架作为认证标准。这不就印证了我们之前的说法:事物的变化,形式上越是千变万化,本质上越是一成不变,万变不离其宗？

我们呼吁医学教育界开展彻底变革以摆脱 Flexner 留下的阴影,为此还制定了变革议程:先是重新规划了医学教育教学,并已在医学教育教学与政策之间开展了潜在创造性对话。

结束语

我们在本书开头提到,目前医学教育领域存在"危机"并来到了"十字路口"，并就此阐述了我们的立场。我们认为，尽管长期资金不足与政策导向不明等结构性问题一直困扰着医学教育界，但更深层次的顽疾仍未得到解决，医学教育与医学教育研究一直缺乏历史视角且与理论脱节。也有大量医学教育与医学教育研究工作确实既回溯历史也借鉴理论，但这只是特例，并非普遍情况。当然，我们也提到过，医学教育与医学教育研究虽有借鉴理论，但所采用的理论不够前沿或在颠覆传统方面通常不够激进。在我们看来，这些问题导致医学教育领域焦虑与自暴自弃的顽固症状自 Flexner 报告以来以不同形式反复出现，而临床前课程与临床课程分割的结构性问题更是加重了这些症状。

为了解决这些内在顽疾，我们在本书中首先回溯历史借鉴大量理论，为所谓面向未来的医学教育提供理论依据。课程设计（包括设计教学与学习过程，以及针对这些过程的成效设计研究方法）所借鉴的理论框架源自历史分析。我们的"理论"尽管丰富且繁复，但本身都根植于医学生与医生所需的实践知识。因此，我们的中心论点在于，医学课程设计应注重工作本位学习。

"工作本位学习"指的是临床团队与个别医生一起探讨如何满足病人需求。整个过程由病人驱动。医学生的学习应该源自病人、陪伴病人并围绕病人，这是医学教育的核心，也是面向未来医学教育的基础。当然，在医学教育领域已有人开展大量出色工作，真正做到以病人为核心。不过，仍有很多人虽承诺将病人置于事业核心位置，但实际却未能兑现承诺。其实，医学教育对医疗实践无意中伤害病人的问题视而不见，不愿解决这一问题，令人深感忧虑。我们所说的并非医疗技术失误导致的医源性疾病，而是非技术问题（如沟通问题）引发的医疗失误。有研究结果表明，70% 的医疗失误源自临床团队内部沟通不足，因而违背了医学"不伤害"第一原则，而这类失误中有约 50% 可通过改进沟通与团队合作教育得到解决（Kohn et al.，1999）。此外，尽管近30 年来医学教育界一直以研究结果为依据，针对医疗沟通开展教学活动，但总体而言，医生与病人仍然缺乏沟通，医疗实践仍以医生为核心而非以病人为核心（Roter et al.，2006）。因而，病人不再处于医学教育核心位置，而是被边缘化，颇为矛盾。

医学教育（包括医学教育领域内的研究、教学、政策制定、管理、学术研究等一切工作）旨在造福病人。病人的医护和安全应该能够通过改进医学教育得到改善。我们需要颠覆医学教育中将医学生与病人分隔开来的做法，这一做法无论从道德角度还是从教学法角度看都不合情理。通过规划政策架构、进行课程设计和应用实地教学法实践等干预手段，便可塑造朝气蓬勃且面向未来的医学教育。我们对这一工程满怀热忱，希望本书读者也能受我们感染，以病人福祉为核心，为医学教育变革贡献自己的力量。

（王舟　译）

参考文献

Academy of Medical Educators. (2009). *Professional standards*. London: Academy of Medical Educators(December).

Agamben, G. (1998). *Homo sacer: Sovereign power and bare life*. Palo Alto: Stanford University Press.

Ainley, P., & Rainbird, H. (Eds.). (1999). *Apprenticeship: Towards a new paradigm of learning*. London: Routledge.

Albert, M. (2004). Understanding the debate on medical education research: A sociological perspective. *Academic Medicine*, 79, 948-954.

Albert, M., Hodges, B., & Regehr, G. (2007). Research in medical education: Balancing service and science. *Advances in Health Sciences Education: Theory and Practice*, 12, 103-115.

Alcoff, L. M., & Mendieta, E. (Eds.). (2003). Identities: Race, class, gender and nationality. Oxford: Blackwell.

Alderson, T. S. J., & Bateman, H. (2002). Doctors telling stories: The place of anecdote in GP registrar training. *Medical Teacher*, 24, 654-657.

Allard, J., Bleakley, A., Hobbs, A., & Vinnell, T. (2007). "Who's on the team today?" The status of briefing amongst operating theatre practitioners in one UK hospital. *Journal of Interprofessional Care*, 21, 189-206.

Alvesson, M., & Skoldberg, K. (2000). *Reflexive methodology: New vistas for qualitative research*. London: Sage.

Amalberti, R., & Auroy, Y. (2005). Five system barriers to achieving ultra safe health care. *Annals of Internal Medicine*, 142, 756-764.

Amin, Z., Khoo, H. E., Gwee, M., Koh, D. R., & Tan, C. H. (2005). Medical education in Southeast Asia: Emerging issues, challenges and opportunities. *Medical Education*, 39, 829-832.

Anderson, H. , & Styles, M. (2000). *Teaching through texts*. London: Routledge.

Applebee, A. N. (1996). *Curriculum as conversation: Transforming traditions of teaching and learning*. Chicago: University of Chicago Press.

Arluke, A. (1980). Roundsmanship: Inherent control on a medical ward. *Social Science & Medicine, 14A*, 297-302.

Arras, J. D. (1999). Getting down to cases: The revival of casuistry in bioethics. In J. L. Nelson & H. L. Nelson(Eds.), *Meaning and medicine: A reader in the philosophy of health care* (pp.133-146). London: Routledge.

Ashcroft, B. , Griffiths, G. , & Tiffin, H. (Eds.). (2004). *The post-colonial studies reader*. London: Routledge.

Ashley, P. , Rhodes, N. , Sari-Kouzel, H. , Mukherjee, A. , & Dornan, T. (2009). 'They' ve all got to learn'. Medical students' learning from patients in ambulatory(outpatient and general practice)consultations. *Medical Teacher*, 31, e24-31.

Atkinson, P. A. (1995). Medical talk and medical work: The liturgy of the clinic. London: Sage.

Baetz, M. , & Toews, J. (2009). Clinical implications of research on religion, spirituality, and mental health. *Canadian Journal of Psychiatry, 54*, 292-301.

Ballard, J. G. (1994). *Myths of the near future*. London: Vintaqe.

Ballard, J. G. (1998). *High rise*. London: Flamingo.

Barone, T. (2000). Aesthetics, politics, and educational inquiry: Essays and examples. New York: Lang.

Barry, C. A. , Stevenson, F. A. , Britten, N. , Barber, N. , & Bradley, C. P. (2001). Giving voice to the lifeworld. More humane, more effective medical care? A qualitative study of doctor-patient communication in general practice. *Social Science & Medicine, 53*, 487-505.

Barthes, R. (1977). The death of the author. *Image-Music-Text*. London: Fontana.

Baudrillard, J. (1983). *Simulations*. New York: Semiotext(e).

Baudrillard, J. (1990). *Seduction*. London: Macmillan.

Baudrillard, J. (1994). *Simulacra and simulation*. Ann Arbor: University of Michigan Press.

Baudrillard, J. (2005). *The intelligence of evil or the lucidity pact*. Oxford: Berg.

Bauman, Z. (2000). *Liquid modernity*. Cambridge: Polity.

Bauman, Z. (2004). *Identity*. Cambridge: Polity.

Bauman, Z. (2007). *Liquid times: Living in an age of uncertainty*. Cambridge: Polity.

Bean, W. B. (Ed.). (1950). *Osler W: Aphorisms*. New York: Henry Schuman.

Becker, H. S., Geer, B. , Hughes, E. C., & Strauss, A. L. (1980). *Boys in white*. New Jersey: Transaction.

Bellah, R. N., Madsen, R., Sullivan, W. M., Swidler, A., & Tipton, S. M. (2007). *Habits of the heart: Individualism and commitment in American life*(3rd ed.). Berkeley: University of California Press.

Benjamin, W. (1999). *Illuminations*. London: Pimlico.

Bereiter, C., & Scardamalia, M. (1993). *Surpassing ourselves: An inquiry into the nature and implications of expertise*. Chicago: Open Court.

Berlin, I. (2003). *The crooked timber of humanity: Chapters in the history of ideas*. London: Pimlico.

Berwick, D. M. (2004). *Escape fire: Designs for the future of health care*. San Francisco: Jossey-Bass.

Bhabha, H. (2004). *Location of culture*(2nd ed.). London: Routledge.

Bleakley, A. (1998). Learning as an aesthetic practice: Motivation through beauty in higher education. In S. Brown, S. Armstrong, & G. Thompson(Eds.), *Motivating students. Staff and educational development series*(pp. 165-172). London: Kogan Page.

Bleakley, A. (1999). From reflective practice to holistic reflexivity. *Studies in higher education, 24*, 315-330.

Bleakley, A. (2000a). Adrift without a life belt: Reflective self-assessment in a post-modern age. *Teaching in Higher Education, 5*, 405-418.

Bleakley, A. (2000b). Writing with invisible ink: Narrative, confessionalism and reflective practice. *Reflective Practice, 1*, 11-24.

Bleakley, A. (2001a). From lifelong learning to lifelong teaching: Teaching as a call to style. *Teaching in Higher Education, 6*, 113-116.

Bleakley, A. (2001b). *Using the ward round for teaching and learning: How do junior doctors learn from consultants through ward-based teaching?* Proceedings of the 2nd International Conference on Researching Work and Learning University of Calgary, 329-335.

Bleakley, A. (2002a). Pre-registration house officers and ward-based learning: A 'new apprenticeship' model. *Medical Education, 36*, 9-15.

Bleakley, A. (2002b). Teaching as a gift: The gendered gift and teaching as hospitality. In G. Howie & A. Tauchert(Eds.), *Gender, Teaching and Research in Higher Education*. London: Ashgrove.

Bleakley, A. (2004). Doctors as connoisseurs of informational images: Aesthetic and ethical self forming through medical education. In J. Satterthwaite, E. Atkinson, & W. Martin

(Eds.), *Educational counter-cultures*: *Confrontations*, *images*, *vision*. London: Trentham.

Bleakley, A. (2005). Stories as data, data as stories: Making sense of narrative inquiry in clinical education. *Medical Education*, *39*, 534-540.

Bleakley, A. (2006a). Broadening conceptions of learning in medical education: The message from teamworking. *Medical Education*, *40*, 150-157.

Bleakley, A. (2006b). A common body of care: The ethics and politics of teamwork in the operating theatre are inseparable. *Journal of Medicine and Philosophy*, *31*, 1-18.

Bleakley, A. (2006c). "You are who I say you are": The rhetorical construction of identity in the operating theatre. *Journal of Workplace Learning*, *17*, 414-425.

Bleakley, A. (2009). Curriculum as conversation. *Advances in Health Sciences Education*: *Theory and Practice*, *14*, 297-301.

Bleakley, A. (2010a). Blunting Occam's razor: Aligning medical education with studies of complexity. *Journal of Evaluation in Clinical Practice*, *16*, 849-855.

Bleakley, A. (2010b). Becoming a medical professional. Chapter 7. In L. Scanlon(Ed.), '*Becoming' a professional*: *An interdisciplinary analysis of professional learning*. New York: Springer(in press).

Bleakley, A. , & Bligh, J. (2009). Who can resist Foucault? *The Journal of Medicine and Philosophy*, *34*, 368-383.

Bleakley, A. , Farrow, R. , Gould, D. , & Marshall, R. (2003a). Making sense of clinical reasoning: Judgment and the evidence of the senses. *Medical Education*, *37*, 544-552.

Bleakley, A., Farrow, R., Gould, D. , & Marshall, R. (2003b). Learning how to see: Doctors making judgments in the visual domain. *Journal of Workplace Learning*, *15*, 301-306.

Bleakley, A. , Hobbs, A. , Boyden, J. , & Walsh, L. (2004). Safety in operating theatres: Improving teamwork through team resource management. *Journal of Workplace Learning*, *16*, 83-91.

Bleakley, A. , Boyden, J. , Hobbs, A. , Walsh, L. , & Allard, J. (2006a). Improving teamwork climate in operating theatres: The shift from multiprofessionalism to interprofessionalism. *Journal of Interprofessional Care*, *20*, 461-470.

Bleakley, A. , Marshall, R. , & Brömer, R. (2006b). Toward an aesthetic medicine: Developing a core medical humanities undergraduate curriculum. *Journal of Medical Humanities*, *27*, 197-214.

Bleakley, A., Brice, J., & Bligh, J. (2008). Thinking the post-colonial in medical education. *Medical Education*, *42*, 266-270.

Bligh, J. (1995). The clinical skills unit. *Postgraduate Medical Journal*, *71*, 730-732.

Bligh, J. (1998). Commentary: Where medical education matters. *Medical Education*, *32*, 573.

Bligh, J. (2003). Nothing is but what is not. *Medical Education*, *37*, 184-185.

Bligh, J., & Bleakley, A. (2006). Distributing menus to hungry learners: Can learning by simulation become simulation of learning? *Medical Education*, *28*, 606-613.

Bligh, J., & Brice, J. (2007). The academy of medical educators: A professional home for medical educators in the UK. *Medical Education*, *41*, 625-627.

Bligh, J. , & Brice, J. (2008). What is the value of good medical education research? *Medical Education*, *42*, 652-653.

Bligh, J., & Brice, J. (2009). Further insights into the roles of the medical educator: The importance of scholarly management. *Academic Medicine*, *84*, 1161-1165.

Bligh, J., & Parsell, G. (1999). Research in medical education: Finding its place. *Medical Education*, *33*, 162-163.

Blum, R. H., Raemer, D. B. , Carroll, J. S., Sunder, N. , Feinstein, D. M., & Cooper, J. B. (2004). Crisis resource management training for an anesthetics faculty: A new approach to continuing education. *Medical Education*, *38*, 45-55.

Boaden, N. , & Bligh, J. (1999). *Community-based medical education: Towards a shared agenda for learning*. London: Hodder Arnold.

Bogard, W. (1996). *The simulation of surveillance: Hypercontrol in telematic societies*. Cambridge: Cambridge University Press.

Borrill, C. S., Carletta, J., Carter, A. J., Dawson, J. F., Garrod, S., & Rees, A., et al. (2000). *The effectiveness of health care teams in the national health service*. Aston Centre for Health Service Organization Research, Aston Business School, University of Aston.

Boshuizen, H. P. A., & Schmidt, H. G. (2008). The development of clinical reasoning expertise. In: J. Higgs, M. A. Jones, S. Loftus, & N. Christensen. (Eds.), *Clinical reasoning in the health professions*(3rd ed. , pp. 113-122). London: Elsevier.

Boud, D. (1987). *Developing student autonomy in learning*. London: Routledge.

Boyer, E. (1990). *Scholarship reconsidered: Priorities of the professoriate*. San Francisco: Jossey-Bass.

Bradley, P. (2006). The history of simulation in medical education and possible future directions. *Medical Education*, *40*, 254-262.

Bradley, P. , & Bligh, J. (1999). One year's experience with a clinical skills resource centre. *Medical Education*, *33*, 114-120.

Bradley, P., & Bligh, J. (2005). Clinical skills centers. *Medical Education*, *39*, 649-650.

Bradley, P. , & Postlethwaite, K. (2003). Simulation in clinical learning. *Medical Education*, 37(Suppl. 1), 1-5.

Branch, W. T. (2001). Small-group teaching emphasizing reflection can positively influence medical students' values. *Academic Medicine*, *76*, 1171-1172.

Briggs, M. I. , & Myers, P. B. (1995). *Gifts differing: Understanding personality type*. London: Davies-Black.

British Medical Association. (2008). *The role of the patient in medical education*. London: BMA Medical Education Subcommittee.

Britten, N. (2005). Making sense of qualitative research: A new series. *Medical Education*, *39*, 5-6.

Brookfield, S. (1986). *Understanding and facilitating adult learning*. Buckingham: Open University Press.

Brown, J. S., & Duguid, P. (2000). *The social life of information*. Boston: Harvard Business School Press.

Bruner, J. (2002). *Making stories: Law, literature, life*. New York: Farrar, Straus & Giroux.

Calman, K. (2006). *Medical education: Past, present and future: Handing on learning*. Oxford: Churchill Livingstone.

Campbell, J. K., & Johnson, C. (1999). Trend spotting: Fashions in medical education. *British Medical Journal*, *318*, 1272-1275.

Carter, Y. , & Jackson, N. (2008). *Medical education and training: From theory to delivery*. Oxford: OUP.

Casey, E. (1998). *The fate of place: A philosophical history*. Berkeley: University of California Press.

Cassell, J. (1991). *Expected miracles: Surgeons at work*. Philadelphia: Temple University Press.

Castenell, L. A., & Pinar, W. F. (Eds.). (1993). *Understanding curriculum as racial text: Representations of identity and difference in education*. New York: SUNY Press.

Centeno, A. M. (2006). *The program and context of medical education in Argentina*. *Academic Medicine*, *81*, 1081-1084.

Chaiklin, S. , Hedegaard, M. , & Jensen, U. J. (2003). *Activity theory and social practice: Cultural historical approaches*. Aarhus: Aarhus University Press.

Chen, F. M., Bauchner, H., & Burstin, H. (2004). A call for outcomes research in medical education. *Academic Medicine*, *79*, 955-960.

Chesney, M. (2001). Dilemmas of self in the method. *Qualitative Health Researcher*, *11*, 127-135.

Christensen, L. (2004). The Bologna process and medical education. *Medical Teacher*, *26*, 625-629.

Ciborra, C. (Ed.). (2000). *From control to drift: The dynamics of corporate information infrastructure*. Oxford: OUP.

Cixous, H. (1991). *Coming to writing and other essays*. Cambridge: Harvard University Press.

Cixous, H., & Clément, C. (1986). *The newly born woman*. Minneapolis: University of Minnesota Press.

Clark, A. (2002). *Being there: Putting brain, body, and world together again*. London: MIT Press.

Clark, A. (2008). *Supersizing the mind: Embodiment, action, and cognitive extension*. Oxford: OUP.

Conaboy, K. A., Nugmanova, Z., Yeguebaeva, S., Jaeger, F., & Daugherty, R. M. (2005). Central Asian republics: A case study for medical education reform. *The Journal of Continuing Education in the Health Professions*, *25*, 52-64.

Cook, G. , Gerrish, K. , & Clarke, C. (2001). Decision-making in teams: Issues arising from two UK evaluations. *Journal of Interprofessional Care*, *15*, 141-151.

Cook, M. , Bordage, G. , & Schmidt, H. (2008). Description, justification and clarification: A framework for classifying the purposes of research in medical education. *Medical Education*, *42*, 128-133.

Cooke, M. , Irby, D. M. , Sullivan, W. , & Ludmerer, K. M. (2006). American medical education 100 years after the Flexner Report. *The New England Journal of Medicine*, *355*, 1339-1344.

Cooke, M. , Irby, D. M. , & O' Brien, B. C. (2010). *Educating physicians: A call for reform of medical school and residency*. San Francisco: Jossey-Bass.

Cornwell, J. (Ed.). (2004). Explanations: *Styles of explanation in science*. Oxford: OUP.

Corrigan, O., Ellis, K., Bleakley, A., & Brice, J. (2010). Quality in medical education. In T. Swanwick. (Ed.), *Understanding medical education: Evidence, theory and practice*(pp. 379-391). Oxford: Wiley-Blackwell.

Coulter, A. (2002). *The autonomous patient: Ending paternalism in medical care*. London: TSO.

Cresswell, J. W. (2008). *Research design: Qualitative, quantitative, and mixed methods approaches*(3rd ed.). London: Sage.

Crook, C. (2002). Learning as cultural practice. In M. R. Lea & K. Nicoll. (Eds.), *Distributed learning: Social and cultural approaches to practice*(pp. 152-169). London: Routledge.

Culler, J. (1997). *Literary theory: A very short introduction*. Oxford: OUP.

Culler, J. (2006). *The literary in theory(cultural memory in the present)*. Palo Alto: Stanford University Press.

Curry, L. (2002). Individual differences in cognitive style, learning style and instructional preference in medical education. In G. R. Norman, C. P. M. van der Vleuten, & D. Newble. (Eds.), *International Handbook of Research in Medical Education(pp. 263-276)*. Dordrecht: Kluwer.

Custers, E. J. F., & Boshuizen, H. P. A. (2002). The psychology of learning. In G. Norman, C. P. M. van der Vleuten, & D. I. Newble. (Eds.), *International handbook of research in medical education, Part One(pp. 163-203)*. Dordrecht: Kluwer.

Dalal, H. M., Wingham, J., Evans, P., Taylor, R., & Campbell, J. (2009). Deprivation and prognosis. Home based cardiac rehabilitation could improve outcomes. *British Medical Journal, 338*, b1921(May 12).

Dalke, A., Grobstein, P., & McCormack, E. (2004). Theorizing interdisciplinarity: The evolution of new academic and intellectual communities. http: //serendip.brynmawr.edu/local/scisoc/theorizing.html.Accessed 22 June 2010.

Daniel, S. L. (1986). The patient as text: A model of clinical hermeneutics. *Journal of Theoretical Medicine and Bioethics, 7*, 195-210.

Daniel, S. L. (1990). Interpretation in medicine: An introduction. *Journal of Theoretical Medicine and Bioethics, 11*, 5-8.

Daniels, H. (2005). *An introduction to Vygotsky*. London: Routledge.

Daniels, H., Edwards, A., Engeström, Y., Gallagher, T., & Luvigsen, S. R. (Eds.). (2009). *Activity theory in practice*. London: Routledge.

Daston, L., & Galison, P. (2007). *Objectivity*. New York: Zone.

Davenport, J. (1993). Is there any way out of the andragogy morass? In M. Thorpe, R. Edwards, & A. Hanson. (Eds.), *Culture and processes of adult learning*. London: Routledge.

Davis, M. H., & Ponnamperuma, G. G. (2006). Medical education research at the crossroads. *The Lancet, 367*, 377-378.

de Certeau, M. (1984). *The practice of everyday life*. Berkeley: University of California Press.

De Cossart, L., & Fish, D. (2005). *Cultivating a thinking surgeon: New perspectives on clinical teaching, learning and assessment*. Harley: tfm.

Deleuze, G. (1993). *Critique et clinique*. Paris: Éditions de Minuit.

Deleuze, G., & Guattari, F. (2004a). *A thousand plateaus*. London: Continuum.

Deleuze, G., & Guattari, F. (2004b). *Anti-Oedipus*. London: Continuum.

Denzin, N. K., & Lincoln, Y. S. (Eds.). (2003). *The landscape of qualitative research: Theories and issues*(2nd ed.). London: Sage.

De Valck, C., Bensing, J., Bruynooghe, R., & Batenburg, V. (2001). Cure-oriented versus care-oriented attitudes in medicine. *Patient Education and Counseling*, *45*, 119-121.

Dewey, J. (1910). *How we think*. Boston: Heath. Available as electronic text from: http: // www.archive.org/details/howwethink000838mbp.Accessed 22 June 2010.

Dickey, J., Girard, D. E., Geheb, M. A., & Cassell, C. K. (2004). Using systems-based practice to integrate education and clinical services. *Medical Teacher*, *26*, 428-434.

DiMatteo, M. R. (2004). Variations in pateints' adherence to medical recommendations: A quatitative review of 50 years of research. *Medical Care*, *42*, 200-209.

Distlehorst, L., Dunnington, G., & Folse, J. R. (2000). *Teaching and learning in medical and surgical education: Lessons learned for the 21st century*. Mahwah: Erlbaum.

Dogra, N., & Karnik, N. (2003). First-year medical students' attitudes toward diversity and its teaching: An investigation at one U. S. Medical School. *Academic Medicine*, *78*, 1191-1200.

Dornan, T., Littlewood, S., Margolis, S. A., Scherpbier, A., Spencer, J., & Ypinazar, V. (2006). How can experience in clinical and community settings contribute to early medical education? A BEME systematic review. *Medical Teacher*, *28*(1), 3-18(February).

Drezner, D. W. (2007). The new world order. *Foreign Affairs*, 86, 34-46.

Durham, S. (1999). *Phantom communities: Simulacrum and the limits of postmodernism*. Palo Alto: Stanford University Press.

Ecclestone, K. (1996). The reflective practitioner: Mantra or a model for emancipation? *Studies in the Education of Adults*, *28*, 148-160.

Eco, U. (1987). *Travels in hyperreality: Essays*. London: Picador.

Edmondson, A., Bohmer, R., & Pisano, G. (2001). Speeding up team learning. *Harvard business review on teams that succeed*(pp. 77-98). Boston: Harvard Business School Publishing.

Eisner, E. (1979). *The educational imagination: On the design and evaluation of school programs*. New York: Macmillan.

Elkins, J. (2008). *How to use your eyes*. London: Routledge.

Engeström, Y. (1987). *Learning by expanding: An activity-theoretical approach to developmental research*. Helsinki: Orienta-Konsultit.

Engeström, Y. (2004). New forms of learning in co-configuration work. *Journal of Workplace Learning*, *16*, 11-21.

Engeström, Y. (2005). Knotworking to create collaborative intentionality capital in fluid organizational fields. In M. M. Beyerlein, S. T. Beyerlein, & F. A. Kennedy. (Eds.), *Collaborative capital : Creating intangible value* (pp. 307-336). Amsterdam : Elsevier.

Engeström, Y. (2008). *From teams to knots*. Cambridge : CUP.

Engeström, Y., & Middleton, D. (Eds.). (1998). *Cognition and communication at work*. Cambridge : CUP.

Engeström, Y., Engeström, R., & Vähäaho, T. (1999). When the center does not hold : The importance of knotworking. In S. Chaiklin, M. Hedegaard, & U. J. Jensen. (Eds.), *Activity theory and social practice : Cultural-historical approaches* (pp. 345-375). Aarhus : Aarhus University Press.

Engeström, Y., Engeström, R., & Kerosuo, H. (2003). The discursive construction of collaborative care. *Applied Linguistics*, *24*, 286-315.

Eraut, M. (1994). *Developing professional knowledge and competence*. London : Routledge.

Eraut, M. (2000). Non-formal learning, implicit learning and tacit knowledge in professional work. *British Journal of Educational Psychology*, *70*, 113-136.

Eraut, M. (2009). http : //www.mofet.macam.ac.il/iun/mechkar/pdf/ProfessionalKnowl-edgeinPractice.pdf.Accessed 1 May 2009.

Eva, K. (2005). What every teacher needs to know about clinical reasoning. *Medical Education*, *39*, 98-106.

Eva, K. (2008). Editorial : 'Covering up the crystal ball. ' *Medical Education*, *42*, 330-332.

Fadiman, A. (1997). *The spirit catches you and you fall down : A Hmong child, her American doctors, and the collision of two cultures*. New York : Farrar Straus Giroux.

Fincher, R., & Work, J. (2006). Perspectives on the scholarship of teaching. *Medical Education*, *40*, 293-295.

Finlay, L., & Gough, B. (2003). *Reflexivity : A practical guide for researchers in health and social sciences*. Oxford : Blackwell.

Finn, R. (2008). The language of teamwork : Reproducing professional divisions in the operating theatre. *Human Relations*, *61*, 103-130.

Finn, R., & Waring, J. J. (2006). Organizational barriers to architectural knowledge and teamwork in operating theatres. *Public Money and Management*, *26*, 117-124.

Fish, D., & Coles, C. (2005). *Medical education : Developing a curriculum for practice*. Maidenhead : Open University Press.

Fitzpatrick, R., & White, D. (2001). Public participation in the evaluation of health care. In

B. Davey, A. Gray, & C. Seale. (Eds.), *Health and disease: A reader*(3rd ed., pp. 298-301). Buckingham: Open University Press.

Flanagan, B., Nestel, D., & Joseph, M. (2004). Making patient safety the focus: Crisis resource management in the undergraduate curriculum. *Medical Education*, *38*, 56-66.

Flexner, A. (1910). *Medical education in the United States and Canada*. New York: Carnegie Foundation for the Advancement of Teaching(revised 1973, New York: Heritage Press).

Flexner, A. (1925). *Medical education: A comparative study*. New York: Macmillan.

Flexner, A. (1940). *I remember; the autobiography of Abraham Flexner*. New York: Simon & Schuster.

Foucault, M. (1989). *The birth of the clinic: An archaeology of medical perception*. London: Routledge.

Foucault, M. (1991a). Governmentality. In G. Burchell, C. Gordon, & P. Miller. (Eds.), *The foucault effect: Studies in governmentality*(pp. 87-104). Chicago: University of Chicago Press.

Foucault, M. (1991b). *Discipline and punish: The birth of the prison*. Harmondsworth: Penguin.

Foucault, M. (1997). *The history of sexuality*, *Vol. III: Care of the self*(3rd ed.). Harmondsworth: Penguin.

Foucault, M. (2001). *Fearless speech*. New York: Semiotext[e].

Foucault, M. (2002). *Power: The essential works of Michel Foucault 1954-1984*(3rd ed.). Harmondsworth: Penguin.

Foucault, M. (2005). *The Hermeneutics of the subject: Lectures at the collège de France 1981-1982*. New York: Picador.

Foucault, M., & Miskowiec, J. (1986). Of other spaces. *Diacritics*, *16*(1, Spring), 22-27. http://www.jstor.org/stable/464648.Accessed 23 June 2010.

Fox, R. C. (1957). Training for uncertainty. In R. K. Merton, G. Reader, & P. Kendall. (Eds.), *The student-physician*. Cambridge: Harvard University Press.

Freeth, D., Reeves, S., Goreham, C., Parker, P., Haynes, S., & Pearson, S. (2001). 'Real life' clinical learning on an interprofessional training ward. *Nurse Education Today*, *21*, 366-372.

Freud, S. (2002). *Wild analysis*. Harmondsworth: Penguin.

Fulford, K. W. M., Ersser, S., & Hope, T. (1995). *Essential practice in patient-centered care*. Oxford: Blackwell.

Gaba, D. (2004). The future vision of simulation in health care. *Quality and Safety in Health*

Care, *13*(Suppl. 1), i2-i10.

Gao, L. (2009). *The development of 'thinking as a doctor' in medical students through multiprofessional team placements: Medical students' identities in 'facing' other professional groups*. PhD thesis, Peninsula Medical School, University of Exeter.

Gao, L., & Bleakley, A. (2008). Developing 'thinking as a doctor': What is the influence of other healthcare professionals upon the early learning of medical students? *International Journal of the Humanities*, *6*, 65-74.

Gardini, S., Cloninger, C. R., & Venneri, A. (2009). Individual differences in personality traits reflect structural variance in specific brain regions. *Brain Research Bulletin*, *79*, 265-270.

Gawande, A. (2007). *Better: A surgeon's notes on performance*. London: Profile.

Gawande, A. (2008). *Complications: A surgeon's notes on an imperfect science*. London: Profile.

Gawande, A. (2009). *The checklist manifesto: How to get things right*. London: Profile.

Gawande, A. A., & Zinner, M. J. (2003). Studdert DM, Brennan TA. Analysis of errors reported by surgeons at three teaching hospitals. *Surgery*, *133*, 614-621.

Geertz, C. (1977). *The interpretation of cultures*. New York: Basic.

Geertz, C. (1992). *Writing culture: The poetics and politics of ethnography*. Berkeley: University of California Press.

Gelmon, S. B. (1996). Can educational accreditation drive interdisciplinary learning in the health professions? *The Joint Commission Journal on Quality Improvement*, *22*, 213-222.

General Medical Council. (2009). *Tomorrow's Doctors 2009: Outcomes and standards for undergraduate medical education*. London: General Medical Council.

Genn, J. M. (2001). Curriculum, environment, climate, quality and change in medical education—A unifying perspective. *Medical Teacher*, *23*, 337-344(Part 1), 445-454(Part 2).

Ghaye, T. (2005). *Developing the reflective healthcare team*. Oxford: Blackwell.

Giddens, A. (2002). *Runaway world*. London: Profile.

Gladwell, M. (2002). *The tipping point: How little things can make a big difference*. London: Abacus.

Goffman, E. (1971). *The presentation of self in everyday life*. London: Penguin.

Goffman, E. (1991). *Asylums: Essays on the social situation of mental patients and other inmates*. London: Penguin.

Greenblatt, S. (2005). *Renaissance self-fashioning: From More to Shakespeare*. Chicago: Chicago University Press.

Groopman, J. (2007). *How doctors think*. Boston: Houghton Mifflin.

Gruppen, L. D., & Frohna, A. Z. (2002). Clinical reasoning. In G. Norman, C. P. M. van der Vleuten, & D. I. Newble. (Eds.), *International handbook of research in medical education, part one*(pp. 205-230). Dordrecht: Kluwer.

Guile, D. , & Young, M. (2001). Apprenticeship as a conceptual basis for a social theory of learning. In C. Paechter, M. Preedy, D. Scott, & J. Soler. (Eds.), *Knowledge, power and learning*. London: Chapman.

Gunderman, R. B. (2006). *Achieving excellence in medical education*. London: Springer.

Guthrie, C. (2002). What's a good doctor and how do you make one? Teach medical students reality to make good doctors. *British Medical Journal, 325*, 711.

Haidet, P. , Dains, J. E. , Paterniti, D. A. , Hechtel, L. , Chang, T. , Tseng, E. , et al. (2002). Medical student attitudes toward the doctor-patient relationship. *Medical Education, 36*, 568-574.

Hall, S. (1994). Cultural identity and diaspora. In P. Williams & L. Chrisman. (Eds.), *Colonial discourse and postcolonial theory: A reader*(p. 394). New York: Columbia University Press.

Harden, R. (2006). International medical education and future directions: A global perspective. *Academic Medicine, 81*(12 Suppl.), 22-29.

Hardt, M. , & Negri, A. (2001). *Empire*. Cambridge: Harvard University Press.

Hardt, M. , & Negri, A. (2006). *Multitude: War and democracy in the age of empire*. Harmondsworth: Penguin.

Hardt, M. , & Negri, A. (2009). *Commonwealth*. Cambridge: Harvard University Press.

Hargreaves, A. (2003). *Teaching in the knowledge society*. Maidenhead: Open University Press.

Hargreaves, D. H. , Southworth, G. W. , Stanley, P. , & Ward, S. J. (1997). *On-the-job training for physicians: A practical guide*. Edinburgh: Royal Society of Medicine Press.

Harmon-Jones, H. , & Winkielman, P. (Eds.). (2008). *Social neuroscience: Integrating biological and psychological explanations of social behavior*. London: Guilford.

Hawkes, D. (1996). *Ideology*. London: Routledge.

Headrick, L. A. , & Khaleel, N. I. (2008). Getting it right: Educating professionals to work together in improving health and health care. *Journal of Interprofessional Care, 22*, 364-374.

Helman, C. (2006). *Suburban shaman: Tales from medicine's front line*. London: Hammersmith.

Helmreich, R. L. , & Merritt, A. C. (1998). *Culture at work in aviation and medicine:*

National, organizational and professional influences. Aldershot: Ashgate.

Hemlin, S., Allwood, C. M., & Martin, B. R. (2004). *Creative knowledge environments: The influences on creativity in research and innovation*. Cheltenham: Elgar.

Heron, J. (1982). *Humanistic medicine*. Guilford: University of Surrey.

Heron, J. (1999). *The complete facilitator's handbook*. London: Kogan Page.

Heron, J. (2001). *Helping the client: A creative practical guide* (5th ed.). London: Sage.

Higgs, J., Jones, M. A., Loftus, S., & Christensen, N. (Eds.). (2008). *Clinical reasoning in the health professions* (3rd ed.). London: Elsevier.

Hillman, J. (1994). *Healing fiction*. Dallas: Spring.

Hillman, J. (1995). *Kinds of power: A guide to its intelligent uses*. New York: Doubleday.

Hillman, J., & Ventura, M. (1993). *We've had a hundred years of psychotherapy and the world's getting worse*. San Francisco: Harper.

Hilton, S. R., & Slotnick, H. B. (2005). Proto-professionalism: How professionalism occurs across the continuum of medical education. *Medical Education, 39*, 58-65.

Hobbes, T. (2008). *Leviathan*. Harlow: Longman.

Hodges, B. (2003). OSCE! Variations on a theme by Harden. *Medical Education, 37*, 1134-1140.

Hodges, B. (2005). The many and conflicting histories of medical education in Canada and the USA: An introduction to the paradigm wars. *Medical Education, 39*, 613-621.

Horton, R. (2003). *Health wars: On the global front lines of modern medicine*. New York: New York Review Books.

Howe, A. (2001). Patient-centered medicine through student-centered teaching: A student perspective on the key impacts of community-based learning in undergraduate medical education. *Medical Education, 35*, 666-672.

Hughes, E. (1988). The making of a physician—general statement of ideas and problems. In L. Mackay, K. Soothill, & K. Melia. (Eds.), *Classic texts in health care* (pp. 136-139). Oxford: Butterworth.

Hughes, E. C. (1955). The making of a physician: General statement of ideas and problems. *Human Organisation, 14*, 21-25.

Hunter, K. M. (1991). *Doctors' stories: The narrative structure of knowledge in medicine*. Princeton: Princeton University Press.

Hutchinson, L. (2006). Challenges of training doctors in the new English NHS. *British Medical Journal, 332*, 1502-1504.

Huyler, F. (2010). *Right of thirst*. Oxford: Oneworld.

Iedema, R. (Ed.). (2007). *The discourse of hospital communication: Tracing complexities in contemporary health organizations*. Houndsworth: Palgrave Macmillan.

Iedema, R., & Scheeres, H. (2003). From doing work to talking work: Renegotiating knowing, doing, and identity. *Applied Linguistics*, *24*, 316-337.

Illich, I. (1977). *Limits to medicine: Medical nemesis—the expropriation of health*. Harmondsworth: Penguin.

Illing, J., Morrow, G., Kergon, C., Burford, B., Spencer, J., Peile, E., et al. (2008). *How prepared are medical graduates to begin practice? A comparison of three diverse UK medical schools*. Final Report for the GMC Education Committee: GMC.

International Federation of Medical Students' Associations. (2008). *Policy declaration on medical education adopted by the 29th general assembly, Cairo 1980*. http://www.ifmsa. org/.Accessed 24 June 2010.

International Working Party to Promote and Revitalize Academic Medicine. (2004). ICRAM (the International Campaign to Revitalize Academic Medicine): Agenda setting. *British Medical Journal*, *329*, 787-789.

Inui, T. S., & Frankel, R. M. (2006). Hello, stranger: Building a healing narrative that includes everyone. *Academic Medicine*, *81*, 415-418.

Irby, D. M. (1978). Clinical teacher effectiveness in medicine. *Journal of Medical Education*, *37*, 258-261.

Irby, D. M. (1994). What clinical teachers in medicine need to know. *Academic Medicine*, *69*, 333-342.

Irby, D. M. (2008). *Stanford podcast on the Carnegie study on medical education*. http:// med.stanford.edu/medcast/2008/irby.html.

Irby, D. M., & Rakestraw, P. (1981). Evaluating clinical teaching in medicine. *Journal of Medical Education*, *56*, 181-185.

Irby, D. M., Ramsey, P. G., Gillmore, G. M., & Schaad, D. (1991). Characteristics of effective clinical teachers of ambulatory care medicine. *Academic Medicine*, *66*, 54-55.

Irby, D. M., Cooke, M., Lowenstein, D., & Richards, B. (2004). The academy movement: A structural approach to reinvigorating the educational mission. *Academic Medicine*, *8*, 729-736.

Irby, D. M., Cooke, M., & O'Brien, B. C. (2010). Calls for reform of medical education by the Carnegie foundation for the advancement of teaching: 1910 and 2010. *Academic Medicine*, *85*, 220-227.

Irigaray, L. (2004). *An ethics of sexual difference*. London: Continuum.

Issenberg, S. B., McGaghie, W. C., Petrusa, E. R., Gordon, D. L., & Scalese, R. J. (2005). Features and uses of high-fidelity medical simulations that lead to effective learning: A BEME systematic review. *Medical Teacher*, *27*, 10-28.

Jackson, N. (2000). Writing-up people at work: Investigations of workplace literacy. *Literacy and Numeracy Studies*, *10*(1/2), 5-22.

Jardine, D. W., Friesen, S., & Clifford, P. (2006). *Curriculum in abundance*. Mahwah: Erlbaum.

Jason, H. (2000). Communication skills are vital in all we do as educators and clinicians. *Education for Health*, *13*, 157-160.

Jencks, C. (2002). *The new paradigm in architecture: The language of post-modernism*. New Haven: Yale University Press.

Jencks, C. (2007). *Critical modernism: Where is post-modernism going?* Chichester: Wiley.

Jolly, B., & Rees, L. (Eds.). (1998). *Medical education in the millennium*. Oxford: OUP.

Jonsen, A. R., & Toulmin, S. E. (1990). *The abuse of casuistry: A history of moral reasoning*. Berkeley: University Of California Press.

Jullien, F. (2007). *Vital nourishment: Departing from happiness*. New York: Zone.

Karle, H. (2006). Global standards and accreditation in medical education: A view from the WFME. *Academic Medicine*, *81*(12 Suppl), 43-48.

Karle, H. (2008a). World Federation for Medical Education policy on international recognition of medical schools' program. *Annals of the Academy of Medicine*, *37*, 1041-1043(Singapore).

Karle, H. (2008b). International recognition of basic medical education programs. *Medical Education*, *42*, 12-17.

Katz, P. (1999). *Scalpel's edge: The culture of surgeons*. Boston: Allyn & Bacon.

Kauffman, S. (1995). *At home in the universe: The search for the laws of self-organization and complexity*. London: Viking.

Keane, J. (2009). *The life and death of democracy*. New York: Simon & Schuster.

Keating, P., & Cambrosio, A. (2003). *Biomedical platforms: Realigning the normal and the pathological in late-twentieth-century medicine*. Cambridge: MIT Press.

Keats, J. (2004). *The letters of John Keats*. Kila: Kessinger.

Kerosuo, H. (2006). *Boundaries in action: An activity-theoretical study of development, learning, and change in health care organization for patients with multiple and chronic illnesses*. Doctoral dissertation, University of Helsinki, Finland, November 2006. http://ethesis.helsinki.fi/julkaisut/kay/kasva/vk/kerosuo/.

Kerosuo, H., & Engeström, Y. (2003). Boundary crossing and learning in creation of new work practice. *Journal of Workplace Learning*, *15*, 345-351.

Khoo, H. E. (2003). Implementation of problem-based learning in Asian medical schools and students' perceptions of their experience. *Medical Education*, *37*, 401-409.

Klitzman, R. (2006). Improving education on doctor-patient relationships and communication: Lessons from doctors who become patients. *Academic Medicine*, *81*, 447-453.

Kneebone, R. (2005). Evaluating clinical simulations for learning procedural skills: A theory-based approach. *Academic Medicine*, *80*, 549-553.

Kneebone, R., & Baillie, S. (2008). Contextualized simulation and procedural skills: A view from medical education. *Journal of veterinary medical education*, *35*, 595-598.

Kneebone, R., Nestel, D., Wetzel, C., Black, S., Jacklin, R., Aggarwal, R., et al. (2006). The human face of simulation: Patient-focused simulation training. *Academic medicine*, *81*, 919-924.

Kneebone, R., Arora, S., King, D., Bello, F., Sevdalis, N., Kassab, E., et al. (2010). Distributed simulation—accessible immersive training. *Medical Education*, *32*, 65-70.

Kneebone, R. L. (2009). Practice, rehearsal, and performance: An approach for simulation-based surgical and procedure training. *The Journal of the American Medical Association*, *302*, 1336-1338.

Kneebone, R. L., Kidd, J., Nestel, D., Barnet, A., Lo, B., King, R., et al. (2005). Blurring the boundaries: Scenario-based simulation in a clinical setting. *Medical Education*, *39*, 580-587.

Kneebone, R. L., Nestel, D., Vincent, C., & Darzi, A. (2007). Complexity, risk and simulation in learning procedural skills. *Medical Education*, *41*, 808-814.

Knowles, M. (1978). *The adult learner: A neglected species*. Houston: Gulf.

Kohn, L. T., Corrigan, J. M., & Donaldson, M. S. (Eds.). (1999). *To err is human: Building a safer health system*. Washington: National Academy Press.

Kolb, D. (1984). *Experiential learning*. New Jersey: Prentice Hall.

Krishnan, P. (1992). Health millions. *Medical Education*, *18*, 42-44.

Kristeva, J. (1982). *Powers of horror: An essay on abjection*. New York: Columbia University Press.

Kristeva, J. (1989). *Black sun: Depression and melancholia*. New York: Columbia University Press.

Kroker, A. (2003). *The will to technology and the culture of nihilism: Heidegger, Marx, and Nietzsche*. Toronto: University of Toronto Press.

Krupat, E., Hiam, C. E., Fleming, M. Z., & Freeman, P. (1999). Patient-centeredness and its correlates among first year medical students. *International Journal of Psychiatry in Medicine*, *29*, 347-356.

Kuhn, T. (1970). *The structure of scientific revolutions*. Chicago: University of Chicago Press.

Kumagai, A. K. (2008). A conceptual framework for the use of illness narratives in medical education. *Academic Medicine*, *83*, 653-658.

Lakoff, G. , & Johnson, M. (1999). *Philosophy in the flesh: The embodied mind and its challenge to western thought*. New York: Basic.

Lam, V. (2006). *Bloodletting and miraculous cures*. Toronto: Doubleday of Canada.

Latour, B. (2007). *Reassembling the social: An introduction to actor-network-theory*. Oxford: OUP.

Lave, J., & Wenger, E. (1991). *Situated learning: Legitimate peripheral participation*. Cambridge: CUP.

Law, J., & Hassard, J. (1999). *Actor network theory and after*. Oxford: Blackwell.

Lazarus, N. (2006). Post-colonial studies after the invasion of Iraq. *New Formations*, *59*, 10-22.

Lea, M. R., & Nicoll, K. (Eds.). (2002). *Distributed learning: Social and cultural approaches to practice*. London: Routledge.

Leder, D. (1990). Clinical interpretation: The hermeneutics of medicine. *Theoretical Medicine and Bioethics*, *11*, 9-24.

Letherby, G. (2007). Feminist research and health. In J. Douglas, S. Earle, S. Handsley, C. E. Lloyd, & S. Spurr. (Eds.), *A reader in promoting public health: Challenge and controversy*. London: Open University/Sage.

Lewis, N. J., Rees, C. E., Hudson, J. N., & Bleakley, A. (2005). Emotional intelligence in medical education: Measuring the unmeasurable? *Advances in Health Sciences Education: Theory and Practice*, *10*, 339-355.

Lidskog, M., Löfmark, A., & Ahlström, G. (2009). Learning through participating on an interprofessional training ward. *Journal of Interprofessional Care*, *23*, 486-497.

Lingard, L., Reznick, R. , DeVito, I., & Espin, S. (2002). Forming professional identities on the healthcare team: Discursive construction of the 'other' in the operating room. *Medical Education*, *36*, 728-734.

Lingard, L., Garwood, K., Schryer, C. F., & Spafford, M. M. (2003a). 'Talking the talk': School and workplace genre tension in clerkship case presentations. *Medical Education*, *37*, 612-620.

Lingard, L., Schryer, C. F., Garwood, K., & Spafford, M. M. (2003b). A certain art of uncertainty: Case presentation and the development of professional identity. *Social Science & Medicine*, *56*, 603-616.

Lingard, L., Hodges, B., MacRae, H., & Freeman, R. (2004). Expert and trainee determinations of rhetorical relevance in referral and consultation letters. *Medical Education*, *38*, 168-176.

Lingis, A. (1994). Lust. In S. Shamdasani. (Ed.), *Speculations after freud*(pp. 133-150). London: Routledge.

Loomba, A. (2005). *Colonialism/postcolonialism*. London: Routledge.

Lough, M. (2006). BMJ analysis and comment: What the educators are saying. *British Medical Journal*, *332*, 1450.

Ludmerer, K. M. (1985). *Learning to heal—the development of American medical education*. New York: Basic.

Ludmerer, K. M. (1999). *Time to heal: American medical education from the turn of the century to the era of managed care*. Oxford: Oxford University Press.

Lynn, S. (1988). *Texts and contexts*. Harlow: Longman.

Lyotard, J.-F. (1984). *The postmodern condition: A report on knowledge*. Manchester: Manchester University Press.

Macherey, P. (2006). *A theory of literary production*. London: Routledge.

MacIntyre, A. (1977). Epistemological crises, dramatic narrative and the philosophy of science. *The Monist*, *60*, 453-472.

Macklin, R. (2001). International research: Ethical imperialism or ethical pluralism? *Accountability in Research*, *7*, 59-83.

Macnaughton, J. (2009). The art of medicine: The dangerous practice of empathy. *The Lancet*, *373*, 1940-1941.

Mamede, S., & Schmidt, H. G. (2004). The structure of reflective practice in medicine. *Medical Education*, *38*, 1302-1308.

Marsh, C. J., & Willis, G. (2003). *Curriculum: Alternative approaches, ongoing issues*(3rd ed.). New Jersey: Merrill Prentice Hall.

Marshall, R., & Bleakley, A. (2009). The death of Hector: Pity in Homer, empathy in medical education. *Medical Humanities*, *35*, 7-12.

Martenson, D. (2001). Learning: Current knowledge and the future. *Medical Teacher*, *23*, 192-197.

Martire, J. R. (1969). The crisis in American medical education: The student viewpoint. *Academic Medicine*, *44*, 1070-1075.

Masson, N., & Lester, H. (2003). The attitudes of medical students towards homeless people:

Does medical school make a difference? *Medical Education*, *37*, 869-872.

McClellan, B. E. , & Zelenka, M. H. (2008). *The educational philosophy of Abraham Flexner: Creating cogency in medical education*. Ceredigion: Mellen.

McEachern, S. (2009). *Don't kill me doctor: Wash your hands*! http: //www.ethicsoup. com/2009/01/dont-kill-me-doctor-wash-your-hands.html.Accessed 23 June 2010(online Ethics Soup 21 January).

McGann, J. (1991). *The textual condition*. Princeton: Princeton University Press.

McKinney, K. (2004). The scholarship of teaching and learning: Past lessons, current challenges, and future visions. *To Improve the Academy*(Vol. 22, pp. 3-19). Bolton: Anker.

McLachlan, J. C., Bligh, J., Bradley, P., & Searle, J. (2004). Teaching anatomy without cadavers. *Medical Education*, *38*, 418-424.

Mennin, S. (2010). Self-organization, integration and curriculum in the complex world of medical education. *Medical Education*, *44*, 20-30.

Mercurio, J. (2003). *Bodies*. London: Vintage.

Mercurio, J. (2008). *American adulterer*. London: Cape.

Middleton, D. (1998). Talking work: Argument, common knowledge, and improvisation in teamwork. In Y. Engeström & D. Middleton. (Eds.), *Cognition and communication at work*. Cambridge: CUP.

Millenson, M. L. (1999). *Demanding medical excellence: Doctors and accountability in the information age*(2nd ed.). Chicago: University of Chicago Press.

Miller, G. E. (1961). *Teaching and learning in medical school*. New Haven: Harvard UP.

Miller, G. E. (1970). A perspective on research in medical education. *Journal of Medical Education*, *45*, 694-699.

Miller, G. E. (1999). Adventure in pedagogy. *Education for Health*, *12*, 339-345(first published 1956 in *The Journal of the American Medical Association*, 162, 144-150).

Miller, H. (1967). *In sickness and in health: A doctor's view of medicine in Britain. Encounter*, *XXVIII*, 10-21.

Mills, S. (1997). *Discourse*. London: Routledge.

Mishler, E. G. (1985). *The discourse of medicine*(language and learning for human service professions). New York: Ablex.

Molyneaux, J. (2001). Interprofessional teamworking: What makes teams work well? *Journal of Interprofessional Care*, *15*, 29-35.

Montgomery, K. (2006). *How doctors think: Clinical judgment and the practice of medicine*. Oxford: Oxford University Press.

Moore, R. (2010). *The Circle Hospital: Foster and partners*. http: //www.guardian.co.uk/ artanddesign/2010/mar/21/norman-foster-circle-hospital-bath.Accessed 28 June 2010(online London The Observer 21 March).

Mukohara, K., Ban, N., Sobue, G., Shimada, Y., Otani, T., & Yamada, S. (2006). Follow the patient: Process and outcome evaluation of medical students' educational experiences accompanying outpatients. *Medical Education*, *40*, 158-165.

Murphy, D. (2006). Beyond anglophone imperialism? *New Formations*, *59*, 132-143.

Musick, D. W. (1998). Policy analysis in medical education: A structured approach. *Medical Education Online*, *3*, 2. http: //www.Med-Ed-Online(serial online).

Nagel, T. (1986). *The view from nowhere*. New York: Oxford University Press.

Naranchimeg, S. (2008). A model for the teaching and assessment of professionalism. *Medical Education*, *42*, 527-528.

Negri, A. (1999). *The savage anomaly: The power of Spinoza's metaphysics and politics*. Minneapolis: University of Minnesota Press.

Negri, A. (2008). *Reflections on Empire*. Cambridge: Polity.

Nelson, E. A., & McGuire, A. L. (2010). The need for medical education reform: Genomics and the changing nature of health information. *Genome Medicine*, *2*, 18.

Nelson, H. L. (1999). Knowledge at the bedside: A feminist view of what's happening with this patient. In J. L. Nelson & H. L. Nelson. (Eds.), *Meaning and medicine: A reader in the philosophy of health care*(pp. 106-116). London: Routledge.

Nestel, D., & Kneebone, R. (2010). Perspective: Authentic patient perspectives in simulations for procedural and surgical skills. *Academic Medicine*, *85*, 889-893.

Norman, G. (2002). Research in medical education: Three decades of progress. *British Medical Journal*, *324*, 1560-1562.

Norman, G. (2003). RCT = results confounded and trivial: The perils of grand educational experiments. *Medical Education*, *7*, 582-584.

Norman, G. (2004). Editorial—theory testing research versus theory-based research. *Advance Health Science Education Theory Practice*, *9*, 175-178.

Norman, G. (2007). Editorial—how bad is medical education research anyway? *Advance Health Science Education Theory Practice*, *12*, 1-5.

Norman, G. (2008). The glass is a little full—of something: Revisiting the issue of content specificity of problem solving. *Medical Education*, *42*, 549-551.

Norman, G. , van der Vleuten, C. P. M. , & Newble, D. I. (Eds.). (2002). *International handbook of research in medical education*, *Part one*. Dordrecht: Kluwer.

Norman, G. , Young, M. , & Brooks, L. (2007). Non-analytic models of clinical reasoning:
    The role of experience. *Medical Education*, *41*, 1140-1145.

Norman, G. R. (1999). The adult learner: A mythical species. *Academic Medicine*, *74*, 886-
    889.

Oakeshott, M. (1959). *The voice of poetry in the conversation of mankind*. London: Bowes &
    Bowes.

Onishi, H., & Yoshida, I. (2004). Rapid change in Japanese medical education. *Medical
    Teacher*, *26*, 403-408.

Orbinski, J. (2009). *An imperfect offering: Dispatches from the medical frontline*. London:
    Random House.

Orr, M. (2003). *Intertextuality: Debates and contexts*. Cambridge: Polity.

Owen, D. (2008). *In sickness and in power: Illness in heads of government during the last 100
    years*. Westport: Praeger.

Paechter, C., Edwards, R., Harrison, R., & Twining, P. (Eds.). (2001a). *Learning, space
    and identity*. London: Chapman.

Paechter, C., Preedy, M., Scott, D., & Soler, J. (Eds.). (2001b). *Knowledge, power and
    learning*. London: Chapman.

Paget, M. A. (2004). *The unity of mistakes*(2nd ed.). Philadelphia: Temple University Press.

Patterson, K. (2007). *Consumption*. Toronto: Vintage Canada.

Pauli, H. G., White, K. L., & McWhinney, I. R. (2000a). Medical education, research, and
    scientific thinking in the 21st century. *Education for Health*, *13*(1), 15-25.

Pauli, H. G., White, K. L., & McWhinney, I. R. (2000b). Medical education, research, and
    scientific thinking in the 21st century. *Education for Health*, *13*(2), 165-172 and 173-186.

Pawson, R., Greenhalgh, T., Harvey, G., & Walshe, K. (2005). Realist review—a new
    method of systematic review designed for complex policy interventions. *Journal of Health
    Services Research & Policy*, *10*(Suppl 1), 24-34.

Pecheux, M. (1983). *Language, semantics and ideology*. Basingstoke: Palgrave MacMillan.

Phillips, S. P., & Ferguson, K. E. (1999). Do students' attitudes toward women change
    during medical school? *Canadian Medical Association Journal*, *161*, 127-128.

Pinar, W. F. (2004). *What is curriculum theory?* Mahwah: Erlbaum.

Pinar, W. F. (2006). *The synoptic text today and other essays: Curriculum development after
    the reconceptualization*. New York: Lang.

Pinar, W. F., & Reynolds, W. M. (Eds.). (1992a). *Understanding curriculum as phenomenological
    and deconstructed text*. New York: Teachers College Press.

Pinar, W. F. , & Reynolds, W. M. (1992b). Introduction: Curriculum as text. In W. F. Pinar & W. M. Reynolds. (Eds.), *Understanding curriculum as phenomenological and deconstructed text*(pp. 1-16). New York: Teachers College Press.

Pinar, W. F. , Reynolds, W. M. , Slattery, P. , & Taubman, P. M. (1995). *Understanding curriculum: An introduction to historical and contemporary curriculum discourses.* New York: Lang.

Plato. (2003). *The Republic.* Harmondsworth: Penguin.

Plsek, P. E. , & Greenhalgh, T. (2001). Complexity science: The challenge of complexity in health care. *British Medical Journal, 323,* 625-628.

Polanyi, M. (1983). *The Tacit dimension.* Gloucester: Smith.

Pololi, L. , Clay, M. C. , Lipkin, M. , Hewson, M. , Kaplan, C. , & Frankel, R. M. (2001). Reflections on integrating theories of adult education into a medical school faculty development course. *Medical Teacher, 23,* 276-283.

Powers, R. (1998). *Gain.* New York: Picador.

Prideaux, D. , & Bligh, J. (2002). Research in medical education: Asking the right questions. *Medical Education, 36,* 1114-1115.

Prigogene, I. , & Stengers, B. (1985). *Order out of chaos: Man's new dialogue with nature.* London: Flamingo.

Pronovost, P. , & Vohr, E. (2010). *Safe patients, smart hospitals: How one doctor's checklist can help us change health care from the inside out.* New York: Hudson Street.

Pynchon, T. (1990). *Vineland.* London: Secker & Warburg.

Quirk, M. (2006). *Intuition and metacognition in medical education: Keys to developing expertise.* London: Springer.

Rao, K. H. , & Rao, R. H. (2007). Perspectives in medical education 5. Implementing a more integrated, interactive and interesting curriculum to improve Japanese medical education. *The Keio Journal of Medicine, 56,* 75-84.

Rao, R. H. (2006). Perspectives in medical education: 1. Reflections on the state of medical education in Japan. *The Keio Journal of Medicine, 55,* 41-51.

Reber, A. S. (1996). *Implicit learning and tacit knowledge: An essay on the cognitive unconscious.* Oxford: OUP.

Reeves, S. , & Freeth, D. (2002). The London Training Ward: An innovative interprofessional learning initiative. *Journal of Interprofessional Care, 16,* 41-52.

Regehr, G. (2004). Trends in medical education research. *Academic Medicine, 79,* 939-947.

Regehr, G. (2006). The persistent myth of stability: On the chronic underestimation of the role of context in behavior. *International Journal of General Medicine*, *21*, 544-545.

Regehr, G., & Rajaratanam, K. (2000). Models of learning: Implications for teaching students and residents. In L. Distlehorst, G. Dunnington, & J. R. Folse. (Eds.), *Teaching and learning in medical and surgical education: Lessons learned for the 21st century*. Mahwah: Erlbaum.

Resnik, D. B. (2004). The distribution of biomedical research resources and international justice. *Developing World Bioethics*, *4*, 42-57.

Reynolds, W. M., & Webber, J. A. (Eds.). (2004). *Expanding curriculum theory: Dis/ positions and lines of flight*. Mahwah: Erlbaum.

Riesenberg, L. A., Little, B. W., & Wright, V. (2009). Nonphysician medical educators: A literature review and job description resource. *Academic Medicine*, *84*, 1078-1088.

Rogers, C. (1983). *Freedom to learn for the '80s*. Princeton: Merrill.

Rogoff, B. (1990). *Apprenticeship in thinking: Cognitive development in social context*. Oxford: OUP.

Rolfe, I. E., & Sanson-Fisher, R. W. (2002). *Translating learning principles into practice: A new strategy for learning clinical skills*. *Medical Education*, *36*, 345-352.

Roter, D. L., & Hall, J. A. (2006). *Doctors talking with patients/patients talking with doctors: Improving communication in medical visits*(2nd ed.). London: Praeger.

Rowland, S. (1999). The role of theory in a pedagogical model for lecturers in higher education. Studies in Higher Education, *24*, 303-314.

Ryder, N., Ivens, D., & Sabin, C. (2005). The attitude of patients towards medical students in a sexual health clinic. *Sexually Transmitted Infections*, *81*, 437-439.

Sacks, O. (1986). *The man who mistook his wife for a hat*. London: Picador.

Said, E. (1993). *Culture and imperialism*. London: Chatto & Windus.

Said, E. (2003). *Orientalism*. Harmondsworth: Penguin Modern Classics.

Scheurich, J. J. (1997). *Research method in the postmodern*. London: Falmer.

Schön, D. (1983). *The reflective practitioner*. New York: Basic.

Schön, D. A. (1990). *Educating the reflective practitioner: Towards a new design for teaching and learning in the professions*. Oxford: Jossey-Bass.

Schwarz, M. R. (2001). Globalization and medical education. *Medical Teacher*, *23*, 533-534.

Scott, W. R., Ruef, M., Mendel, P. J., & Caronna, C. A. (2008). *Institutional change and healthcare organizations: From professional dominance to managed care*. Chicago: University of Chicago Press.

Seale, C. (1999). *The quality of qualitative research*. London: Sage.

Searle, J. R. (1990). Collective intentions and actions. In P. R. Cohen, J. Morgan, & M. E. Pollack. (Eds.), *Intentions in communication*(pp. 401-415). Cambridge: MIT Press.

Sefton, A. J. (2004). New approaches to medical education: An international perspective. *Medical Principles and Practice*, *13*, 239-248.

Ségouin, C., & Hodges, B. (2005). Educating doctors in France and Canada: Are the differences based on evidence or history? *Medical Education*, *39*, 1205-1212.

Selzer, R. (1996). *Notes on the art of surgery*. San Diego: Harvest.

Selzer, R. (1998). *Letters to a young doctor*. San Diego: Harvest.

Sennett, R. (2008). *The craftsman*. London: Penguin.

Sfard, A. (1998). On two metaphors for learning and on the danger of choosing just one. *Educational Researcher*, *27*, 4-13.

Silver-Isenstadt, A., & Ubel, P. A. (1999). Erosion in medical students' attitudes about telling patients they are students. *Journal of General Internal Medicine*, *14*, 481-487.

Singh, H., Thomas, E. J., Petersen, L. A., & Studdert, D. M. (2007). Medical errors involving trainees: A study of closed malpractice claims from 5 insurers. *Archives of Internal Medicine*, *167*, 2030-2036.

Smith, D. W. (2005). Critical, clinical. In C. J. Stivale. (Ed.), *Gilles Deleuze: Key concepts*(pp. 182-193). Stocksfield: Acumen.

Spivak, G. (1994). Psychoanalysis in left field and fieldworking: Examples to fit the title. In S. Shamdasani. (Ed.), *Speculations after Freud*(pp. 41-76). London: Routledge.

Stein, S. J., Isaacs, G., & Andrews, T. (2004). Incorporating authentic learning experiences within a university course. *Studies in Higher Education*, *29*, 239-258.

Stern, D. T. (Ed.). (2006). *Measuring Medical Professionalism*. Oxford: OUP.

Stevens, W. (1954). *Collected poems*. New York: Knopf.

Stewart, M. (1995). Effective physician-patient communication and health outcomes: A review. *Canadian Medical Association Journal*, *152*, 1423-1433.

Sullivan, W. M., & Rosin, M. S. (2008). *A new agenda for higher education: Shaping a life of mind for practice*. San Francisco: Jossey-Bass.

Supe, A., & Burdick, W. P. (2006). Challenges and issues in medical education in India. *Academic Medicine*, *81*, 1076-1080.

Surbone, A., & Baider, L. (2010). The spiritual dimension of cancer care. *Critical Reviews in Oncology/Hematology*, *73*, 228-235.

Swanwick, T. (Ed.). (2010). *Understanding medical education: Evidence, theory and practice*. Oxford: Wiley-Blackwell.

Sweeney, K. (2006). *Complexity in primary care: Understanding its value*. Oxford: Radcliffe.

Sweeney, K. G., MacAuley, D., & Pereira, G. D. (1998). Personal significance: The third dimension. *The Lancet*, *351*, 134-136.

Taylor, C., & White, S. (2000). *Practicing reflexivity in health and welfare: Making knowledge*. Milton Keynes: Open University Press.

Ten Cate, O. (2007). Medical education in the Netherlands. *Medical Teacher*, *29*, 752-757.

Tervo, R. C., Azuma, S., Palmer, G., & Redinius, P. (2002). Medical students' attitudes toward persons with disability: A comparative study. *Archives of Physical Medicine and Rehabilitation*, *83*, 1537-1542.

Thistlethwaite, J. E., & Jordan, J. J. (1999). Patient-centered consultations: A comparison of student experience and understanding in two clinical environments. *Medical Education*, *33*, 678-685.

Thomas, J., & Monaghan, T. (Eds.). (2007). *The Oxford handbook of clinical examination and practical skills*. Oxford: OUP.

Thoreau, H. D. (2008). On the duty of civil disobedience: Resistance to civil government. Charleston: Forgotten Books.

Thorpe, M. (2002). From independent learning to collaborative learning. In M. R. Lea & K. Nicoll. (Eds.), *Distributed learning: Social and cultural approaches to practice*. London: Routledge.

Tochon, F. V. (2000). When authentic experiences are 'enminded' into disciplinary genres: Crossing biographic and situated knowledge. *Learning and Instruction*, *10*, 331-359.

Tooke, J. (2007). *Aspiring to excellence: Findings and recommendations of the Independent Inquiry into Modernizing Medical Careers*. London: Aldridge.

Towle, A. (1998). Education for health needs in 2000 and beyond. In B. Jolly & L. Rees. (Eds.), *Medical education in the millennium*(pp. 3-20). Oxford: OUP.

van der Vleuten, C., Dolmans, D. H., de Grave, W. S., van Luijk, S. J., Muijtjens, A. M., Scherpbier, A. J., et al. (2004). Education research at the Faculty of Medicine, University of Maastricht: Fostering the interrelationship between professional and education practice. *Academic Medicine*, *79*, 990-996.

van Dijck, J. (2005). *The transparent body: A cultural analysis of medical imaging*. Seattle: University of Washington Press.

van Zanten, M., Boulet, J. R., & Simon, F. A. (2010). Flexner's global influence: Medical education accreditation in countries that train physicians who pursue residency in the United States. *Academic Medicine*, *85*, 324-332.

Vargas, L. M. (1986). Literature is fire. In: J. King(Ed.), *Making waves*(1996, p. 71). London: Faber & Faber.

Verghese, A. (1992). Soundings. *Granta, 39*, 81-90.

Verghese, A. (1998). *The Tennis Partner*. London: Chatto & Windus.

Verghese, A (2007, February). Bedside manners. *Texas Monthly*.

Verghese, A. (2009). *Cutting for Stone*. London: Chatto & Windus.

Victor, B. , & Boynton, A. C. (1998). *Invented here: Maximizing your organization's internal growth and profitability*. Boston: Harvard Business School Press.

Virno, P. (2004). *A grammar of the multitude*. Los Angeles: Semiotext(e).

Vogt, A. M. (1998). *Le Corbusier, the noble savage*. Cambridge: MIT Press.

Wahlstrom, O., Sanden, I., & Hammar, M. (1997). Multiprofessional education in the medical curriculum. *Medical Education, 31*, 425-429.

Waldby, C. (2000). *The Visible Human Project: Informatic bodies and posthuman medicine*. London: Routledge.

Waldrop, M. M. (1992). *Complexity: The emerging science at the edge of order and chaos*. London: Viking.

Wall, D. (2010). Evaluation: Improving practice, influencing policy(Chapter 23). In T. Swanwick. (Ed.), *Understanding medical education; evidence, theory and practice*. Oxford: Wiley-Blackwell.

Wallace, D. F. (1998). *A supposedly fun thing I'll never do again: Essays and arguments*. London: Abacus.

Walling, A., Montello, M., Moser, S. E., Menikoff, J. A., & Brink, M. (2004). Which patients are most challenging for second-year medical students? *Family Medicine, 36*, 710-714.

Walport, M. (2005). *Medically-and dentally-qualified academic staff: Recommendations for training the researchers and educators of the future*. Report of the Academic Careers Sub-Committee of Modernizing Medical Careers and the UK Clinical Research Collaboration. www.nihrtcc.nhs.uk/archivesmain/archiveinfoiat/oldsiteremovednov07/Medically_and_Dentally-qualified_Academic_Staff_Report.pdf.Accessed 28 June 2010(online London: MMC).

Watt, G. C. M. (2005). Where health services research has led, medical education research may follow. *Medical Education, 39*, 555-556.

Weller, J. M. (2004). Simulation in undergraduate medical education: Bridging the gap between theory and practice. *Medical Education, 38*, 32-38.

Wenger, E. (1998). *Communities of practice: Learning, meaning, and identity*. Cambridge: Cambridge University Press.

West, M. A., & Borrill, C. S. (2002). *Effective human resource management and lower patient mortality*. Birmingham: University of Aston.

WFME. (2003). WFME global standards for quality improvement. Copenhagen: WFME Office.

Wheatley, S. C. (1989). *The politics of philanthropy: Abraham Flexner and medical education*. Madison: University of Wisconsin Press.

Wind, L. A., van Dalen, J., Muijtjens, A. M. M., & Rethans, J.-J. (2004). Assessing simulated patients in an educational setting: The MaSP. *Medical Education, 38*, 39-44.

Wingham, J., Dalal, H. M., Sweeney, K. G., & Evans, P. H. (2006). Listening to patients: Choice in cardiac rehabilitation. *European Journal of Cardiovascular Nursing, 5*, 289-294.

Wolf, F. M. (2004). Commentary—methodological quality, evidence, and research in medical education (RIME). *Academic Medicine, 79*, 68-69.

Woloschuk, W., Harasym, P. H., & Temple, W. (2004). Attitude change during medical school: A cohort study. *Medical Education, 38*, 522-534.

World Alliance for Patient Safety. (2008). *WHO surgical safety checklist and implementation manual*. Geneva: World Health Organization.

Xyrichis, A., & Ream, E. (2008). Teamwork: A concept analysis. *Journal of Advanced Nursing, 61*, 232-241.